Philipp Phoebus

Der typische Frühsommer-Katarrh oder das sogenannte Heufieber, Heu-Asthma

unikum

Philipp Phoebus

Der typische Frühsommer-Katarrh oder das sogenannte Heufieber, Heu-Asthma

---

ISBN/EAN: 9783845743752

Erscheinungsjahr: 2012

Erscheinungsort: Bremen, Deutschland

www.unikum-verlag.de | office@unikum-verlag.de

Philipp Phoebus

Der typische Frühsommer-Katarrh oder das sogenannte Heufieber, Heu-Asthma

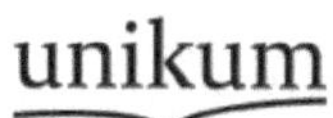

Der
typische Frühsommer-Katarrh
oder das sogenannte
Heufieber, Heu-Asthma.

Von

Philipp Phoebus,

Dr. d. Phil., d. Med. u. Chir., ord. Prof. d. Med. u. Director d. pharmakolog. Instituts a. d. Grossh. Hess. Ludwigs-Univ., Ritter d. Kais. Russ. St. Annen-Ord. 3., d. Kön. Preuss. roth. Adlerord. 4. Cl., Ehrenbürger d. Stadt Stolberg am Harz, Corresp. d. K. K. Oesterr. geolog. Reichsanstalt, mehr. Akad. u. Gel.-Ges. Mitgl. u. Ehrenmitgl., etc.

Mit einer Tabelle.

Giessen, 1862.

J. Rickersche Buchhandlung.

In his tam parvis atque tam nullis quae ratio, quanta vis!

Plin.

Vorwort.

Im April 1859 wurde ein theurer Freund von mir, ein seit Jahrzehenden in einem grossen Wirkungskreise thätiger Arzt, von einem hochstehenden Manne, welcher an der im Titel genannten Krankheit leidet, consultirt. Da ihn selber zu der Zeit ein Augenleiden an directer Benutzung der Literatur hinderte, fragte er brieflich bei mir an, ob mir etwas Näheres über die Krankheit bekannt sei. Das war ganz und gar nicht der Fall; sogar die Benennungen waren mir neu. Die Anfrage bestimmte mich aber zu Nachforschungen in der Literatur und mehr noch im Leben, in Folge deren ich bald einige an der Krankheit Leidende kennen lernte und (mittelst kleiner Reisen) mündlich examiniren konnte. Ich fand hierbei, dass die Krankheit noch sehr ungenügend beschrieben —, manche auffallende, Schul-Lehrsätzen gegenüber paradoxe, Eigenthümlichkeit derselben von den Schriftstellern eher zu wenig als zu sehr hervorgehoben war, — dass sie reich an einzelnen Erscheinungen und an Beziehungen zur Wissenschaft und zum Leben, dass sie für die allgemeine Pathologie, ja für die Medicin im Ganzen sehr belehrend sei, — dass ihr Studium mancherlei Erweiterung des ärztlichen Wissens und Könnens in Aussicht stelle. Zu dem wissenschaftlichen Interesse, welches sie mir hierdurch einflössen musste, gesellte sich das humane: es giebt vielleicht keine zweite Krankheit, welche so vorwaltend gebildete, intelligente, geistig hervorragende Personen heimsucht. So durfte ich denn auch ein sehr ansehnliches Opfer an Zeit nicht scheuen, in der Hoffnung, die Kenntniss der Krankheit um einen Schritt zu fördern.

Die Mittel, welche ich ergriff, um mir zahlreichere Einzelnheiten zu verschaffen, bestanden hauptsächlich in Folgendem. In zwei Versammlungen des mittelrheinischen ärztlichen Vereins bat ich die sehr zahlreichen Anwesenden um Beiträge. Dieselbe Bitte sprach ich in lithographirten — deutschen, englischen und französischen — Rundfragen (welche zugleich eine ganz kurze Skizze der Krankheit enthielten) aus, die ich von 1859 an in fast 400 Exemplaren an medicinische Gesellschaften und Lehrkörper, Hospitäler und einzelne Aerzte vertheilte, und zwar nach allen europäischen Ländern, zu einem kleinen Theil auch nach anderen Erdtheilen; die Gefälligkeit zahlreicher Collegen unterstützte mich hierbei thätigst. Der Gegenstand kam auf diese Weise bei vielen ärztlichen Gesellschaften zur Sprache, wurde auch in die gedruckten Protocolle aufgenommen, u. s. w. In noch weit stärkerem Maasse aber wurden meine Rundfragen dadurch verbreitet, dass medicinische Zeitschriften die Gefälligkeit hatten, dieselben — theils auf meine Bitte, theils ohne solche — abzudrucken. Ich bin dafür den verehrlichen Redactionen folgender Zeitschriften zu bestem Dank verpflichtet: *Abeille méd.*, — Allg. med. Central-Ztg., — *Bull. de l'Acad. Roy. de Méd. de Belgique*, — Deutsche Klin., — *Echo méd.*, — *España Médica*, — *Gaz. des hôpit.*, — *Gaz. hebd. de méd. et de chir.*, — *Gaz. méd. d'Orient*, — *J. des conn. méd. et pharm.*, — *J. du progrès des sc. méd.*, — *Lancet*, — Med. Aehrenlese, — *Med. Times a. Gaz.*, — Med. Ztg. d. V. f. Heilkd. in Preussen, — *Moskovskaïa Med. Gazeta*, — *Nederl. Tijdschr. v. Geneesk.*, — *Notisblad f. Läkare och Pharm.*, — *Union méd.*, — Wiener med. Wochenschr., — Zeitschr. f. wissensch. Therapie. (Sehr wahrscheinlich auch den v. Redactionen noch einiger andern Zeitschriften, in denen mir nur der Abdruck nicht bekannt geworden; so z. B. Med. Ztg. Russlands, — *Montpellier méd.*) Behufs genauerer Erforschung der Ursachen der Krankheit, so wie des Vorkommens und der Ursachen des Lärchenfiebers, auf welches als etwas dem typischen Frühsommerkatarrh z. Th. Aehnliches ich hingewiesen wurde, consultirte ich Botaniker, Entomologen u. a. Naturforscher, Land- und Forst-Wirthe, u. s. w.; auch hatten die verehrlichen Redactionen des Kosmos und der Allg. Forst- u. Jagd-Ztg. die Gefälligkeit, besonders formulirte Rundfragen abzudrucken. Ich machte eigens eine Anzahl kleinerer Reisen und benutzte eine grössere — vom Aug. bis zum Oct. 1860, nach Holland, Belgien und Frankreich —, um noch einige Patienten mehr zu sehen und an zahlreiche Aerzte, auch Nichtärzte, mündliche Anfragen zu richten.

Ich erfuhr bei dieser ausgedehnten Erkundigung, dass — die englischen ausgenommen — den bei weitem meisten Aerzten, und sogar vielen sehr gelehrten und erfahrenen, die Krankheit fremd war. Aber es fanden sich auch sehr erfreuliche Ausnahmen: es erschienen die werthvollen gedruckten Beiträge zur Kenntniss der Krankheit, welche ich S. 7 Z. 1 aufführe; und zahlreiche Fälle wurden mir schriftlich, einige auch mündlich, mitgetheilt. Ausserdem unterstützten mich viele Aerzte und Nichtärzte durch Hinweisung auf verwandte Erscheinungen oder durch anderweitige Belehrung (freilich nicht immer citirbar). So habe ich denn jetzt die grosse Freude, meinen verbindlichsten Dank für private Belehrung mannigfacher Art aussprechen zu können der Kaiserlichen medicinischen Gesellschaft zu Wilna und folgenden sehr geehrten Herren: Hr. San. Rath Dr. **Alfter**, Kön. Brunnenarzt zu Oeynhausen (s. Lit. 19.), — Hr. Geh. Med.-Rath etc. Dr. **v. Ammon** zu Dresden (†), — S. Excellenz Hr. wirkl. Staatsrath Dr. **Anke**, Decan d. med. Fac., etc. zu Moskau, — Hr. Dr. **Baur**, Univ. Docent u. klin. Ass. Arzt dahier, — Hr. Dr. **Becker**, Arzt zu Colchester, — Hr. Geh. Med. Rath Dr. **Beneke** zu Marburg, — Hr. Dr. **Bergson**, Univ. Docent u. Arzt zu Berlin, — Hr. Dr. **Berthelen**, Arzt zu Zittau, — Hr. Dr. **Karl Birnbaum**, Docent d. Landwirthschaft a. d. Univ. dahier, — Hr. Dr. **Edwin Bishop**, Arzt zu Devonport, — Hr. Dr. **Bonsdorff**, Prof. d. Anat. u. Physiol., etc. zu Helsingfors, — Hr. Dr. **Bossu**, *réd. en chef* der *Abeille méd.*, etc. zu Paris, — Hr. Dr. **J. Braun**, Kön. Badearzt zu Oeynhausen, — Hr. Dr. **Bromeis**, Prof. d. Chemie u. Technologie a. d. Univ. Marburg, — Hr. Med. Rath Dr. **Brück** zu Osnabrück, — Hr. Hofrath, Leibarzt Dr. **A. G. Carus** zu Dresden, — Hr. Dr. **de Ceuleneer van Bouwel**, *trésorier-bibliothécaire* der *Soc. de Méd.*, etc. zu Antwerpen, — Hr. Geh. Rath, Prof. Dr. **Chelius** zu Heidelberg, — Hr. Dr. **Czermak**, emer. ord. Prof. d. Physiol. zu Pesth, — Hr. Med. Rath Dr. **Deetz** zu Homburg v. d. H., — Hr. Dr. **Dittmar**, Arzt zu Markirch (Elsass), — Hr. Dr. **J. L. H. Down**, *Ass. Phys. to & Lect. on Comp. Anat. at the Lond. Hosp.*, zu London, — Hr. **G. Downs**, *surgeon* zu Stockport, — Hr. Dr. **Dumoulin**, Prof. d. Pharmakol., etc. zu Gent, — Hr. Dr. **Eckhard**, Prof. d. Anat. u. Physiol., etc. dahier, — Hr. Dr. **Eigenbrodt**, Arzt zu Darmstadt, — Hr. Regierungs- und Med. Rath Dr. **Eulenberg** zu Cöln, — Hr. **W. Faber**, Gutsbesitzer bei Giessen, — Hr. Med. Rath Dr. **Feist** zu Mainz, — Hr. Kreis-Phys. etc. Dr. **Ficinus** zu Stolberg am Harz, — Hr. Prof. Dr. **L. Fleury** zu Paris (s. Lit. 21.), — Hr. Dr. **J. W. Foakes**, Arzt zu London, — Hr. Med. Rath Dr. **Friedlieb** zu Homburg v. d. H., — Hr. Prof. Dr. **Friedreich**, Dir. d. med. Klin., zu Heidelberg, — Hr. Dr. **Genth**, Arzt zu Schwalbach, — Hr. Dr. **Gillhuber**, Arzt zu Innsbruck, — Hr. Dr. **C. A. Gordon**, früher Regimentsarzt zu Devonport, gegenwärtig *Deputy-Insp.-Gen. of Hospitals* b. den brittischen Truppen in China, — Hr. Dr. **Hechenberger**, pens. Districtsarzt zu Wiltau b. Innsbruck, — Hr. Dr. **Helmholtz**, Prof. d. Physiol., etc. zu Heidelberg, — Hr. **Henry**, Arzt zu Antony b. Paris, — Hr. Geh. San. Rath Dr. **Henschel** zu Berlin, — Hr. Dr. **Hergersberg**, Arzt zu Cöln, — Hr. Dr. **Hervier**, Arzt zu Rive-de-Gier (s. Lit. 30.), — Hr. Geh. Med. Rath, Prof. Dr. **Heusinger** zu Marburg, — Hr. Dr. **Heyer**, Prof. d. Forstwissenschaft, etc. dahier, — Hr. Prof. Dr. **Hoffmann**, Dir. d. bot. Gart., dahier, — Hr. Dr. **Homburger**, Arzt zu Carlsruhe, — Hr. Kreis-Phys. u. Univ. Docent Dr. **Horstmann** zu Marburg, — Hr. Dr. **James Hunt** zu Hastings (Hon. Secr. d. ethnolog. Gesellsch. z. London, etc.), — Hr. Dr. **te Kamp**, Arzt zu Imgenbroich (R. B. Aachen), — Hr. Dr. **v. Kappeller**, k. k. Bezirksarzt zu Kuffstein, — Hr. Kreisarzt Dr. **Kehrer** dahier, — Hr. Dr. **C. B. Ker**, Arzt zu Cheltenham, — Hr. Dr. **W. P. Kirkman** jun., Arzt zu Melton, Suffolk (s. Lit. 15.) *, — Hr. Dr. **Rob. Knox**, Prof. d. Anat., etc. zu London, — Hr. **J. G. Kohl** (der berühmte Reisende) zu Bremen, — Hr. Veterinär-Arzt **Kreuder** zu Winnerod b. Giessen, — Hr. Prof. Dr. **Laforgue**, *chir. en chef de la Maternité*, etc. zu Toulouse (s. Lit. 22.), — Hr. Prof. Dr. **M. Langenbeck** zu Hannover, — Hr. Dr. **Langerhans**, Arzt zu Berlin, — Hr. Regierungs- u. Landes-Med. Rath, Prof. Dr. **Laschan**, Dir. d. med. chir. Stud., etc. zu Innsbruck, — Hr. Dr. **Latz**, Arzt zu Borbeck (R. B. Düsseldorf), — Hr. Dr. **Lersch**, Arzt zu Aachen, — Hr. **G. Look**, *Independent Minister* zu Alderton, Suffolk, — Hr. Dr. **v. Löhr**, Arzt dahier, — Hr. Dr. **A. B. Maddock**, Arzt zu London, — Hr. Prof. u. Regimentsarzt Dr. **Manicus** zu Flensburg, — Hr. Dr. **Carl Martius**, Arzt zu Nürnberg, — Hr. Dr. **Mengel**, Assist. am pharmakolog. Inst. d. Univ. Giessen, — Hr. Dr. **Merkel**, Univ. Docent u. Arzt zu Leipzig, — Hr. Staatsrath Dr. med. **Ernst Meyer**

* Hr. Dr. **Kirkman** hatte auch die Güte, mir ältere ungedruckte Notizen von Hrn. **A. Martin**, *surgeon* zu Evesham, Worcestershire, und Hrn. Dr. **W. Strange**, Arzt zu Bridgeworth, Shropshire, mitzutheilen.

zu St. Petersburg, — Hr. Dr. **Meyer-Ahrens**, Arzt zu Zürich, — Hr. Med. Rath Dr. v. **Möller** zu Hanau, — Hr. Dr. **G. Moore**, Arzt zu Hastings, — Hr. Dr. **Mosler**, Univ. Docent u. klin. Ass. Arzt dahier, — Hr. Prof. Dr. **O'Leary**, Decan d. med. Fac. zu Cork, — Hr. Geh. Med. Rath Dr. **Osius** zu Hanau, — S. Excellenz Hr. Geh.-Rath Dr. **v. Otsolig**, Director d. med. Depart. d. Ministeriums d. Innern, Civil-Generalstabsdoctor, etc. zu St. Petersburg, — Hr. Ob. Med. Rath Dr. **Pfannmüller** zu Darmstadt, — Hr. Militär-Oberarzt Dr. **Plagge** ebend., — Hr. Dr. **Raige-Delorme**, Oberbibliothekar d. *Fac. de Méd.* zu Paris, — Hr. Dr. **Raiser** *sen.*, Arzt zu Worms, — Hr. Dr. **Rankin**, Arzt zu Glasgow, — Hr. Dr. **Ratzeburg**, Prof. d. Naturwissenschaften a. d. Kön. höheren Forst-Lehranstalt, etc. zu Neustadt-Eberswalde, — Hr. Dr. **Reclam**, Univ. Docent u. Arzt zu Leipzig, — Hr. Dr. phil. **J. J. Rein**, Lehrer d. Naturwissenschaften etc., d. Z. zu Hamilton, Bermuda, — Hr. Dr. **Reisich**, Arzt zu Prag, — Hr. Staatsrath Dr. med. **Renard**, erster Secr. d. K. Gesellsch. d. Naturforscher zu Moskau, — Hr. Dr. **Reumont**, Arzt zu Aachen, — Hr. Dr. **J. Rölker**, Arzt zu Cincinnati, — Hr. Bezirksphysicus Dr. **Rossi** zu Thusis (Graubündten), — Hr. Dr. **Rossmann**, Prof. d. Botanik dahier, — Hr. Dr. **T. Sm. Rowe**, Arzt zu Margate, — Hr. Dr. **Russegger**, k. k. Bezirksarzt zu Kitzbühel, — Hr. Dr. **Schilling**, Prof. d. Philosophie dahier, — Hr. Dr. **Schmitz**, Arzt zu Rheydt (R. B. Düsseldorf), — Hr. Dr. **Schaubner** Edler v. **Schönbaur**, Primärarzt d. Hosp. z. hl. Spiridon zu Berlad i. d. Moldau, — Hr. Dr. **H. Schweitzer**, Arzt zu Paris, — Hr. Prof. Dr. **Seitz**, Dir. d. med. Klinik, dahier, — Hr. **Shaw**, Arzt zu Upper Clapton b. London, — Hr. Dr. **Sichel**, Dir. e. ophthalmol. Klin., etc. zu Paris, — Hr. Dr. **John Simpson**, Arzt zu London, — Hr. Dr. **Th. Skinner**, Arzt zu Liverpool, — Hr. Dr. **W. A. Smith**, Arzt des *City Dispensary*, etc. zu London, — Hr. Dr. **G. A. Spiess**, Arzt zu Frankfurt a. M., — Hr. Prof. Dr. **Spring**, Dir. d. med. Klin., zu Lüttich, — Hr. **N. H. Stevens**, *surgeon* zu London, — Hr. Dr. **W. Stricker**, Arzt zu Frankfurt a. M., — Hr. Dr. **Suerman**, *Prof. med. etc. emer.*, zu Utrecht, — Hr. Prof. Dr. **G. C. B. Suringar**, Dir. e. med. Klin., etc. zu Leyden, — Hr. **W. Travers**, *surgeon* zu Poole, Dorsetshire, — Hr. Geh. Finanzrath Dr. **Umpfenbach**, Prof. d. Math., etc. dahier, — Hr. Prof. Dr. **Vix**, Dir. d. zootom.-thierheilkund. Inst. d. Univ., etc. dahier, — Hr. Dr. **Th. Walker**,

Arzt zu Peterborough, — Hr. Dr. J. **Wallach**, Arzt zu Frankfurt a. M., — Hr. Dr. R. M. **Wavell** zu Newport, Insel Wight, — Hr. Dr. G. **Wetzlar**, Arzt zu Hanau (†), — Hr. San. Rath Dr. **Wiedel** zu Bockenem, — Hr. Dr. **Wienecke**, Kön. Niederl. Gesundheitsofficier, d. Z. zu Atapoepoe, Timor, — Hr. Dr. **Wilbrand**, Prof. d. Staatsarzneikd. dahier, — Hr. Thom. **Wilson** (Vfr. d. Werks üb. Malaria, 1858) zu London, — Hr. R. **Woosnam**, *surgeon* zu Charlton Kings b. Cheltenham, — Hr. Prof. Dr. **Zeis**, dir. Arzt d. Stadtkrankenhauses, etc. zu Dresden.

Ich habe hier nur Diejenigen genannt, welche mich wirklich bei der Arbeit wissenschaftlich gefördert haben (wenn auch zum Theil nur durch sehr kurze Notizen), nicht die fast eben so zahlreichen Herren, welche mir nur ihren guten Willen irgendwie durch die That (z. B. durch gefällige Vermittelungen) bewiesen haben, wofür ich freilich ebenfalls sehr dankbar verpflichtet bin. Die Namen einiger Redacteure von S. VI genannten Zeitschriften bedeuten, dass die sehr geehrten Herren mir auch noch privatim — schriftlich oder mündlich — belehrende Mittheilungen gemacht haben.

Alle mir gewordenen schriftlichen Mittheilungen bewahre ich sorgfältig als Actenstücke. Ich bitte auch, dass jeder der sehr geehrten Herren, der mir einen Beitrag, gross oder klein, gegeben, sich durch strengste Controle überzeugen möge, dass ich Jedem das Seine treu gewahrt – soweit ich es überhaupt aufnehmen konnte (manches Parallele lag zu fern; manche Ansicht konnte ich nur widerlegen und that dies zweckmässiger ohne Nennung des Urhebers; u. s. w.).

Für meine Darstellung habe ich zwar in der Hauptsache den synthetischen Gang als den für pathologische Monographien üblicheren, auch kürzeren gewählt; aber in einzelnen Abschnitten schien es um der Deutlichkeit des Gedankenganges willen unerlässlich, analytisch vorzutragen; so z. B. da, wo die Existenz anderer typischen Jahreskatarrhe nachzuweisen war, und an verschiedenen Stellen der „Behandlung". Dass ich, auch bei dem synthetischen Vortrage, der Methode der Induction nie untreu geworden bin, wird, hoffe ich, der geneigte Leser anerkennen. Die Deduction passt noch nicht für die Medicin des 19ten Jahrhunderts; dafür liefert gerade der typische Frühsommer-Katarrh mit seinen auffallenden, unerwarteten Eigenthümlichkeiten ein sehr lehrreiches Beispiel. — Dass ich, um die letztgedachten Eigenthümlichkeiten factisch festzustellen, die strengste Kritik soweit als irgend möglich geübt habe — eine der allerersten Anforderungen an eine Krankheitsschilderung — darf ich versichern. (So habe ich z.B. bloss um der §§ 31 u. 62 willen eine kleine Schaar von Briefen mit Bedenken und Ergänzungs-Anfragen nach allen Himmelsgegenden entsendet, und um der ganzen Arbeit willen eine sehr beträchtliche Schaar, wovon freilich ein grosser Theil den Zweck der Aufklärung und Feststellung einzelner Facta nur unvollkommen oder gar nicht erreichte, manche sogar ohne Antwort blieben.) Aber gerade je gewissenhafter im Puncte der Kritik man zu Werke geht, desto mehr dehnt sich die kleine Welt von Erscheinungen aus, welche uns an einer Krankheit kund werden, — indem sich nämlich die Ungleichheit verschiedener Fälle mehr offenbart. — Im Uebrigen mögen Darstellung und Beweisführung sich durch sich selbst zu rechtfertigen versuchen.

Wenn ich gegenwärtig meine Arbeit abschliesse, während ich selber noch sehr zahlreiche Lücken in der Kenntniss der Krankheit nachweise, so geschieht es nicht etwa, weil ich ermüdet wäre, sondern nur aus den im „Schlusswort“ (S. 273-4) angegebenen Gründen. Ich glaube übrigens die Kenntniss der Krankheit doch so weit gefördert vorzulegen, dass 1) fast alle wichtigeren Fragen wenigstens eine vorläufige, mit inductiven Gründen gestützte, Beantwortung erhalten, bei welcher zugleich durch die Sache selber der Weg vorgezeichnet ist auf dem eine vollkommnere Belehrung gesucht werden muss, — und dass 2) eine befriedigendere Behandlung angebahnt ist.

Hiermit seien diese Blätter der freundlichen und nachsichtigen Aufnahme des geneigten Lesers empfohlen.

Giessen, im December 1861.

Der Verfasser.

But in truth the whole subject of catarrh is perplexed by nomenclature, and by a confusion of causes and symptoms, justifying, even at this day, the phrase of Catarrhi Deliramenta, which Van Helmont formerly applied to it. - - - the best chance of reaching further knowledge on the subject is to define exactly the limits of that we now possess.

Henry Holland.

Einleitung.

§ 1.

Unter den Benennungen: Sommerkatarrh, Heufieber, Heu-Asthma u. a. ist von England her eine (nervös-) katarrhalische Krankheit bekannt geworden, welche die dazu disponirten Personen, deren Zahl auffallend gering ist, alljährlich im Frühsommer befällt, in diesem Access von ungefähr $1\frac{1}{2}$- bis 2monatlicher Dauer — mit ansehnlichen Verschlimmerungen und Verbesserungen, so wie mit Tages-Exacerbationen und -Remissionen — Symptome in Nase, Augen, Schlund [1], Kopf, Athemwegen und Allgemeinbefinden unter-

---

1 Mit „Schlund" bezeichne ich in dieser Arbeit die vom Schädelgrunde bis zur Speiseröhre reichende Höhle (nie aber die Speiseröhre). Ich musste „Schlund" wählen, nicht bloss weil ich mich dadurch dem Gebrauche der Mehrzahl der Aerzte anschliesse, sondern auch weil „Schlundkopf" und „Pharynx" weniger bequem und besonders zu Zusammensetzungen weniger geeignet sind, „Rachen" aber weniger bestimmt, z.Th. in anderer Begrenzung, gebraucht wird. — Es dürfte nicht zu billigen seyn, wenn manche Anatomen, den unter den Aerzten vorherrschenden Gebrauch nicht berücksichtigend, *oesophagus* durch „Schlund" übersetzen.

hält, für den Rest des Jahres aber ein freies, oder doch [vgl. § 26] fast freies, Intervall lässt. [2]

Die französische und die deutsche Literatur haben den zahlreichen englischen Beobachtungen nur je 1 selbständige Beobachtung hinzugefügt, bis seit 1859 Rundfragen, von mir veröffentlicht (s. d. Vorwort), inhaltreichere Beiträge aus Frankreich und der Schweiz hervorriefen. Diese Rundfragen haben ausserdem, in Verbindung mit persönlicher Erkundigung die ich vielfachst einzog, mir privatim ein ansehnliches Material für die Kenntniss der Krankheit erbracht — reicher als es sich in den Druckschriften findet, wenn gleich immer noch vielfach ungenügend, um die, wie wir sehen werden, ziemlich polymorphe Krankheit vollständigst zu verfolgen. Es ist in der vorliegenden Arbeit meine Aufgabe, die Krankheit, unter der später zu rechtfertigenden Benennung „typischer Frühsommer-Katarrh" soweit, als das gesammte, gedruckte und ungedruckte, Material es mir gestattet, zu schildern.

Da dieses Material noch immer vielfach ungenügend ist, so würde ich, um nicht unvorsichtig oder absprechend zu erscheinen, den Ausdruck „meines Wissens" auf den folgenden Blättern ungemein häufig gebrauchen müssen, wenn ich nicht — was ich hiermit thue — ein für alle Mal erklärte, dass ich, weiterer Belehrung gewärtig, ihn überall weglasse wo er sich aus dem Zusammenhange von selbst versteht. Der g. Leser mag ihn insbesondre auch bei meinen Literatur-Angaben überall (nicht bloss in § 2) suppliren: ich muss Verzicht darauf leisten, Alles durchsucht zu haben, weil ich dies nur mit den grössten Opfern an Zeit — Opfern, welche sich mit meinen anderen Berufspflichten nicht vertragen würden — erkaufen könnte. Doch habe ich die grossen öffentlichen Bibliotheken zu Giessen, Marburg, Frankfurt (die Senckenbergsche), Darmstadt und Göttingen, und besonders die höchst ausgezeichnete Bibliothek des Hrn. G.M.R. Heusinger, sorgfältigst so weit benutzt als nur mit einiger Wahrscheinlichkeit Gewinn für meine Arbeit davon abzusehen war.

---

[2] Ich muss den g. Leser schon hier bitten, die Ausdrücke: Access und Intervall, — Verschlimmerung und Verbesserung, — Exacerbation und Remission, — im Folgenden immer genau in dem Sinne aufzufassen, welcher oben im Text angedeutet ist und später ausführlicher erörtert wird. § 35 wird, hoffe ich, beweisen, dass bei dieser Krankheit, deren Gang complicirter ist als wir ihn bei irgend einer anderen kennen, ich die Ausdrücke so habe wählen müssen. Insbesondre war auch „Verbesserung" statt des kürzeren „Besserung" nöthig, weil man bei letzterem auch an ein vollständiges Schwinden der Symptome denken könnte, welches während des Accesses nur ausnahmsweise und sehr selten vorkommen dürfte (§ 23).

§ 2.

Die Quellen-Literatur beschränkt sich [3] auf folgende, meistens kurze, Abhandlungen und Stellen, deren Ordnungszahlen ich beim Citiren gebrauchen werde.

1. **John Bostock**, *Case of a periodical affection of the eyes a. chest.* In den *Transactions* der *Med. a. chir. Soc. of London. Vol. 10. P. 1. 1819.* S. 161-165. Der Autor selbst ist der Leidende [bei mir Patient 25] und kennt bis dahin auch keinen anderen Fall.

2. Derselbe, *Of the catarrhus aestivus, or summer catarrh.* Ebd. *Vol. 14. P. 2. 1828.* 437-446. Hier zuerst etwas Allgemeines nach 28 theils vom Vfr. selber gesehenen, theils ihm mitgetheilten Fällen. Er betrachtet zwar 10 von den 28 als *„less correctly ascertained"*; wahrscheinlich aber nur deshalb, weil er das Pathognomonische der Krankheit noch nicht so scharf und sicher auffassen konnte, wie dies gegenwärtig möglich ist. — Er, der bekanntlich nicht bloss Arzt, sondern auch als Chemiker und Physiolog ausgezeichnet war, zeigt sich auch hier als einen wahrhaft gediegenen Beobachter, der in den Erfahrungs-Abstractionen so weit gekommen ist als sein Material es gestattete; auf die Bedeutung der Krankheit für die Medicin überhaupt ist er jedoch nicht eingegangen.

3. **John Macculloch**, *Essay on the remittent a. intermitt. Diseases*, etc. *Vol. 1. Lond. 1828.* 394-397. Vfr. hat nur leichtere Fälle, als der **Bostock**sche, gesehen.

4. **Will. Gordon**, *Obss. on the nature, cause a. treatment of hay asthma.* In: *Lond. med. Gaz. Vol. 4. 1829.* 266-269. Vfr. hat einige Fälle beobachtet.

5. **John Elliotson**, in: *Lond. med. Gaz. Vol. 8. 1831.* 411-413. Auch — 5. *a.* — in: *Lancet. 1830-31. Vol. 2.* 370-373. Beides ist ein und derselbe Vortrag (Theil einer grösseren im St. Thomas-Hospital gehaltenen *clinical lecture*), von zwei Zuhörern, begreiflich nicht ganz gleichlautend, nachgeschrieben. Der erstere Abdruck wird von **Elliotson** selber, in 6., citirt, also wohl als zuverlässig anerkannt. — Bringt nur 2 sichere Fälle.

6. Derselbe, in: *Lond. med. Gaz. Vol. 12. 1833.* 164-170. Theil eines grösseren, an der *London University* gehaltenen Vor-

[3] Mit Ausnahme einer kleinen Stelle bei **Heberden**, s. § 129. — Es gehören natürlich nicht hieher: Wiederabdrücke, Referate, beiläufige Erwähnungen und Beurtheilungen, kurze Charakteristiken in Hand- und Wörter-Büchern, u.s.w. — Auch meine Rundfragen, wenngleich ihre kurze Schilderung der Krankheit zum Theil mir eigen war, darf ich übergehen.

trags. Enthält auch kleine Beiträge von dem oben genannten **Gordon** und 4 andern Aerzten; darunter einige ausführliche Krankheitsgeschichten.

Die Arbeiten **Elliotson's** stehen an Schärfe, Treue und Unbefangenheit der Auffassung hinter denen von **Bostock** sehr zurück.

7. **Aug. Prater**, *Case of hay-fever.* In: *Lancet. 1830-31. Vol.* 2. 445.

8. **J. J. Cazenave** (z. Bordeaux), *Obss. de maladies périodiques.* In: *Gaz. méd. de Par. Série* 2. *T.* 5. *1837.* 630 f. Hierin S. 631 ein Fall von tFSK (freilich nicht als solcher angesprochen, vgl. § 129) unter der Rubrik: *Eternumens et coryza annuels suivis de la phlegmasie successive de plusieurs membr. muq.*

9. **T. Wilkinson King**, *On summer asthma, catarrhus aestivus, or hayfever, its causes a. treatment.* In: *Lond. med. Gaz. Vol.* 32. *1843.* 671-675. Vfr. spricht gegen die Eigenthümlichkeit der Krankheit, scheint sie aber nie beobachtet zu haben; er vernachlässigt das Kriterium der alljährlichen Wiederkehr in bestimmter Jahreszeit, wirft mithin die Krankheit mit anderen, gewöhnlicheren, Katarrhen und Asthmen zusammen, und irrt, wenn er glaubt, selber schon an ihr gelitten zu haben. Dennoch bleiben, für Katarrhe und Asthmen überhaupt, einige seiner Bemerkungen beachtenswerth.

10. **F. H. Ramadge**, *Asthma, its Varieties etc.* 2. *Edit. Lond. 1847.* 435-444. Sehr wenig Eigenes. Nur 1 eigene Beobachtung angeführt.

11. **Francis Black**, in: *Brit. J. of Homoeopathy. No.* 28. *Apr. 1849.* 242, 243. Vollständig abgedruckt: § 107.

12. **John Hastings**, *Treat. on Diseases of the Larynx a. Trachea*, etc. *Lond. 1850.* 23-25; 40; 139-144. Wirft in ganz ähnlicher Weise wie **King** (s. 9.) die Krankheit mit anderen Katarrhen und Asthmen zusammen; deshalb darf ein grosser Theil seiner Angaben nur sehr bedingt, und nicht ohne Zweifel, benutzt werden. Von den 2 Fällen, welche er speciell beschreibt, kann ich nur den der Tochter (bei mir Patientin 54) als echt anerkennen; für den der Mutter s. Note 254.

13. **G. T. Gream**, *On the use of nux vomica as a remedy in hay-fever.* In: *Lancet. 1850. Vol.* 1. 692, 693. Vfr. leidet selber am tFSK und hat auch andere daran Leidende behandelt.

14. **F. W. Mackenzie**, *Remarks on the nature a. treatment of hay-fever.* In: *Lond. Journ. of Med. 1851. Vol.* 3. 637-643. Vfr. hat mehrere Fälle behandelt und würdigt die Krankheit treffend.

15. **Will. P. Kirkman**, *Case of hay fever.* In: *Prov. med.*

a. surg. J. 1852. July 21. Ich citire so nach einem Separatabzuge ohne Seitenzahlen. Vfr. ist selber der Leidende [bei mir Pat. 2].

16. **Thom. Watson**, Grundgesetze d. pr. Heilkde. N. d. Engl. v. **Steinau**. Bd. 3. 1854. 153-157. Vfr. hat 1 Fall beobachtet.

17. Anon. in: *British Journ. of Homoeopathy. Vol. 12. 1854.* 457, 458. S. Note 205.

18. **W. H. Walshe**, *Pract. Treat. on Diseases of the Lungs*, etc. *Lond. 2. Edit. 1855.* 318, 319. — *3. Edit. 1860.* 229, 230 (ganz wie in der 2. Ausg.).

19. **L. Alfter**, Die Curmittel zu Oeynhausen etc. Minden 1855. 113, 114. 1 Fall (bei mir Pat. 10); vgl. § 44.

20. **R. H. Semple**, Ueb. den Husten, etc. A. d. Engl. v. **Händel**. Weim. 1859. 80, 81. („Husten beim Heu-Asthma.") Vfr. hat Kranke behandelt, die er aber nicht speciell bezeichnet.

21. **L. Fleury**, *De la maladie de foin.* In: *J. du progrès des sc. méd.* etc. *T. 1. 1859. 4 nov.* 385-389. Vfr. leidet selber an der Krankheit [s. Dessen *Traité d'hydrothérapie. 2. éd. Par. 1856.* S. IX. — Bei mir Pat. 18] und hat auch Andere daran behandelt. — Vgl. Note 380.

22. **Laforgue** (*de Toulouse*), *Obss. de catarrhe d'été.* In: *Union méd. 1859. 17 déc.* 550-552. [Abgekürzt wiedergegeben u. A. in: *Gaz. des hôp.* 1860. 26 *janv.*] 2 Fälle, von denen der erste ohne Weiteres, der zweite nach einer gef. brieflichen Vervollständigung, welche ich dem Hrn. Vfr. verdanke, als echt sich erweist.

23. (Anon.) *Catarrhe d'été ou fièvre de foin.* In: *Abeille méd. 1860. 30 janv.* 38. — Nachtrag: *Un dernier mot s. la fièvre de foin.* Ebd. *21 mai.* 163. 1 Fall, von dem Leidenden der nicht Arzt, selber beschrieben [bei mir Pat. 24].

24. **A. Dechambre**, in: *Gaz. hebd. de méd. et de chir. 1860. 3 févr.* 67-69. 2 vom Vfr. behandelte Fälle; Wiedergabe der Fälle von 22. u. 23.; allgem. Bemerkungen.

25. **H. H. Salter**, *On Asthma: its Pathol. a. Treatment. Lond. 1860.* Vervollständigte Sammel-Ausgabe mehrerer, 1858 in der *Lancet*, 1859 in *Brit. med. J.*, *Brit. a. for. med. chir. Rev.* u. *Edinb. med. J.* publicirten Abhandlungen des Vfrs. Der tFSK, von welchem Vfr. 14 (od. 15) Fälle einzeln, z. Th. ausführlich, aufführt, aber vielleicht noch mehr gesehen hat, wird (an vielen Stellen, besonders 93, 94, 114, 116, 133, 169 f., 282 f., 332 f., 351) hauptsächlich nur in seinen Beziehungen zum (gewöhnlichen) Asthma besprochen. Wohl mit Unrecht rechnet Vfr., 114, das „Heu-Asthma" ausschliesslich zum nicht complicirten Asthma, da es in manchen Fällen gewiss mit älteren Veränderungen der Bronchien verbunden und sehr wahrscheinlich sogar davon zum Theil abhängig ist (§ 87).

Neben vielem Lehrreichen, welches sich in dem Werke überhaupt und in den vom „Heu-Asthma“ handelnden Stellen insbesondre findet, entdeckt man mit Bedauern hie und da kleine Nachlässigkeiten und Widersprüche, welche die Zuverlässigkeit wenigstens mancher Angaben beschränken.

26. **Cornaz** (*de Neuchâtel*), *De l'existence du catarrhe des foins en Suisse*, etc. In: *Echo méd. 1860. 1 juill.* 304 f. +. Ich citire nach einem Separatabzuge v. 16 S. — 6 Krankengeschichten, welche die Kenntniss der Krankheit wesentlich erweitern; kurze Hinweisung auf andere Fälle; treffende allgemeine Bemerkungen.

27. **Longueville** (z. Périers), *Catarrhe chronique; asthme; influence du foin etc.* In: *Abeille méd. 1860. 23 juill.* 238. Bespricht hauptsächlich nur einige an den tFSK erinnernde Erscheinungen. (Vfr. glaubt, dass die Benennungen „Sommerkatarrh“ und „Heufieber“ von mir herrühren. Da bin ich wahrlich unschuldig.)

28. **Edw. Lawford**, *On the proper use of stramonium in hay-asthma.* In: *Brit. med. J. 1860. Aug. 18.* S. 657. Vgl. § 121, insbes. Note 368, 369.

29. **L. Perey**, *Contribut. à l'étude de l'asthme des foins.* In: *Echo méd. 1860. 1 déc.* 595-598. Vfr. hat im Waadtland, am Genfer See, 3 Fälle bei Engländern und 2 bei Schweizern beobachtet.

30. (**Hervier**, *Dr. en Méd. à Rive-de-Gier.*) *Obss. de catarrhe d'été sans fièvre de foin.* In: *Soc. Imp. de Méd., Chir. et Pharm. de Toulouse. Compte rendu des trav. 61. Année. 1861.* 19-21. Kurzes Referat nach einem schriftlich eingereichten Aufsatze, welcher die Beschreibung von 3 Fällen enthält, die (das soll der Titel der Arbeit ausdrücken) nicht von Heu abhangen.

§ 3.

Ich bin es der Sache schuldig, den Umfang des bisherigen Materials zur Kenntniss der Krankheit und des von mir hinzugebrachten durch folgende Angaben gleichsam statistisch dem g. Leser zu veranschaulichen, weil Derselbe sonst den Grad der Zuverlässigkeit vieler Beobachtungen — auf welchen es insbesondre bei zahlreichen Puncten, in denen ich meinen Vorgängern widerspreche, ankommt — nicht einmal annähernd würde ermessen können. Zugleich liefern diese Angaben ein ungefähres Maass, wie oft die Krankheit bis jetzt beobachtet worden ist.

Die gesammte bisherige Quellen-Literatur des tFSK (§ 2) füllt nur etwa 7½ - 8 Bogen von dem Inhalte des vorliegenden; davon kommen auf die durch meine Rundfragen hervorgerufenen Abhandlungen (21.-24., 26., 27., 29., 30.) etwa 1 3/4 - 2. Von diesem geringen Raume wird noch ein ansehnlicher Theil durch Krankengeschichten eingenommen, so dass für das werthvollere Allgemeine (auch abgesehen von den unvermeidlichen Wiederholungen zwischen Autor und Autor) wenig übrig bleibt.

Bei diesem geringen Umfange der Quellen-Literatur durfte ich sie meistens ohne Seitenzahlen citiren.

Da es mir wichtig war, viele Puncte auf statistischem Wege schärfer zu ermitteln, wenigstens doch die ersten, wenn auch noch schwachen, Anfänge einer Statistik der Krankheit zu gewinnen, so bedurfte ich einer Basis von möglichst sicheren Fällen in nicht gar zu dürftiger Zahl. Ich zog zu dem Ende aus dem gesammten — gedruckten und geschriebenen — Material alle diejenigen einzeln erwähnten Fälle aus, bei welchen weder ein diagnostisches Bedenken, noch das Bedenken wiederholter Zählung obwaltete. Das letztere liegt hier in der That sehr nah, weil viele Patienten bei der oft mehrere Jahrzehende langen Dauer der Krankheit von einer Anzahl von Aerzten behandelt oder doch beobachtet worden sind (vgl. z. B. Note 7 und die letzte Spalte der bald zu besprechenden „Tabellar. Uebersicht"). Ich gab jedem der ausgezogenen Fälle ein besonderes Blatt oder, bei reichlicherem Stoff, ein besonderes Convolut. Eben so verfuhr ich mit jedem einzelnen Autor gedruckter oder geschriebener Mittheilungen. In die so entstehenden Acten legte, verzeichnete oder citirte ich, dem Gedächtnisse kaum irgend etwas überlassend, sorgfältigst Alles, was geeignet war, Irrungen rücksichtlich der Identität oder Non-Identität von Personen vorzubeugen oder zur Charakterisirung der Einzelfälle zu dienen. Ich legte, mit anderen Worten, für jeden Patienten und jeden Autor Personal-Acten an.[4]

[4] Auch jeder Arzt, der künftig den tFSK statistisch studiren will, wird sich in ähnlicher Weise eine Grundlage verschaffen müssen. Damit aber künftig um so sichrere und ausgedehntere Resultate erreicht werden, bitte ich Jeden, der Mittheilungen, geschriebene oder gedruckte, über einzelne Fälle von tFSK macht, wenn er auch aus Rücksicht für die Kranken deren Namen verschweigt, doch wenigstens so viele Personalien zu geben, dass jede Verwechselung eines Kranken mit einem anderen und jedes Doppeltzählen leicht vermieden werden könne. Wir werden später sehen, dass alle diejenigen Personalien, welche man in Krankengeschichten anzuführen pflegt, noch anderweitig werthvoll für ein genaueres Studium der Krank-

So erhielt ich allmählich, bis heute, 154 Fälle (104 männl., 50 weibl.), die ich gewissermassen persönlich kenne, — unter denen nur ganz unerheblich wenige unechte oder doppelt gezählte mit unterlaufen können (vielleicht aber nicht ein einziger unterläuft), — und die ich sonach für die im Folgenden hie und da zu gebenden Zusammenstellungen benutzen darf. [5]

Die nur summarisch oder in unbestimmten Zahlausdrücken (wie „einige", „mehrere" u. dgl.) von verschiedenen Autoren angegebenen Fälle will ich nur noch zu der Schätzung mitbenutzen,

dass die Zahl der (einzeln und collectiv angegebenen) Fälle, welche zu den gedruckten Abhandlungen den Stoff gegeben, sich auf etwa 125-145 zu belaufen scheint,

die Zahl derjenigen, welche zu den mir geschrieben vorliegenden Mittheilungen den Stoff gegeben, auf etwa 160-180,

mithin die Gesammtzahl der Fälle, welche bis heute für die Schilderung der Krankheit irgendwie (wenn auch grossentheils nur sehr unvollkommen) benutzt worden, auf ungefähr 300.

Sonst lasse ich die nur collectiv angegebenen Fälle ganz unberücksichtigt und benutze nur noch die 154 einzeln bekannten. Ich habe diese, um sie für eine Anzahl von Beziehungen leichter übersehen zu können, in einer grossen Tabelle zusammengestellt, welche ich im Folgenden hie und da erwähnen werde. Zur vollständigen Mittheilung durch den Druck eignet sie sich nicht; ich gebe vielmehr nur einen Auszug aus ihr, die „Tabellarische Uebersicht der vollständigeren Krankheitsgeschichten" (angebunden), welche ich in Note [6], auf der Tabelle selbst und in § 12 näher erläutere.

---

heit sind. — In mehreren der gedruckten Abhandlungen über den tFSK sind die Personalien in einer kaum zu entschuldigenden Weise vernachlässigt, mitunter z.B. sogar bei ausführlich geschilderten Fällen nicht einmal Alter und Beruf angegeben.

[5] Den Beweis, dass diese Zahlen nicht unbedingt zu klein für statistische Benutzung sind, s. S. 11 Z. 8-16 u. Note 9.

[6] Ich benutze zu der „Tabellar. Uebers." zwar nur die vollständigeren Krankheitsgeschichten [welche nicht immer auch zu den ausführlicheren gehören, indem bisweilen nur viele Kategorien kurz ausgefüllt sind]; aber auch von diesen lässt manche an Vollständigkeit, auch Deutlichkeit, noch allerlei zu wünschen, so dass ich hie und da eine Rubrik nur nach grösster Wahrscheinlichkeit ausfüllen kann (so insbesondre bei

Die gedruckten Arbeiten 1.-20., 25., 28. enthalten an einzeln bekannten Fällen [auch solche mitgezählt, welche nicht vom Schriftsteller selber beobachtet, sondern ihm nur glaubwürdig mitgetheilt wurden] 43, die durch meine Rundfragen hervorgerufenen 8 Abhandlungen (s. S. 7 Z. 1) enthalten 17. Summa 60 (41 m., 19 w.).

Ich bringe gegenwärtig an neuen [7], einzeln mir vorliegenden Fällen 94 (63 m., 31 w.).

Unter den neuen Fällen sind mehr ausführlich geschilderte [8], und zwar nicht bloss absolut, sondern auch — zumal

---

mehreren Patienten das Geburtsland — ich rechtfertige mich deshalb in § 44) oder nur mit einem ? oder gar nicht.

Das Numeriren der Fälle (Patienten) wird den Nutzen haben, dass wenn ich einen Patienten mit seiner Nummer anführe, der g. Leser, die „Tab.Uebers.“ aufschlagend, alsbald einiges Nähere über den Fall findet, diesen wenigstens einigermassen charakterisirt findet, so dass die allgemeinste Charakteristik desselben — ohne dass ich sie jedesmal, Raum verschwendend, zu wiederholen brauchte — einen geeigneten Hintergrund zu der Schilderung derjenigen Einzelheit bildet, um welche es sich so eben handelt. Die „Tab.Uebers.“ wird also gewissermassen die ausführlichen Krankengeschichten ersetzen, deren ich keine gebe, weil ich dafür auf die Literatur verweisen kann (insbesondre auf die Arbeiten 1., 2.,6.,15.,21.-26.) und weil die Kenntniss der Krankheit gerade durch die vorliegende Arbeit über diejenige Periode hinaus gebracht werden soll, in welcher sie durch weiteren Abdruck vollständiger Krankheitsgeschichten erheblich gefördert werden könnte.

Das Alter der Patienten gebe ich immer nach der jüngsten vorliegenden Beobachtung an — sowohl bei den Wenigen, welche ich bereits gestorben weiss (23,25,27), als bei den weit Zahlreicheren, welche ich als noch lebend annehmen darf, von denen aber die jüngste Beobachtung einem früheren Jahre als 1861 angehört.

Ich will hier beiläufig bemerken, dass aus stylistischem Grunde ich auch bei den Fällen 23,25,27 die im Verfolg der Arbeit von ihnen anzuführenden Einzelheiten meistens im Präsens vortrage.

7 Einige Fälle, welche schon früher der Literatur angehörten, über welche mir aber neue Mittheilungen geworden sind, habe ich unter den älteren 60 mitgezählt. Dagegen musste ich den Fall 28 zu meinen neuen zählen, obwohl der Patient schon von **Gordon** behandelt worden ist, weil **Gordon** den Fall nicht einzeln anführt, während mir der Patient seine Krankheitsgeschichte sehr ausführlich und belehrend brieflich mitgetheilt hat.

8 Ich will hiermit, so wie mit dem, S. 10 Z. 6 vorkommenden Ausdrucke „dürftig geschildert“, den Gewissenhafteren unter meinen Vorgängern keinen Vorwurf machen, darf es auch nicht, denn auch meine

wenn ich von den älteren 60 Fällen 4, bei denen ich erst privatim die ausführliche Schilderung erzielt habe und bei denen diese nur geschrieben vor mir liegt, **auch** zu den neuen rechne — verhältnissmässig, mehr. Ich zähle nämlich, so gut als möglich gleichen Maassstab anlegend,

	Ausführlich geschildert	Dürftig geschildert	Nur kurz erwähnt
unter den älteren Fällen = 60	14	30	16
— — neuen — = 94 + 4	32	40	26
Summa	46.		

Zu den am ausführlichsten geschilderten Fällen gehören begreiflich diejenigen, welche ich selber gesehen habe. Ihrer sind 11 (7 m., 4 w.; in der „Tabell. Uebers.“ 9, 11, 15, 16, 18, 27, 33, 44, 45, 50, 51). Und zwar habe ich 5 nur während des Intervalls, 3 nur während des Accesses, 3 während beider gesehen. — Den Grad des Leidens anlangend muss ich 2 von ihnen zu den schweren (beide während des Accesses, den einen auch während des Intervalls gesehen), 6 zu den mittleren, 3 zu den leichten rechnen. — 5 sah ich nur Einmal, 6 mehr als Einmal. — Auf 8 wurde ich durch Collegen (von denen 2 selber an der Krankheit leiden) aufmerksam gemacht, auf 2 durch andere Patienten; 1 Fall verrieth sich mir durch das Augenleiden (§ 86).

Kaum weniger ausführlich geschildert sind eine Anzahl anderer Fälle, bei denen Collegen zu ihren eigenen Beobachtungen noch die Beantwortung von Fragen, welche ich übersandte, gefälligst hinzufügten.

Auch die nur dürftig geschilderten und selbst die nur

---

eigenen Kranken-Examina waren anfangs begreiflich weit unvollständiger als zuletzt. Bei dem bisherigen Stande der Literatur des tFSK war gewissermassen Jeder, der ihn beobachtete, ein Anfänger, — nicht Jeder hatte Zeit und Gelegenheit, sich monognostisch in das Studium der Krankheit zu versenken, — und die Meisten durften glauben, genug geleistet zu haben, wenn sie nur die hervorragendsten Züge der Krankheit schilderten, mit Uebergehung der feineren, von welchen sie oft nicht wissen konnten, ob sie nicht vielleicht bloss ganz individuell wären. So stellt sich z.B. erst jetzt der Nesselausschlag (§ 11, 21) als ein **verhältnissmässig** fast häufiges Symptom heraus, während mancher frühere Beobachter ihn für eine mehr zufällige Combination, für ein Coïncidens, halten durfte.

kurz erwähnten Fälle können natürlich zu Zusammenstellungen *für einzelne Puncte* benutzt werden, und ich werde für jede im Verfolg der Arbeit zu gebende Zusammenstellung so viel Fälle benutzen, als gerade für den einzelnen Punct zu Gebote stehen, also bald mehr bald weniger, je nachdem die Beobachter auf gewisse Puncte häufiger oder seltener geachtet haben. Leider aber sind überall die Zahlen noch weit kleiner als sie zu wünschen wären. Die meisten meiner Zusammenstellungen reichen, wie der g. Leser bemerken wird, zu festen statistischen Ermittelungen noch *nicht entfernt* hin; und ich kann sie nur dadurch rechtfertigen, dass sie doch bereits zu ungefähren Würdigungen und zu Wahrscheinlichkeits-Schlüssen führen, welche einstweilen der Therapie nützen können, und dass sie zu ferneren Untersuchungen einzelner Puncte nicht bloss auffordern, sondern auch zugleich einen Entwurf, einen Grundriss vorschlagen *.

Die 46 ausführlich geschilderten Fälle reichen ebenfalls noch bei weitem nicht hin, um die Krankheit vollständigst zu zeichnen. Ich hätte durch eine grosse Reise ihre Zahl ansehnlich vermehren können. Indess ich werde später zeigen, dass es uns gegenwärtig hauptsächlich nur noch um *feinere* und *fortgesetzte* Untersuchungen zu thun ist, wie man sie auf einer Reise nicht anstellen kann. Ich kann eben so wenig an meinem Wohnorte die noch empfindlichen Lücken ausfüllen, denn der einzige hier lebende Patient (33) ist durch die in Folge des Alters bereits mit seinem Falle eingetretene Veränderung (Note

---

* *So* angesehen werden sie sogar *neben* den Principien **Gavarret's** (Allg. Grundsätze d. med. Statistik. A. d. Frz. v. **Landmann.** Erlg. 1844), welcher für die schwierigeren und *definitiveren* Aufgaben, die ihm vorschweben, *grössere* Zahlen mit Recht verlangt, hoffentlich ohne Tadel bestehen. Gewiss mit Recht weist **Schweig** (in: Arch. f. physiol. Heilkde. 1854. 319) darauf hin, dass nicht für jede Frage gleich viel Einzelfälle erfordert werden; es wird also auch wohl nicht immer der von **Gavarret** als unerlässlich behandelten 300 bedürfen. Auch lassen viele meiner Zahlen, wenn man sich die Mühe nimmt, zu der scheinbaren procentischen Häufigkeit, welche sich aus ihnen ergiebt, nach der bekannten **Poisson**schen Formel $100\left(\frac{m}{\mu}\pm 2\sqrt{\frac{2mn}{\mu^3}}\right)$ die Schwankungsgrenzen zu berechnen, noch ein sehr auffallendes *sicheres* Resultat übrig.

143) zu solchen Untersuchungen ungeeignet [10] und würde sie sich auch nicht gefallen lassen.

§ 4.

Unter den 104 einzeln bekannten männlichen Patienten finden sich verhältnissmässig viele Aerzte.

Boston, Gream, Kirkman und **Fleury** haben sich selber als Patienten in die Literatur eingeführt. Ausserdem werden in der Literatur erwähnt:

bei **Elliotson**, 6., ein *practitioner* zu Bristol, bei mir Pat. 35; auch „*D. B., aet. 36*" (S. 165), bei mir Pat. 6, ist vielleicht identisch mit dem über ihn an **Elliotson** berichtenden Arzte.

Bei **Salter** S. 172 ein *surgeon* — und S. 282 f. *Case I.*, bei mir Pat. 4. Auch „*a relative of mine*", S. 169, bei mir Pat. 38, und *Case X.*, S. 332 f., bei mir Pat. 39, scheinen Aerzte zu seyn, denn sie sprechen sehr medicinisch.

Die Herren Dr. **Rowe**, Dr. **Simpson** und **Woosnam** haben mir erlaubt, sie ebenfalls als Patienten (5, 31, 17) zu nennen. Der verstorbene **W. P. Alison**, Prof. d. med. Institutionen etc. zu Edinburg, litt, wie Hr. Dr. **Rowe**, der ihn persönlich kannte, mir mittheilt, ebenfalls an der Krankheit [11]. Ausserdem habe ich Pat. 9, ferner einen verstorbenen hessischen Arzt (s. § 21) und, nach kurzen aber glaubwürdigen Angaben, 1 verstorbenen und 2 noch lebende englische Aerzte anzuführen.

Also 16 oder wahrscheinlicher 18, vielleicht selbst 19, Aerzte unter 104 Männern! Da man nicht wohl annehmen kann, dass

---

10 Wenigstens wäre es sehr unzweckmässig, die feineren Untersuchungen mit einem Falle zu beginnen, in welchem man auf alle an die Natur zu richtenden Fragen schwerverständliche und anscheinend uncharakteristische Antworten zu gewärtigen hätte, die nur dann rechten Werth haben könnten, wenn zuvor schon zahlreiche verständlichere erhalten wären.

11 In seinen grösseren Schriften: *Outlines of Physiol. a. Pathol. 1836*, *Outl. of Pathol. a. the Practice of Med. 1844*, und den Arbeiten im *Lond. med. Repos. Vol. 13. 14. 1820*, findet sich nichts darüber. Ob vielleicht etwas in den (mir nicht zugänglichen) anderen Arbeiten? — **Bostock** scheint — ein für die Kenntniss der Krankheit ungünstiger Zufall — **Alison's** Leiden nicht erfahren zu haben, wenigstens bei Publicirung seiner 2ten Arbeit noch nicht, ungeachtet sie sich durch ihre Arbeiten gegenseitig kennen mussten.

nur der Zufall ein so auffallendes Verhältniss gefügt habe, oder dass die Aerzte in so überwiegend stärkerem Maasse den Gelegenheitsursachen der Krankheit ausgesetzt seien [12], so muss man wohl aus den Zahlen folgern, dass die Krankheit ansehnlich häufiger sei als sie bisher erscheint, und dass sie nur bei vielen Nichtärzten unentdeckt bleibe. Auch wenn man etwa berücksichtigen wollte, dass die 104 Männer grösstentheils den gebildeten Ständen angehören (s. § 41), bliebe immer noch die Zahl 16 auffallend gross.

Da die Angaben der ärztlichen Patienten ganz besonders gewichtige Beiträge zur Kenntniss der Krankheit liefern, so lege ich vielen Werth darauf, dass ich von den Herren Prof. **Fleury** (den ich während des Accesses sah), Dr. **Kirkman**, Dr. **Rowe**, Dr. **Simpson**, **Woosnam** und Pat. 9 theils geschriebene, theils mündliche Notizen, insbesondre auch zur Ausfüllung manches einzelnen Punctes erhielt. Mancher andere Punct freilich konnte, bei der Vielgestaltigkeit der Krankheit, noch nicht in dieser Weise erörtert werden. — Wo die ärztlichen Patienten nur ihre eigenen Empfindungen, oder auch in kunstloser Weise einzelne objective Symptome, schildern, führe ich sie in der Regel nur als „Pat...“ auf, weil sie hierbei kaum etwas Wesentliches vor anderen Patienten voraus haben.

Symptome.

§ 5.

Es sondern sich dieselben sehr deutlich in 6 Gruppen (§ 6—11 [13]), welche bis zu einem gewissen Maasse unab-

12 Zwar hat **Eisenmann** vor vielen Jahren darauf aufmerksam gemacht, dass erworbenes rein nervöses Asthma bei Aerzten relativ sehr häufig vorkommt. Aber dabei ist doch nicht von einer, im Verhältniss zu den übrigen Kranken, so excessiven Häufigkeit die Rede.

13 Man wird es wohl nicht tadeln, dass ich auch das Allgemeinleiden eine „Symptomengruppe“ nenne. Wenn man auch bei „Gruppe“, in Folge der Bedeutung des Worts in der gewöhnlichen Sprache, zunächst mehr an räumlich benachbarte Symptome denkt, so ist es ja doch bereits üblich geworden, hiervon oft abzusehen und auch physiologisch verwandte Symptome als eine „Gruppe“ ausmachend zu bezeichnen. „Gruppe“ aber gewährt für die hier zu gebende Darstellung manche kleinen Vortheile vor „Reihe“, „Inbegriff“ oder anderen Wörtern, die ich hätte wählen können.

hängig von einander auftreten, so dass in den verschiedenen Fällen verschiedene Gruppen vorwalten, während andere zurücktreten oder ganz fehlen; die Krankheit nimmt hierdurch einen sehr verschiedenen Habitus an, namentlich während der Akme der Symptome (§ 23), hat auch daher verschiedene Benennungen erhalten, und für die Behandlung, namentlich den symptomatischen Theil derselben, erwachsen verschiedenartige Rücksichten.

Der g. Leser wird alsbald bemerken, dass die Symptome fast durchgängig trivial sind, dass sogar die Gruppen, jede für sich betrachtet, noch wenig Ausgezeichnetes haben, dass mithin das Charakteristische der Krankheit in etwas Anderem gesucht werden muss (§ 74 f., § 134 unt. 1.).

Ich werde die Symptome hier (nur Weniges um des bessern Zusammenhangs willen für spätere Abschnitte bewahrend) nicht bloss summarisch angeben, sondern sie speciell und zum Theil sogar genau beschreibend vorführen, auf die Gefahren hin,

1) dass man dies zum Theil überflüssig finde. Indess: das Hollandsche Motto (S. 1) mag meine Ausführlichkeit motiviren, — die Miniatur-Ausführung eines niederländischen Genrebildes kommt der Natur näher als die grossen Züge eines durch Helldunkel bestechenden Bildes, — und die Beachtung auch der kleineren Züge wird hier die Vortheile gewähren, dass sie die Breite, innerhalb welcher die Erscheinungen variiren, nach Art und Grad bestens veranschaulicht, dass sie den vorwaltend nervösen Charakter der Krankheit deutlicher macht, und dass sie behufs der Behandlung die einzelnen Fälle besser unterscheiden lehrt.

2) Dass ich als ausnahmsweis beobachtete Züge des Krankheitsbildes Symptome aufnehme, welche in Wirklichkeit nur Complicationen [vielleicht bisweilen sogar nur oberflächlichen Coïncidenzen, vgl. § 87] angehören. Vor diesem Fehler kann ich mich, wie gegenwärtig das Material für die Kenntniss der Krankheit vorliegt, nicht ganz sicher wahren; es würde, wo ich ihn beginge, Sache der Zeit seyn, ihn durch reichlicheres Material zu eliminiren. Ich hoffe jedoch durch Vorsicht in der Beurtheilung, und indem ich bei zweideutigen Symptomen den Grad der Seltenheit immer actenmässig genau bezeichne, mich möglichst gewahrt zu haben. Und im Interesse der Wissenschaft muss ich wünschen, dass keiner meiner Nachfolger Symptome, die ihm ausserwesentlich scheinen, stillschweigend escamotire: die Wissenschaft verlangt auch für das Hinweglassen eines irrig, aber scharf und angreifbar, Aufgestellten Motivirung.

§ 6.

1. Nasengruppe.

Die Symptome sind die eines gewöhnlichen, häufiger die eines starken Schnupfens; in fast allen Fällen aber ist die

Gruppe ausgezeichnet durch lange Dauer, grosse Neigung zum Niesen und grosse Abhängigkeit von äusseren Schädlichkeiten (§ 58).

Das Hauptsymptom ist ein häufiges und starkes Niesen. Es kommt anfallsweise, fast täglich, meistens selbst mehrmals täglich [14], besonders gern des Morgens (vgl. § 20). Bisweilen kommt es auch des Nachts, also auch ohne Lichtreiz; wo aber irgend ein helles Licht plötzlich oder der Sonnenschein eine Zeitlang einwirkt, kommt es bei den Patienten noch sicherer als (wie bekannt) bei vielen anderen Personen. Bisweilen kommt es auch in der Bettwärme (also ohne unmittelbar vorhergegangene Erkältung). Es wiederholt sich in Einem Anfall 10-30mal oder selbst noch öfter [15] rasch hinter einander, bis endlich unter Schweiss, unangenehmen Empfindungen in den Ausathmungsmuskeln und grosser Erschöpfung Ruhe eintritt. [16] Im stärksten Grade pflegt es einzutreten, wenn der Pat. sich einer der Schädlichkeiten aussetzt, welche wir in § 58 besprechen werden. [17] — Es hindert nicht selten den Pat., in Gesellschaft oder auf die Jagd zu gehen, hindert den Officier am Commandiren, den Cavallerieofficier und den Landwirth an der Untersuchung von Heuvorräthen, u. s. w. [18]

Jucken, Kitzeln oder andere unangenehme, bisweilen s t a r k

---

14 Bei Patientin 47 „oft 18 mal des Tags". Pat. 4 sagt von sich: „*The sneezing and the fight against it are the continuous and constantly recurring trouble of the day.*"

15 Hr. Dr. **Rowe** giebt von sich selber an: bisweilen 50-60 mal; auch Patientin 44: bisweilen sogar 60 mal. Mit Recht also sagt **Fleury**: „*des éternuments qui, à plusieurs reprises dans la journée, se répètent 10, 20, 30 fois de suite, de telle sorte que p l u s i e u r s c e n t a i n e s d'éternuments peuvent se faire entendre du matin au soir.*"

16 Bei Patientin 50 bleibt nach dem Nieseanfall das Gefühl von Trokkenheit in der Nase zurück.

17 Bei Pat. 9 z. B. (der während des Intervalls nicht empfindlich gegen helles Licht ist) kam es bisweilen, wenn er im hellen Sonnenscheine ging, so stürmisch, dass er den Hut verlor und kaum Zeit finden konnte, ihn wieder aufzuraffen. Vgl. § 118.

18 Wie einige Patienten es bekämpfen, s. § 117. — Es scheint eine Ausnahme zu seyn, wenn Patient 17 (Arzt) es bei sich selber (wenigstens bisweilen) relativ erleichternd findet: „*In May 1855 during a hot and dusty journey of five hours much oppression was felt from not experiencing the usual relief of frequent sneezing*". — Vgl. noch Note 115.

peinigende, Empfindungen in der Nase und Druck in den Stirnhöhlen pflegen besonders im Anfange des Accesses zugegen zu seyn. [19]

Zu Anfang des Accesses wird bisweilen über „trockenen Schnupfen“ oder „Stockschnupfen“ geklagt und es ist hierbei vermuthlich bisweilen die Schleimhaut geschwollen und injicirt [20]. Dieser Zustand macht aber fast immer bald (wo er überhaupt stattfindet) einem „fliessenden Schnupfen“ Platz, und man findet alsdann die Schleimhaut nicht oder nicht erheblich verändert [21]. In der Regel dauert ein starker Ausfluss aus der Nase mit Besserungen und Verschlimmerungen den grössten Theil des Accesses über; doch selten auch während des Schlafs (wo es bei gemeinem Schnupfen bekanntlich ebenfalls nicht der Fall zu seyn pflegt) [22]. Bei Manchen wird an einzelnen Tagen der Ausfluss so stark, dass kaum Taschentücher genug herbeigeschafft werden können; wenn dann bisweilen aus Noth — wie

---

19 Sogar die *vibrissae* reizen bisweilen, namentlich während des Schnaubens, und die Patienten schneiden sie deshalb wohl während des Accesses ab.

20 So giebt **Gordon**, 4.266, an, die Nase sei anfangs trocken. Auch Hr. Dr. **Maddock** (vgl. § 13) giebt an, dass bei seiner „acuten“ Form der Krankheit anfangs das Gefühl von Hitze und Verstopfung in der Nase, Verhinderung des Athmens durch dieselbe, Trockenheit, Röthe und Anschwellung der Schleimhaut stattfinde. Aehnliches sagt **Hastings** (24, 140) vom Beginn seiner „katarrhalischen“ Form der Krankheit (vgl. § 13). Auch bei Pat. 22 beginnt die Nasengruppe (und der ganze Krankheits-Access) mit „Verstopfung der Nase“, bei Patientin 46 mit einem sehr peinlichen Stockschnupfen, welcher etwa nach 24 Stunden in fliessenden Schnupfen übergeht (Hr. Prof. **Laforgue** brieflich).

21 So z.B. fand bei einer Patientin, von welcher **Cornaz** berichtet, **Marjolin**, „*qui examina soigneusement la muqueuse nasale*“, nichts. Bei Pat. 11 konnte auf der Höhe des Accesses ein im Untersuchen sehr geübter klinischer Lehrer unter Anwendung des Speculum keine erhebliche Veränderung wahrnehmen. Auch ich fand (freilich ohne Speculum und meistens nicht während der Höhe der Nasengruppe) bei einigen Patienten während des Accesses nichts oder sehr wenig. — Man vgl. übrigens, was S. 17 Z. 5, 6 über die bisweilen erfolgende Röthung oder Corrosion der Nasenlöcher gesagt wird.

22 So z.B. sagt **Cornaz**, 8, von Pat. 30, dass er in früheren Jahren, wo die Nasen-Symptome stärker waren, „*ne pouvait dormir que sur le côté, avec un mouchoir étalé sous ses narines: mais, même alors, le catarrhe était bien moins marqué au lit que debout.*“

es selbst bei Wohlhabenden vorkommt, weil sie darauf nicht vorbereitet sind — die Taschentücher ungewaschen getrocknet werden, so hinterlässt die inhaltarme Flüssigkeit kaum eine erhebliche Beschmutzung; diese Inhaltarmuth besteht aber auch nur so lange als der Ausfluss so excessiv ist. Der Ausfluss [23] röthet und schwellt, oder corrodirt sogar, bisweilen die Nasenlöcher, die Oberlippe oder, wenn er beim Liegen des Kranken über die Wange läuft, diese. [24] Er zeigt bisweilen, namentlich nach starkem Niesen, Blutspur [25]. — Gegen Ende des Accesses pflegt die Absonderung consistenter zu werden, und es tritt dann auch oft Verstopfung der Nasengänge ein, bisweilen so vollständig, dass durch den Mund geathmet werden muss. Bei einigen Patienten tritt gegen Ende des Accesses (wohl in unserem Nachstadium, § 21) Trockenheit in der Nase ein, ihnen ein Zeichen, dass der Access zu Ende gehe [26].

Ein leichtes äusserliches Anschwellen (Gedunsenseyn) der Nase ist ziemlich gewöhnlich. Wenn zugleich die Augengruppe entwickelt ist, zeigt es sich besonders an der Nasenwurzel, und diese nebst der sonstigen Umgegend des Auges ist dann

---

[23] Pat. 9 u. 11 finden ihn scharfsalzig schmeckend. Vielleicht rührt dies nur von den beigemengten Thränen her, denn auch den Geschmack dieser, besonders gekostet, findet Pat. 11 sehr salzig.

[24] Pat. 15 giebt mir an, dass bei ihm während des Accesses — seltner und in geringerem Grade freilich auch zu anderen Zeiten — sehr belästigende kleine Eruptionen an der Innenseite der Nasenflügel, wohl 1 Zoll hoch hinauf, zu entstehen pflegen; sie bilden Schorfe, welche er oft ablöse. Ich hatte nicht Gelegenheit sie zu sehen, fand vielmehr nur bei ihm, in einer Untersuchung ausserhalb des Accesses, bei einem leichten Nasenkatarrh, die Innenfläche der Nasenlöcher wulstig und lebhafter roth (Speculum und Loupe zu genauerer Untersuchung waren nicht zur Hand).

[25] So z.B. bei Pat. 11. Unter solchen Umständen hat Dieser auch bisweilen Blutspur im Auswurf gehabt. Aber dieser Auswurf (dünner Schleim, nicht Klumpen) kam, wie Pat. selber vermuthet, wahrscheinlich nicht aus den Athemwegen, sondern nur vom Kehlkopfs-Eingang, wohin er aus den Choanen gelangt war.

[26] Bei Pat. 11 bilden sich dann auch wohl an der Innenseite der Nasenflügel, etwa ½ Zoll hoch oder höher hinauf, Geschwürchen, welche zuerst etwas Eiter liefern und dann Schorfe bilden; diese entfernt der Pat. bisweilen, während sie andremal beim Niesen oder Schnauben von selbst mit abgehen. (Also Aehnliches, wie Pat. 15 es — s. Note 24 — ohne Beziehung zu einer bestimmten Periode des Accesses angiebt.)

auch bisweilen schwach geröthet.[27] Wenn es einen höheren Grad erreicht, erstreckt es sich auch über einen grösseren Theil des Gesichts.

Nasenbluten erfolgt nur selten und, wie es scheint, hauptsächlich nur bei jüngeren Patienten oder besonderer Disposition dazu.[28]

Der Geruch verliert nur selten erheblich an Schärfe[29].

§ 7.

2. Augengruppe.

Die Symptome sind denen einer katarrhalischen Augenentzündung, meistens niederen, selten höheren Grades, ähnlich, einzelne aber verhältnissmässig stärker, als wir sie bei jener Augenentzündung zu finden pflegen; ausserdem findet sich auch, constanter als bei jener Entzündung, verstärkte Thränenabsonderung.

Den Anfang pflegt Jucken „des Auges", wie die Patienten gewöhnlich kurz angeben, oder auch andere unangenehme Empfindungen (z. B. von Hitze, von Sand unter den Lidern) zu machen. Bei genauerer Untersuchung findet sich der Sitz dieser Empfindungen, welche sich oft bis zum „Uner-

[27] Bei Pat. 11 bilden sich während des Accesses häufiger als sonst Miniatur-Eiterpusteln auf den Nasenflügeln. Vgl. auch Note 283 (Patientin 45).

[28] Pat. 24 giebt an: „*Jusqu' à l'âge de 18 à 20 ans, l'état --- était accompagné de saignements de nez. Ils ont cessé.*" Bei Hrn. **Dr. Rowe** erfolgte es nur bisweilen nach besonders copiösem Niesen. Bei Pat. 9 (der auch im Intervall es nicht selten hat und als Knabe es viel und heftig hatte) und bei Patientin 50 erfolgt es bisweilen.

[29] Nur Pat. 24 giebt „*perte de l'odorat*" an und Hr. Dr. **Simpson**: „*the sense of smell is almost entirely obliterated in me*" (Letzterer leitet dies von den häufigen und heftigen Niese-Anfällen her, welche er durchgemacht). Dagegen berichtet **Cornaz** von einer 53jährigen Dame: „*Non seulement l'odorat n'en souffre pas, mais au contraire elle est beaucoup plus sensible aux odeurs dans ces moments-là, au point que dans un salon dont les fenêtres sont ouvertes, un bouquet de fleurs, quoique situé loin d'elle, peut l'incommoder par l'intensité de son odeur*" und führt auch von Pat. 30 an, dieser finde einen Unterschied zwischen gewöhnlichen Schnupfen, wie er sie bisweilen im Winter habe, und seinen „Heuschnupfen" darin, „*qu' il n'en*" [dies geht auf die „Heuschnupfen"] „*perd jamais l'odorat*"; vgl. Note 131.

träglichen“ steigern, in der Bindehaut, besonders der der Lider, und vorzüglich an den Rändern, am innern Winkel und um die Thränenwege. Später kommt auch bisweilen das Gefühl von Wundseyn am innern Winkel. [30] Reiben, wozu die Versuchung oft gross, erleichtert zwar bisweilen das Jucken, verschlimmert aber gewöhnlich die übrigen Symptome der Gruppe, namentlich die

H y p e r ä m i e der Bindehaut, welche sich bisweilen nur auf den Lidern, andremal auch auf dem Apfel zeigt. Die Hyperämie steigt nur in der Minderzahl der Fälle so hoch, dass der Apfel gleichmässig blassroth oder selbst lebhaft roth und die Bindehaut, auch die halbmondförmige Falte und die Thränencarunkel etwas geschwollen [31] erscheinen und dicklichen Schleim absondern. Vermuthlich hängt mit dieser Schwellung das Gefühl von Steifheit der Lider, oder das von Fülle (Ausdehnung, Spannung) des Apfels, zusammen, worüber einzelne Patienten klagen. Die von anderen Patienten angegebene G e s i c h t s s c h w ä c h e dürfte d e r s e l b e n Ursache, ausserdem aber auch und mehr noch dem Verweilen des abnormen Secrets auf dem Augapfel zuzuschreiben seyn [32]; für das letztere Moment scheint zu sprechen, dass jene Schwäche bisweilen besonders nur des Morgens, oder doch des

---

30 Sehr genau schildert **Bostock** seine eigenen Empfindungen und wie dieselben chronologisch sich zu den objectiven Symptomen verhalten: „*A sensation of heat and fulness is experienced in the eyes, first along the edges of the lids, and especially in the inner angles, but after some time over the whole of the ball. At the commencement the external appearance of the eye is little affected, except that there is a slight degree of redness and a discharge of tears. This state gradually increases, until the sensation becomes converted into what may be characterized as a combination of the most acute itching and smarting, accompanied with a feeling of small points striking upon or darting into the ball, at the same time that the eyes become extremely inflamed, and discharge very copiously a thick mucous fluid.*“ Das „*feeling of small points* u.s.w.“ deutet wohl nur auf ausgedehnte Gefässe; denn zu Papillar-Granulationen (Miliar-Granulationen, Papillar-Hyperämien: **Deval**, *Traité des malad. des yeux. Par. 1862. 224*), an welche man ebenfalls denken könnte, scheint es hier nicht zu kommen.

31 Oder die Thränencarunkel auch wohl s t a r k geschwollen. Wenigstens giebt Pat. 39 von sich an: „*c o n s i d e r a b l e enlargement of the c a r u n c u l a e, which are somewhat encumbered with that kind of inspissated mucus which nurses call „sleeping dust“.*“

32 Vgl. **Sichel**, *Traité de l'ophthalmie etc. Par. 1837. 201.*

Morgens am stärksten, bemerkt wird (vgl. § 20). Nur selten wird die Anschwellung der Bindehaut beträchtlich [33].

Nicht selten schwellen die Augenlider, das untere zuerst, auch äusserlich an, bisweilen deutlich ödematös. Dass sie auch bisweilen schwach geröthet sind, ist schon S.17–18 gesagt. Die Geschwulst erstreckt sich oft auch über das Gesicht, die Röthe nur selten auf den nächsten Theil der Wange. [34]

Die Thränenabsonderung ist anfallsweise verstärkt (nicht bloss während des Niesens, wobei dies ja auch unabhängig von Krankheiten stattzufinden pflegt, sondern auch sonst). Die Thränen rufen dann theils in der Nase den Reiz zum Niesen hervor [35], theils, namentlich wenn die Lider am inneren Winkel geschwollen sind [36], laufen sie über die Wangen [37]; Letz-

---

33 So bei Pat. 23. Auch Pat. 4 (Arzt) sagt: „*As the day advances the conjunctival symptoms become more marked, and frequently by three or four in the afternoon (having to employ my eyes all day), the conjunctivae become so oedematous, especially from the cornea to the inner canthus, that the eyes can be scarcely closed, and this is only relieved by complete rest in a perfectly dark room.*" Und Hr. Dr. **Latz** von Pat. 12: „er kann dem Reize nicht widerstehen, er reibt und reibt bis die Conjunctiva blasenartig hervorquillt, dann ist wenigstens das Jucken vorbei. Ist stark gerieben, so bleibt die blasenartige Hervortreibung zuweilen einen Tag; ist minder stark gerieben, so verliert sie sich bald." (Zu vergleichen etwa mit **Sichel** a. a. O. 202.)

34 Pat. 7 (der schon verschiedene Aerzte consultirt hat) schreibt, dass ihm zu Anfang des Accesses auch die Thränendrüsen (man hat dabei wohl zunächst nur an die untere zu denken) vorübergehend anschwellen.

35 Niesen und Thränenfluss rufen einander also gegenseitig hervor.

36 Vielleicht auch der abführende Thränenapparat? Hr. Dr. **Maddock**, s. § 13, stellt es als möglich dar („*It may*"), dass von der Nase her die Anschwellung der Schleimhaut sich auf ihn fortsetze. Ist es aber wirklich beobachtet?

37 Scheinen aber diese nicht zu excoriiren, vielleicht selbst nicht zu röthen. Was **Hastings** (S. 24) und Hr. Dr. **Maddock** (s. § 13) von der aus Nase und Augen laufenden, excoriirenden (**Hastings**) oder doch röthenden und schmerzenden (Dr. **Maddock**) Flüssigkeit sagen, darf ich vorläufig nur auf die Nasenflüssigkeit beziehen, da mir keine andere Angabe vorliegt, die Aehnliches bestimmt von den Thränen aussagte; nur Pat. 11 giebt mir an, dass die überfliessenden Thränen ihm ziemlich weit hinab auf der Wange weh thun, und glaubt, nur durch öfteres Betupfen mit Wasser hier der Excoriation vorgebeugt zu haben.

teres geschieht bei manchen Patienten besonders des Morgens. — Auch das Secret der Meibomschen Drüsen zeigt sich bisweilen vermehrt.

Bisweilen (wie bei Katarrhen häufig) zeigen die Augen einen „feuchten Glanz“, und die Bewegungen der Lider sind etwas genirt.

Lichtscheu ist nicht selten vorhanden, erreicht jedoch nicht leicht einen hohen Grad.

Bei Pat. 11, der kurzsichtig ist (er trägt für gewöhnlich Nr. 14), mindert sich während des Accesses die Kurzsichtigkeit ein wenig, so dass er sich einer etwas schwächeren Brille bedienen kann. Er leitet dies von den sehr gewöhnlich, mitunter fast anhaltend, im Auge stehenden Thränen her, durch welche, indem er gleichzeitig die Lidspalte etwas verengert, gleichsam die Convexität der Hornhaut verringert werde. Er sieht also dann wohl etwas dunkler, trüber, aber weniger myopisch. Im Ganzen hat seine Kurzsichtigkeit mit den Jahren zugenommen, und zwar ist ihm dies, soviel er sich erinnert, immer n a c h der kritischen Jahreszeit (welche für ihn besonders lange währt, vgl. § 26), im Herbst, bemerklich geworden.

Das auffallende Symptom der Trichiasis [38] wird wenigstens von Einem Patienten angegeben [39].

In der Regel leiden beide Augen gleichmässig und gleichzeitig [40].

---

38 Bei der katarrhalischen Augenentzündung bekanntlich ebenfalls vorkommend: **Sichel** a. a. O. 200.

39 Pat.35 nämlich (Arzt) sagt: „*The attack generally begins with me the latter end of May, with great itching of the eye-lids, particularly at the inner canthi, from which I regularly, during this month, extract some cilia, which grow very near the cornea, and increase the irritation.*“

40 Nur Patientin 50 giebt an, dass bisweilen das eine, bisweilen das andre Auge stärker leide; bei Pat.15, der 1860 zum ersten Mal, übrigens stark, an der Augengruppe litt, erkrankte das linke Auge früher und (wie ich selber einige Tage nach dem Beginn dieses Erkrankens sah) ansehnlich stärker als das rechte; und bei Pat. 18 sah ich 1861 ebenfalls das linke Auge stärker leidend. Die Patienten wissen nichts von einer äusseren Ursache dieser Differenz anzugeben.

§ 8.

3. Schlund- (und Mund-)Gruppe.

Die Erscheinungen sind in der Hauptsache die einer leichten, meist unvollständigen, katarrhalischen Schlundbräune.

Zu Anfang nicht selten, vorübergehend, das Gefühl von Trockenheit im Schlunde [41] mit Einschluss des Gaumenvorhangs. Später pflegt dies einem noch empfindlicheren [42] Kitzeln, Jucken, Stechen, Brennen od. dgl. Platz zu machen, welches bei Manchen sich bis zur Oberseite der Zunge und [43] bis zum Gaumengewölbe, andrerseits bis in die Choanen und die Eustachischen Röhren [44] erstreckt; seltner besteht es neben diesen Empfindungen fort; andremal treten diese Empfindungen ein, ohne dass das Gefühl von Trockenheit vorangegangen.

Die empfindlichen Theile sind auch bisweilen [45] lebhafter geröthet und mässig geschwollen; selten erstrecken sich diese Veränderungen auch auf die Zungenwurzel, vielleicht bisweilen auch auf das Gaumengewölbe [46]. Zäpfchen oder Mandeln schei-

---

[41] Nicht „*oesophage*", wie der Ausdruck „Schlund" in einem meiner Circulare z.Th. übersetzt worden. Vgl. Note 1.

[42] Pat. 4 (Arzt) schildert seine Empfindungen so: „*intense irritation of the fauces and soft palate, the latter being principally on the posterior or nasal surface; indeed it often seems on bad days as if the back of the soft palate had been sprinkled with cayenne pepper — the itching is terrible*". Vgl. Note 44.

[43] Wenigstens giebt es **Fleury** so an: „- - *la voûte palatine. Les malades grattent le palais avec la pointe de la langue*".

[44] Wenigstens sagt Hr. Dr. **Rowe** von sich: „*intense itching of the fauces and posterior nares, the irritation passing from the fauces to the internal ear*". Und Pat. 39: „*a feeling of disarrangement about the upper part of the throat and palate and back of the nose, as though the whole of that region were mashed up together, so to speak, and had become swollen and undefined. This condition is frequently accompanied by an itching sensation in the Eustachian tubes, which induces a desire to move the back of the tongue, or to thrust the fingers into the ears, so as to allay the itching, but as the part affected cannot be reached, the itching can scarcely ever be alleviated.*"

[45] Wahrscheinlich richtiger: in der Regel. Es wird nur neben den auffallenderen andern Symptomengruppen die Besichtigung des Schlundes meistens verabsäumt.

[46] Pat. 24 erwähnt als bei ihm sehr gewöhnlich: „*une éruption quasi-urticée*", oder ausführlicher (in einem Briefe an mich): „*éruption de petits*

nen nur selten vorzugsweise zu leiden [47], während dies bei anderen katarrhalischen Schlundbräunen bekanntlich nicht selten der Fall ist. — Von Beschwerden beim Schlingen ist nirgends die Rede.

Die anfangs verringerte Schleimabsonderung pflegt später reichlich zu werden; doch wird sie nur bisweilen so reichlich, dass es zu einem erheblichen Räuspern kommt; meistens dagegen entfernt sich der Schleim (wie auch sonst so häufig) mehr unmerklich (indem er verschluckt wird oder dem etwaigen Auswurfe aus dem Kehlkopfe und den tieferen Luftwegen sich beimengt).

Von Pat.24 wird „*perte du goût*“ angegeben (neben *perte de l'odorat*, s. Note 29).

Bei Pat. 39 erscheinen auch die Lymphdrüsen unter dem Unterkiefer oft geschwollen bis ungefähr zur Grösse einer Eichel.

---

points rouges pressés comme des têtes d'épingles. Je les ai appelés quasi-urticés; ce mot est mauvais, j'en conviens; je pensais à la maladie appelée urticaire“ [bei welcher freilich die Flecke meist grösser] „*et je me proposais d'exprimer par ce mot l'aspect, la nature de la souffrance résultant de piqûres faites par des orties.*“ Diese *points* erscheinen, unter Jucken, Kitzeln oder Stechen, in der „*arrière-bouche*“, und zwar so oft Pat. sich frisch gemachtem Heu nähere; sie erscheinen gewöhnlich noch auf dem Spaziergange selbst, wo diese Annäherung stattfinde, schwinden aber sehr bald wieder wenn Pat. sich zurückziehe, seien nur etwa von stundenlanger Dauer. Pat. will sie so sehr häufig beobachtet, auch Anderen (Nichtärzten) gezeigt haben. Was ist nun aber mit „*arrière-bouche*“ gemeint? Die ärztlichen Schriftsteller pflegen das Wort als synonym mit *pharynx* zu nehmen; Pat.24 jedoch, Nichtarzt, könnte es anders genommen haben. In der gedruckten Mittheilung coordinirt Pat.: *gorge*, *arrière-bouche* und *voûte du palais*, scheint demnach mit *arrière-bouche* nur etwa den Gaumenvorhang zu bezeichnen; in dem Briefe aber dürfte dieser Ausdruck umfassender gemeint seyn, vielleicht Gaumenvorhang und hinteren Theil des Gaumengewölbes umfassen. — Ich halte die beschriebene Erscheinung für nichts anderes als für die Röthung und leichte Anschwellung der Schleimdrüschen auf noch nicht geröthetem Grunde, welche man so häufig bei katarrhalischen Schlundbräunen sieht. Vermuthlich hat nur deshalb noch keiner von den z. Th. sehr vortheilhaft bekannten Aerzten, welche den Pat. während der mehr-als-46jährigen! Dauer der Krankheit berathen haben, ihm diese Deutung ausgesprochen, weil bei der Flüchtigkeit der Erscheinung noch keiner sie gesehen. Diese Flüchtigkeit allein, das rasche Kommen und Gehen, dürfte für den tFSK charakteristisch seyn.

47 Nur Hr. **Woosnam** zeichnet sie (für seinen Fall) als mehr geschwollen denn die Umgebung aus: „*redness of the throat and fauces, with a red but relaxed condition of uvula and tonsils*“.

§. 9.

4. Kopfgruppe.

Das gewöhnlichste Symptom ist Kopfschmerz, in sehr verschiedenen Graden und Arten (bald nur Eingenommenseyn, Schwere, Druck, bald auch lebhafter, schiessender Schmerz [48]) und verschiedener Oertlichkeit: Vorderkopf (Stirnhöhlen), Hinterkopf, ganzer Kopf. Der Schmerz wird nicht selten offenbar durch die Nieseanfälle hervorgerufen oder verstärkt, doch auch durch Anderes.

Sehr häufig Jucken des Gesichts, besonders der angeschwollenen Theile (vgl. S. 17-18, 20), ausserdem auch des Kinns [49] und der Stirn; Jucken in den Ohren [50].

Dazu geben einzelne Patienten an: Schwindel, Ohren-Klingen oder -Sausen. [51] — Selten kommt es zu deutlicheren Zei-

---

48 Nur ausnahmsweis „brennender", s. den Schluss der Note 52. — Pat. 24 berichtet von sich, und zwar so dass es für eine ansehnliche Reihe von Jahren gilt: „*Mon cerveau fondait et il me semblait sentir dans la tête l'impression qu'on éprouve lorsqu' on a dans le dos une chemise imprégnée de transpiration.*" Brieflich paraphrasirt er mir dies so: „*Je ressens entre la boîte osseuse et la substance cérébrale une sensation analogue à celle qu'on éprouve lorsqu' après une longue course, la chemise imprégnée de sueur est collée au corps.*" Hängt dieses Gefühl vielleicht zusammen mit jener Sympathie zwischen Nasenschleimhaut und Hinterhaupts-Haut, welche von **Janot** (in dem S. 6 unt. 30. citirten Toulouser *Compte r.*, S. 121 f.) zur Sprache gebracht wird und sich durch Kältegefühl im Nacken aussprechen soll?

49 **Salter** und zwei durch ihn eingeführte Patienten (4, 39) machen (**25**. 72. 284. 286. 339. 340) auf das starke, trotz Kratzen alsbald wiederkehrende, Jucken an oder unter dem Kinn als ein häufiges Symptom aufmerksam. Es komme auch bei gewöhnlichem Asthma als eines der Anfangssymptome des Anfalls sehr häufig vor. Auch bei Pat. 4 kündigt es die abendliche Verschlimmerung der Brustgruppe an. Wenn er stärker leidet, dehnt es sich über die ganze Körperoberfläche aus, vgl. Note 76. **Salter** bemerkt übrigens ausdrücklich, dass es sich auch bei einer „Heufieber"-Kranken finde, welche von asthmatischen Symptomen ganz frei sei.

50 „*Along the external auditory passage*": **Gordon.**

51 **Hastings** giebt für die von ihm unterschiedene (schwerere) atshmatische Form der Krankheit (vgl. §13) auch an (**12**. 25): „*pain of a neuralgic character is felt in the seat*" [sehr unbestimmter Ausdruck] „*of the facial nerve*". Ich habe aber schon S. 4 bemerkt, dass **Hastings** Manches zum „*hayfever*" rechnet, was wir nicht dahin rechnen dürfen; es bleibt deshalb zweifelhaft, ob das erwähnte Symptom dem tFSK angehört.

chen der Blut-Congestion nach dem Kopf [52], doch unter anderen Fällen namentlich dann, wenn das Niesen gar zu häufig wird. Die unterrichteteren Patienten fürchten sich bisweilen vor einem Schlagfluss; es ist nicht bekannt dass es je auch nur zu den Andeutungen eines solchen gekommen wäre, man vgl. jedoch den Sectionsbefund in § 28.

Es sind diese Symptome bald mehr als örtliche zu betrachten, hervorgerufen durch Sympathie mit einem der anderen leidenden Theile, namentlich der Nase oder den Augen, und in diesem Falle bisweilen rein nervöser Natur (Reflexreizungen), bisweilen congestiver, — bald mehr als allgemeine, als Symptome der allgemeinen Nervenverstimmung oder häufiger als Fieber-Symptome. Sie sind demgemäss in allen nicht ganz leichten Fällen, besonders aber wo die Nasen- oder Augen-Gruppe stark entwickelt ist, fast [53] immer deutlich. Beim Lesen der einzelnen Krankheitsgeschichten bleibt man begreiflich meistens ungewiss, welchen Ursprungs und welcher Natur das eine oder andre der hiehergehörigen Symptome sei.

Weil diese Symptome nicht in allen Fällen als allgemeine zu betrachten sind, durfte ich sie nicht etwa mit den in §11 zu betrachtenden vereinigen, sondern musste sie als eine besondere Gruppe schildern.

§. 10.

5. (Hals- und) Brust-Gruppe.

„Gruppe der Athemwege“ würde man physiologischer und schärfer bezeichnend sagen; doch ziehe ich „Brustgruppe“ der Kürze wegen vor.

Die Symptome betreffen die ganze Schleimhaut vom Kehl-

---

[52] Bei Pat.3, der freilich auch sonst zu Congestionen nach dem Kopfe geneigt ist, wird auch Hitze des Gesichts als ein gewöhnliches Symptom angegeben. (Bei manchen andern Patienten dagegen ausdrücklich: Blässe.) — Auch **Gream** giebt (wahrscheinlich nur für seinen eigenen Fall) Hitze des Gesichts an, „*being heated at the time of the paroxysm*“ [dieses Wort bedeutet hier sonder Zweifel: die schlimmsten Stunden; s.§ 23], „*and during the intervals, as if a hot plate of iron was nearly in contact with it*“. — Pat.17: „*Heat of forehead and sensation of burning.*“

[53] Ausnahmen zeigen in der „Tabellarischen Uebersicht“ die Pat.7, 9,12,16,48u.a., doch kommt eine oder die andre scheinbare Ausnahme vielleicht nur auf Rechnung der Darstellung.

kopfe bis in die feineren Bronchien, fast immer beider [54] Lungen. Sie sind in der Hauptsache die eines leichteren, bisweilen auch die eines schwereren [von Solchen, die es mit der Endung -itis nicht streng nehmen, oft katarrhalische Bronchitis genannten] Laryngo-Bronchio-Katarrhs.

Oft findet nur ein Hüsteln statt — trocken oder mit leichtem Geräusch von angesammeltem Schleim; andremal ein stärkerer Husten, bisweilen bellend, — bei manchen Patienten nur kurz, bei anderen aber oft stossweis in heftigen Anfällen, fast wie beim Keuchhusten, — meist mit seltenem und sparsamem Auswurf, bisweilen jedoch auch mit häufigem und copiösem. Der Auswurf [55] ist gewöhnlich dünn, wässerig-schleimig, farblos, bisweilen von salzigem Geschmack, — selten mit Blutspur [56], — selten, und meist nur in späterer Periode des Accesses (etwa im Nachstadium) [57], gekocht, geballt und etwas gefärbt. [58]

Dazu oft das Gefühl von Reizung (Kitzeln, Kratzen od. dgl.) im Kehlkopf, in der Luftröhre oder unter (hinter) dem Brustbein [59], oder von Druck unter dem Brustbein; anhaltendes

---

[54] Ich finde hiervon nur Eine Ausnahme, bei Pat. 24, bei welchem nur die Bronchien der rechten Seite, *„que j'ai toujours eues sensibles“*, leiden. **23**.163.

[55] Sehr wünschenswerth wären mikroskopische und chemische Untersuchungen desselben, und zwar aus verschiedenen Perioden des Accesses und von, rücksichtlich der Brustgruppe, recht verschiedenen Fällen; sie fehlen aber noch ganz. (Ich habe vergebens, um etwas von dieser Lücke auszufüllen, einen mir nahe wohnenden Pat., der freilich nur selten und wenig auswirft, um Zusendung durch die Post gebeten.)

[56] Dieser blutspurige Auswurf vielleicht bisweilen nur aus den Choanen herrührend! Vgl. Note 25.

[57] Doch bringt Pat.4 constant während der asthmatischen Verschlimmerungen *„little clear pellets of stiff mucus“* heraus (mit einiger Erleichterung).

[58] Pat.2 (s.Lit.15.) hat keinen Husten und doch andere, nicht unerhebliche Brust-Symptome (*„dyspnoea, which is frequently accompanied by wheezing during inspiration“* etc.).

Gordon (**4**.267) sagt, dass der Husten sehr oft *„does not come on until the other symptoms have in a great measure abated.“* [Vgl.§17.] *„In the latter case it is never so frequent nor distressing as when it appears in the earlier stages of the disease.“* Die Richtigkeit der letzteren Regel muss ich nach den Angaben verschiedener Patienten bezweifeln.

[59] Nach **Hastings** (**12**.25,142) auch Schmerz unter den Schlüsselbei-

oder lautes Sprechen reizt zum Hüsteln oder Husten; selten reizt tiefes Einathmen dazu. Die Stimme ist oft rauh, gedämpft, schwach, bisweilen heiser. Oft auch Gefühl von Beengung, Beklemmung der Brust, „Spannung“ in derselben [60], selten Stiche darin. Oft periodenweis förmliche Dyspnöe, Lufthunger, schnaubendes oder pfeifendes Athmen [61]. Die Dyspnöe erschwert bisweilen auch das Sprechen. Sie kann in der Regel noch durch eine recht tiefe Einathmung vorübergehend erleichtert werden und wird auch bisweilen durch Aufhusten und Auswerfen von Schleim so erleichtert. — Die Erscheinungen steigern sich, namentlich Abends und in der Nacht, oft zu asthmatischen Anfällen, welche sehr quälend und beunruhigend werden können und in der Regel einen grossen Theil der Nacht über dauern [62]; die Rückenlage wird dabei nicht ertragen [63], die Dyspnöe oft durch anfallsweise hinzutretenden Husten noch gesteigert. [64]

---

nen und bisweilen auch Empfindlichkeit des Kehlkopfs und der Luftröhre bei Berührung. Vgl. jedoch S. 4 unt. 12.

60 Bei Pat.22 „ein beengender Schmerz, der sich von der linken Seite des Rückgrats nach der Brust hin ausdehnt und in Athemnoth übergeht“. — Bei Pat. 32 „ein Schmerz quer durch den Leib (nach der Insertion des Zwerchfells); heuer war der Schmerz auch in der rechten Rippenweiche“ [es finden sich auch noch einige andre Zeichen einer bisweilen leidenden Leber (Complication) bei dem Pat.], „ohne dass er beim Druck mit der Hand sich gesteigert hätte.“ (Dr. **Reisich.**)

61 Z.B. bei Patientin 42 „*des bronchites spasmodiques tellement intenses, que la dyspnée a pris à plusieurs reprises des proportions inquiétantes. La respiration était sifflante; on entendait à distance les râles sibilants et les rhonchus qui se produisaient dans les deux poumons*“ [während im Intervall „*l'auscultation ne dénote dans sa poitrine aucune lésion organique*“]. (**Laforgue, 22**.551.) — Bei Pat.32 Bauchathmen. (Dr.**Reisich.**)

62 In der Regel nur bis zum frühen Morgen. Bei Pat. 38 jedoch [der vielleicht sehr spät zu Bett geht?] bis 9 Uhr Morgens.

63 Ob auch die Bettwärme verschlimmere, ist nach den vorliegenden Angaben nicht klar. Wenigstens spricht nichts positiv dafür: die asthmatischen Anfälle treten in der Regel schon ein, ehe der Pat. sich zu Bett gelegt hat. Eher spricht dagegen, dass manchem leichter Kranken das Bett im Allgemeinen gut thut, vgl. S. 32 Z. 7-9.

64 So z.B. schildert **Gordon** (**4**.266) nach einigen ausgezeichneten Fällen, welche er selber beobachtet, die Anfälle auf der Höhe des Accesses folgendermassen: „*a dreadful sense of suffocation comes on, together with an intolerable weight at the lower part of the sternum, and a*

Hr. Prof. **Czermak**, welcher die asthmatischen Anfälle bei Pat. 32 genau beobachtet hat, erklärt die Veränderungen im Modus der Respirations bewegungen durch folgende Hypothese: „Wenn die Faserzellen der Bronchien und Lungenbläschen (**Moleschott**) in eine krampfhafte Zusammenziehung versetzt würden, wodurch natürlich das Volumen, die Capacität und zugleich die Ausdehnbarkeit der Lungen vermindert werden müssten, so würden ganz ähnliche Veränderungen in den Athembewegungen am Thorax zu beobachten seyn wie ich sie bei dem Pat. sah.“ [65] Ich gebe diese Mittheilung eines sehr geübten Beobachters hier um so lieber wieder, als sie zugleich einigermassen das Beobachtete schildert. [66]

---

deep, hard, dry, frequent cough, which tends very much to aggravate the difficulty of breathing. The condition of the patient is now most distressing — he cannot for a moment remain in the horizontal position, he gasps for breath, his eyes protrude, his face and lips are of a deep purple colour, he throws open the doors and windows, rushes from one room to another in quest of a refreshing current of air, but, unable to find relief, he sinks down exhausted or half insensible. From this state he is roused by stimulants, or he gradually recovers by himself; but probably only to undergo a repetition of his sufferings. These symptoms, which usually make their attack about seven in the evening, but not unfrequently long before this period, continue five or six hours; they then begin to subside, and as the morning approaches, the patient falls into a short but restless slumber from which he awakes with a sense of great debility, and a feeling of constriction across the chest.“ — Hr. Dr. **Dittmar** spricht bei Pat. 20 von „Dyspnöe, die häufig zur fürchterlichsten Orthopnöe sich steigert“, bei Pat. 26 von Asthma mit „Cyanose“. — Auch Pat. 32, obwohl bei ihm mit dem höheren Alter die Accesse schon viel schwächer geworden sind, muss doch noch oft die ganze Nacht ausser Bett zubringen, unter Orthopnöe und Bauchathmen sich mit den Händen auf einen Tisch oder Stuhl stützend. (Dr. **Reisich.**) — Pat. 3 bekommt neben Husten und Dyspnöe auch Herzklopfen; er ist aber auch Hämorrhoïdarier und zu Congestionen nach dem Kopf, also wohl überhaupt zu anomalen Blutbewegungen, geneigt.

65 Ich möchte glauben, dass diese Erklärung für bei weitem die meisten Fälle von Asthma, auch solche die nicht vom tFSK abhangen, gelte; denn es ist bis jetzt von keinem Beobachter angemerkt worden, dass bei dem Asthma des tFSK die Respirationsbewegungen sich anders verhalten als bei anderen Asthmen.

66 Auch einige Schriftsteller äussern sich (z. Th. ohne die **Moleschott**schen Faserzellen bereits zu kennen) ähnlich, nur weniger scharf. So auch für gemeines Asthma **Maddock**, **Salter** u. A. Auch **Virchow** (Deutsche Klin. 1860. 463) ist der Ansicht, es handle sich beim nervösen

Von Resultaten physikalischer Untersuchung der Brust liegt sehr wenig vor, weil nur bei einem Theil der Patienten die Brustsymptome erheblich werden und auch da meist nur in Stunden, wo der Arzt den Pat. nicht sieht. Es ist deshalb noch nicht möglich, für die asthmatischen Verschlimmerungen etwas Charakteristisches als Regel anzugeben. [67] Darüber aber sind alle Beobachter einig, dass zwischen jenen Verschlimmerungen sich nichts Abnormes findet, und dass insbesondre es nicht, wie man vermuthen möchte, leicht zur Entwickelung von Lungen-Emphysem kommt [68].

§. 11.

6. Allgemeinleiden.

Es zeigt theils Symptome eines katarrhalischen Fiebers, theils und vorzüglich Symptome von Ergriffenseyn des Nervensystems. [69]

Unter den Fiebersymptomen wird besonders die Kälte (theils Frösteln, theils stärkere Frostschauer) lästig [70]; seltner,

---

Asthma um Katarrh und veränderte Nerventhätigkeit; letztere habe wahrscheinlich den Effect, eine Verengerung der unter dem Nerveneinfluss stehenden muskulösen Elemente der Bronchien zu erzeugen.

[67] Vgl. Note 61. — Wenn **Fleury** angiebt, dass die „Bronchitis" hier *„ne se présente pas franchement avec les caractères d'une phlegmasie; elle est double, envahit les poumons depuis le sommet jusqu' à la base, occupe surtout les rameaux capillaires"*, so ist das noch sehr wenig Positives. — Hr. Dr. **Reisich** berichtet von Pat. 32: „Percussion ergiebt nichts. Auscultation: rauhes, unbestimmtes Athmen. Rasselgeräusche nicht consonirend." — Dagegen giebt Hr. Dr. **Dittmar** für Pat. 26 an, dass durch die genaueste Untersuchung nichts Charakteristisches zu finden sei.

[68] Es erinnert dies an die Aeusserung **Virchow's** (a. a. O. 462), dass Katarrhe, auch wenn sie sehr lange dauern, nicht ausreichen, um Emphysem zu erzeugen, dass vielmehr auch noch unvollkommene Ernährung dazu nöthig sei. — Hr. Dr. **Dittmar** giebt das Emphysem für Pat. 20 an, dessen Fall aber noch manches Besondere hat.

[69] Diese beiderlei Symptome können begreiflich nicht streng von einander unterschieden werden; vgl. § 13 unt. 1) u. Note 87.

[70] Wo nur über kalte Füsse oder Hände geklagt wird (wie z. B. wenn **Bostock**, **I.** 163, von sich angiebt, dass er, obwohl des Nachts — bei Unruhe — oft profuse Schweisse, doch sonst, in der Regel, kalte Extremitäten habe), hat man nicht an ein Fiebersymptom, vielmehr an das Gegentheil (Frösteln von zu schwachem Blutumlauf) oder auch an das bei

in geringerem Grade und hauptsächlich nur Abends, das Gegentheil (allgemeine Hitze [71], oder Brennen in den Händen, oder Hitze des Gesichts). Zum Schweiss kommt es zwar sehr gewöhnlich nach heftigen Niese- oder Husten-Anfällen, aber hier in der Regel nur so vorübergehend, dass man nicht von einem Fieberschweisse sprechen darf. Wirkliche Fieberschweisse (kritische oder selbst nur halbkritische oder ganz symptomatische) sind seltner [72]. — Der Puls ist nur in wenigen Fällen, und auch dann meistens nur während der abendlichen Fieber-Exacerbationen, erheblich beschleunigt (bis zu 120 und darüber) und fieberisch stark. (Andremal ist er nervös verändert; s. unten.) — Einige Symptome der Kopfgruppe sind auch hieher zu rechnen.

Als Symptome des Nervensystems treten sehr oft auf: Verstimmung, Unlust, Unruhe bei gleichzeitiger Abneigung gegen Bewegung; Abspannung und Schwächegefühl, sogar Gedächtnissschwäche; ungewöhnliche Empfindlichkeit nicht bloss gegen alle diejenigen Schädlichkeiten, welche wir später als Ursachen der Verschlimmerungen besprechen werden (§ 58), sondern auch gegen vielerlei körperliche und geistige Eindrücke, bisweilen sogar schon gegen Geräusch [73]; — grosse Erregbarkeit der Phantasie [74], Angst, Beklommenheit. Der Puls ist

---

den verschiedensten Individualitäten so häufige nervöse Frösteln zu denken. (So auch wohl, wenn bei Pat. 32 Hr. Dr. **Reisich** die „Haut kühl, trocken" angiebt.)

71 **Hastings**, S. 25, giebt heisse Haut und vielen Durst als Regel an; vgl. jedoch S. 4 unt. 12.

72 Vgl. aber z. B. **Bostock** in Note 70. — Ausnahmsweise wird bei Patientin 49 Trockenheit der Haut als Fiebersymptom eigens angeführt.

73 So z. B. sagt Pat. 39: „- - *a feeling of general irritability; on such occasions the tickling of a hair, the blowing of the wind, any inconvenience or disarrangement of dress, the hitching of brambles, all interference, weight, or incumbrance, become quite intolerable.*"

74 So z. B. verschlimmern sich bei Pat. 11, einem sonst körperlich und geistig kräftigen Manne, wenn er nur sein katarrhalisch verändertes, gedunsenes Gesicht im Spiegel sieht, ja wenn er nur etwas lebhafter an die Krankheit denkt, alsbald fast alle Symptome. — Ein irisches Fräulein, 25 Jahr alt, am tFSK seit 7 Jahren leidend, in geringem Grade hysterisch, besuchte während der kritischen Jahreszeit in London eine Gemäldeausstellung, erblickte daselbst das sehr gut gemalte Bild eines Erntefeldes und wurde sofort von heftigen Symptomen des tFSK befallen, musste die Aus-

(wenn kein Fieber anwesend) nicht selten klein und schwach, „nervös“. [75]

Folgende Symptome muss man, da sie auch ohne Fieber auftreten, den nervösen anreihen: Jucken, besonders zwischen den Schultern oder in grösserer Ausdehnung längs dem Rückgrat, doch auch an vielen anderen Stellen des Körpers; bisweilen auch Nesselausschlag [76]; den rheumatischen ähnliche Schmerzen an äusseren Theilen [77].

---

stellung verlassen, u. s. w. (Dr. **Down.**) Was wird erst die klassische Heuernte von **Rosa Bonheur** im Luxembourg zu Paris bewirken, da Heu vielen unserer Patienten so besonders gefährlich ist!

[75] Bei Pat. 10, bei dem die Brustgruppe sich zu asthmatischen Anfällen steigert, pflegt während der ganzen asthmatischen Zeit (nicht bloss während der asthmatischen Anfälle selbst) der Puls verlangsamt (45 statt der sonst bei ihm normalen 60) zu seyn. (Seltner zeigt sich dies Symptom auch zu anderen Zeiten.)

[76] Pat. 4 (Arzt) giebt an, dass bei ihm mit dem Jucken, welches bei stärkerem Leiden sich bisweilen über die ganze Körper-Oberfläche (besonders von der Mitte des Rückens abwärts) erstrecke, und mit dem unumgänglichen Kratzen sich leicht ein Nesselausschlag, besonders an Stirn und Unterlippe, verbinde, den er ausser der kritischen Jahreszeit nie habe. — Bei Pat. 23 wird (als Regel) angegeben: „Gegen Mitte des Accesses erfolgte ein Hautausschlag, welcher, an der Stirn beginnend, sich über diese und den obern Theil des Gesichts verbreitete. Derselbe bestand aus rothen, etwas erhabenen Flecken von der Grösse eines Zweipfennigstücks“ [wohl ungefähr 2 Centimeter im Durchm.], „dauerte gewöhnlich während des ganzen Accesses und verschwand mit diesem allmälig durch Abschuppung der Haut.“ — Bei Pat. 15 sah auch ich 1860 einen Nesselausschlag, den er zum ersten Mal hatte. Derselbe bestand erst seit einigen Tagen (während der Access schon einige Wochen dauerte), und zwar an verschiedenen Körpertheilen, z. B. auf den Handrücken, wo er aber schon so im Abnehmen war, dass er nur noch erbsengrosse und kleinere, rothe, wenig erhabene, Flecke darstellte. Um die Stirn, und zwar zunächst an den Haaren und auch schon zwischen denselben, war er noch frischer; es bildeten hier grössere, kaum geröthete, bis etwa zu $^1/_2$ Lin. erhabene, mit einem schmalen rothen, nach aussen hin allmählich blasser werdenden, Saum umgebene Stellen, z. Th. confluirend, einen Kranz. — Vgl. § 21 (Nesselausschlag u. a. Ausschläge nach dem Access), auch Note 283.

[77] Von Patientin 49 berichtet **Cornaz**: „*Une année, la maladie fut si intense que le côté droit en fut douloureux, ce qui força madame Y. à y faire appliquer des ventouses et à garder le lit. D'autres fois, la poitrine fut le siége de la douleur. Cette année elle s'est portée au dos, d'où elle rayonnait sous forme de ceinture, tandis qu'elle se montrait plus*

Nicht selten wird über Schlaflosigkeit (neben Müdigkeit) geklagt. Es kann dieses Symptom vom Fieber oder auch von der Nervosität oder endlich nur von Störung durch Husten, Dyspnöe, behinderte Rückenlage u. s. w. abhangen; sonder Zweifel rührt es bald von der einen bald von der anderen dieser Ursachen her. — In leichteren Fällen wird die Nachtruhe gewöhnlich nicht gestört. Manchen leichter Kranken thut schon das Bett, ehe sie noch einschlafen, sehr positiv gut, bessert im Allgemeinen den Zustand.

Für den Harn liegen nur sehr wenige Angaben vor, und diese reichen nicht hin, irgend etwas Allgemeines mit Sicherheit auszusprechen. **Gordon** giebt ihn hochgefärbt und sparsam an, scheint ihn aber nur während Fieberbewegungen (Puls zwischen 85 u. 100) beobachtet zu haben. Eben so giebt ihn Hr. Dr. **Schmitz** für Pat. 3 spärlich und dunkel, bei einem Pulse zwischen 80 u. 90, an. Hr. R. M. R Dr. **Eulenberg** sagt von Patientin 52: „Die Ursache habe ich stets in Erkältung gesucht; daher ist ein *sedimentum latericium* im Urin stets eine günstige Erscheinung, wonach die Krankheit nachlässt." — Wenn kein Fieber vorhanden, scheint sich noch weniger eine charakteristische Beschaffenheit herauszustellen. Hr. Dr. **Reisich** sagt von Pat. 32: „Urin nach heftigen Anfällen" (Verschlimmerungen) „etwas dunkler, sonst weingelb". (Puls dabei nicht beschleunigt.) Pat. 17 giebt ihn sparsam und blass an, obwohl er (vermuthlich nur zu anderen Zeiten) Fieber hat. Bei Pat. 10 wird er von 2 Aerzten als sparsam, sehr blass und harnstoffarm während des Hauptstadiums angegeben.

Pat. 11 hat während der schlimmsten Tage des Accesses von 1860 (welcher Access freilich im Ganzen entschieden mild war, vgl. § 35 u. Note 297) seinen Harn genauer untersucht und Folgendes gefunden: Menge im Durchschnitt (von 5-6 Tagen) nur (ohne den Stuhlgangs-Harn) 1000 Gramm täglich (Pat. misst 174 Cm. und ist kräftig, trinkt aber während des Accesses weniger, und namentlich kein Bier). Aussehen meist klar und hellgelb. Schwaches Sediment von Harnsäure. Reaction stets schwach sauer. Ferner

---

aiguë derrière la tête, surtout dans le voisinage immédiat des oreilles, s'exacerbant à la pression: ces symptômes insolites durèrent le jour et produisirent pendant ce temps une forte tension nerveuse dans la tête, le dos et les jambes, avec difficulté à tenir les yeux ouverts." Dass man es hier nicht etwa mit wirklich rheumatischen Schmerzen, also einer Complication, zu thun habe, dafür spricht das mehrmalige Auftreten gerade während des Accesses und (was wenigstens indirect durch die Art der Darstellung angedeutet ist) nur während desselben, — so wie auch die Ansicht des Autors selbst. — Auch **Hastings**, S. 25, sagt: „*Pain is also felt in the upper and lower extremities, and the lumbar region.*" Vgl. jedoch S. 4 unt. 12.

folgende Promill-Zahlen als die Mittleren von 2 Tagen, denen zum Vergleich die Mittleren für den gesunden Zustand, ebenfalls nach 2 Tagen, bald nach dem Access von 1860, beigefügt sind:

		Im kranken	Im gesunden
		Zustande	
Bei directer Bestimmung	Feste Bestandtheile	75	79
	Davon unverbrennlich . . .	24	26,5
Bei Bestimmung der einzelnen Bestandtheile	Wasser	925	921
	Harnstoff	34	36
	Harnsäure	1,3	1,6
	Extractivstoffe	15,0	18
	Albuminate	0,25	0,5
	Chlor-Natrium u. -Kalium . .	8,5	23,0
	Schwefelsaur. Natron u. Kali . .	7,2	
	Phosphorsaure Salze	4,7	
	Ammoniak	Spur	
		995,95	1000,1.

Die ansehnliche Menge der Harnsäure im kranken und gesunden Zustande erklärt sich dadurch dass Pat. viel Fleisch isst. — Die ganze Untersuchung ist offenbar noch viel zu wenig ausgedehnt als dass irgend etwas Erhebliches daraus gefolgert werden könnte.

Die Organe und die Function der Verdauung leiden bei manchen Kranken; doch selten beträchtlich und nicht bei allen in ähnlicher Weise. Man beobachtet Appetitmangel, belegte Zunge, leichte Uebelkeit [78], Hartleibigkeit oder Diarrhöe, Flatulenz, od. dgl. [79]

Die Menstruation scheint nicht alterirt zu werden. [80] — Leukorrhöe wird nirgends unter den Symptomen aufgeführt. —

Die in diesem § geschilderten Symptome treten begreiflich immer nur unvollständig ein, übrigens in den mannigfaltigsten Combinationen. Das Allgemeinleiden, als Ganzes betrachtet, tritt in den verschiedensten Graden der Stärke auf — verschie-

[78] Bei Patientin 49 *„un sentiment d'irritation de l'arrière-bouche, de la poitrine et même de l'estomac"*.

[79] So z. B. bemerkt Pat. 17 Stuhlträgheit und blassere Faeces. — Pat. 22 leidet regelmässig an Appetitlosigkeit und Stuhlträgheit, und man erkennt bei ihm sehr bestimmt, dass man hier nicht etwa bloss eine Complication vor sich hat, denn ausser dem Access leidet er nie daran. — Bei Pat. 28 wird die auch ausser den Accessen habituelle Flatulenz auffallend verstärkt.

[80] So z. B. geben die Patientinnen 44, 45, 47, 48, 50 u. 51 dies sehr bestimmt an. Bei anderen scheinen nur mehr zufällig Menstruationsanomalien mit dem tFSK zusammenzutreffen (so z. B. wahrscheinlich bei Pat. 42). — Vgl. § 38 u. Note 150.

den nicht bloss nach den Perioden und Phasen des Accesses (wovon im Abschnitt: Verlauf etc.), sondern auch nach den Individuen. Bisweilen ist es unbedeutend, beschränkt sich etwa auf eine leichte Verstimmung, einen leichten Kopfschmerz u. s. w., und hindert die Patienten nicht (oder doch nur vorübergehend, etwa auf ein Paar Tage), ihren gewöhnlichen Geschäften, auch geistigen Anstrengungen (z. B. akademischen Vorlesungen, oder der ärztlichen Praxis) obzuliegen. Andremal aber, und häufiger, wird es so bedeutend, dass es die Patienten körperlich und geistig sehr herunterbringt. Besonders wenn die Brustgruppe stärker ausgebildet, ist — wie schon **Bostock** treffend bemerkt hat — auch fast immer das Allgemeinleiden beträchtlich, weil alsdann die Respiration und die Blutbildung leiden müssen; es kommt dann endlich zu Abmagerung, wahrer Muskelschwäche, Oedem der Füsse, u. s. w. (vgl. § 21).

§ 12.

Die „Tabellarische Uebersicht" veranschaulicht durch 58 Fälle die relative Häufigkeit, die verschiedene Stärke und die gewöhnlichsten Combinationen, der Symptomengruppen; somit auch die Ausbreitung der Symptome über einen geringeren oder grösseren Theil des Körpers.

Ich kann in dieser Uebersicht zwischen „schwach" (~), „deutlich" (|) und „stark" (!) nur einigermassen willkürlich unterscheiden, muss auch hierbei z. Th. mich den Autoren, die ihre Ausdrücke nicht immer verhältnissmässig gleich stark wählen, ohne Controle unterordnen. Ich durfte aber dessen ungeachtet auf die Unterscheidung nicht Verzicht leisten, weil sie schon jetzt etwas zur Charakterisirung der Krankheit beiträgt, was sie in noch weit höherem Grade thun wird, wenn künftig einmal eine noch besser vorbereitete und grössere Tabelle aufgestellt wird. In der alsbald zu gebenden Auszugs-Tabelle (S. 35) ordne ich das „schwach" mit dem „zweifelhaft" und „fehlt" zusammen, weil ich mittelst dieser Anordnung, *bei dem jetzigen ungenügenden Material*, in meinen Schlüssen mich der Wahrheit mehr zu nähern glaube. *Künftig* zwar, bei reichlicherem Material, würde es nicht zu billigen seyn, wenn man durch solches Verfahren der Einzel-Ausführung des Krankheitsbildes Abbruch thäte. — Da es für die *gleichmässige* Unterscheidung zwischen so relativen Ausdrücken wie „schwach", „deutlich" und „stark" immer wünschenswerth bleiben wird, dass *Ein und derselbe* Arbeiter den Maasstab anlege, so rathe ich meinem Nachfolger, für eine künftige Tabelle gleich mir nur solche Krankengeschichten zu benutzen, welche ihm *einzeln* vorliegen, nicht aber tabellarische Zusammenstellungen anderer Autoren; — oder mit andern Worten, ich rathe, nur unmittelbar aus den Angaben der Beobachter einzelner Fälle Material für die Tabelle zu schöpfen. — Wir werden in § 33 sehen, dass sehr gewöhnlich im Laufe der Jahre Ausbreitung und Stärke der Symptome sich ändern, indem einzelne Gruppen neu auftreten oder schwinden, schwächer oder stärker werden, auch der Fall im Ganzen schwerer oder leichter; es fragt sich deshalb, ob man nur den jüngsten Zustand für die Tabelle berücksichtigen soll oder das Gesammtbild, welches man mittelst der Anamnese erhält; ich habe mich diesmal für das Erstere entschieden [81], sehe auch für jetzt, so lange das Material zu der in Rede stehenden graphischen Darstellung noch sehr unzureichend ist, den ganzen Unterschied für unerheblich an; ich glaube aber dass später, bei sehr reichlichem Material, es zweckmässig seyn wird, abwechselnd nach den beiderlei Principien zu schematisiren, weil dies zu lehrreichen Vergleichungen und selbst, unter Mitbenutzung anderer Data, zu praktisch, therapeutisch, wichtigen Sätzen führen dürfte.

Wir können uns nun folgenden Auszug aus der „Tabellarischen Uebersicht“ machen:

		Nasen-gruppe	Augen-gruppe	Schlund-gruppe	Kopf-gruppe	Brust-gruppe	Allgemein-leiden
Stark oder doch deutlich bei	Männern	39	34	21	17	31	30
	Frauen	19	14	8	9	14	13
	beiden Geschlechtern	**58**	**48**	**29**	**26**	**45**	**43**
Schwach, zweifelhaft oder fehlend bei	Männern	0	5	18	22	8	9
	Frauen	0	5	11	10	5	6
	beiden Geschlechtern	**0**	**10**	**29**	**32**	**13**	**15.**

Dieser Auszug sagt uns etwa Folgendes: Die Nasengruppe ist die constanteste, sie scheint immer deutlich zu seyn, scheint auch bisweilen fast allein (Pat. 33, Patientin 41) vorzukommen. Die nächstdem häufigste Gruppe, die der Augen, ist nur selten stark, wo es die Nasengruppe nicht auch wäre (Fälle 16, 20, 25, 57); sie wird auch, wie ich einschaltungsweise bemerke, ihrer mehr objectiven Symptome ungeachtet, nur selten so stark, dass sie allein die Patienten oder deren Angehörige veranlasste, ärztliche Hülfe zu suchen [82]. (Deshalb

[81] Ausgenommen bei den Senioren der beiden Geschlechter: Pat. 33, weil bei diesem der Access von 1861 sehr schwach und uncharakteristisch war, und Patientin 53, weil hier nur für frühere Accesse ein leidlich genauer Bericht vorlag.

[82] Vgl. jedoch § 29 (Pat. 11) u. Note 201. Auch Pat. 19 hat Hrn. Dr. Desmarres als Augenarzt consultirt.

ist auch der tFSK manchen stark beschäftigten Augenärzten noch nicht, oder nicht genauer, bekannt, und die Handbücher der Augenheilkunde [83] erwähnen ihn, soviel ich weiss, noch nicht.) — Die Brustgruppe und das Allgemeinleiden sind nur in ungefähr 3/4 der Fälle deutlich. Sie scheinen in einer ziemlich innigen Beziehung zu einander zu stehen, einander ziemlich parallel zu laufen [84], was mit der S. 34 Abs. 1 angeführten Bemerkung von **Bostock** zusammenpassen würde. — Die Schlundgruppe erscheint nur in der Hälfte der Fälle, die Kopfgruppe kaum so oft deutlich. Beide werden auch nie allein, oder auch nur entschieden hervorragend, bemerklich. Eben dies gilt, wie es scheint, auch vom Allgemeinleiden [85]. Schlundgruppe, Kopfgruppe und Allgemeinleiden werden sich künftig sonder Zweifel als häufiger herausstellen, wenn eine grössere Zahl recht vollständiger Krankengeschichten vorliegen wird. —

Sehr auffallend ist in der „Tabellarischen Uebersicht" das Fehlen jugendlicher Individuen (bis zu 20 Jahren), während doch nach § 29 die Krankheit nicht selten schon im Kindesalter ausbricht. Auch in meinem Verzeichniss von 154 Patienten (S. 8) ist noch die geringe Zahl solcher Individuen auffallend: es finden sich hier nur ein 14jähriger und ein 16jähriger männlicher Patient und eine weniger als 20 Jahr alte

---

83 So z. B. das neueste, in Note 30 citirte von **Deval.**

84 Denn während unter 13 Fällen, wo die Brustgruppe nicht deutlich, schon bei 7 auch das Allgemeinleiden nicht deutlich ist, findet sich dagegen unter 45 Fällen, wo die Brustgruppe deutlich, das Allgemeinleiden nur in 8 nicht deutlich; und während unter 15 Fällen, wo das Allgemeinleiden nicht deutlich, schon bei 7 auch die Brustgruppe nicht deutlich, ist dagegen unter 43 Fällen, wo das Allgemeinleiden deutlich, nur in 6 die Brustgruppe nicht deutlich. — Eine auch nur so weit gehende Annäherung an Parallelismus zwischen dem Allgemeinleiden und einer der anderen Symptomengruppen findet sich nicht. — Man kann freilich bei so kleinen Zahlenreihen, die zumal nur auf einer unsicheren Schätzung von Fällen beruhen, noch leicht durch Zufälligkeiten getäuscht werden.

85 Doch sagt Pat. 17: „*During the summer of 1860, which, it will be well remembered, was a remarkably sunless one, there was a perfect exemption from the catarrh, but the usual feelings of health were not enjoyed.*" Hiernach scheint es, als habe in diesem einen Jahre, in einem ungewöhnlich milden Access, hauptsächlich nur das Allgemeinleiden sich bemerklich gemacht.

Dame. Man sieht, wie gewöhnlich die Krankheit in den ersten Jahren und Lustren ihres Bestehens übersehen oder nicht erkannt worden ist.

Um auf ein verschiedenes Verhalten bei den beiden Geschlechtern oder gar nach den Geburtsländern, Berufsarten u. s. w. hinzuweisen, ist die Zahl der von mir tabellarisch aufgeführten Fälle offenbar viel zu gering. Es wäre aber sehr möglich, dass künftig bei einem weit reichlicheren Material sich Verschiedenheiten in diesen und noch allerlei anderen Beziehungen durch die tabellarische Darstellung schlagend herausstellten.

§ 13.

Darf man Varietäten oder Formen der Krankheit unterscheiden? Einige Autoren thun es.

So **Bostock** nach dem Vorwalten dieser oder jener der 4 wichtigeren und charakteristischeren örtlichen Gruppen [86]. Indess die Gruppen erscheinen sehr oft so zu mehreren combinirt, dass man nicht sagen kann, welche vor den anderen vorwalte. Auch werden wir in § 17 u. 18 sehen, dass sie sehr gewöhnlich in einem und demselben Falle mit einander wechseln. Man darf also das Wort *„divide“* (Note 86 Z. 2) nicht zu streng nehmen, darf Combinationen und Uebergänge nicht dadurch ausschliessen wollen, und wird zweckmässig auch das Allgemeinleiden zu den 4 von **Bostock** bezeichneten Gruppen hinzuziehen. So modificirt mag die **Bostock**sche Unterscheidung, die dann freilich an Schärfe sehr verloren hat, passiren.

Hastings (12. 23–25) unterscheidet eine katarrhalische und eine asthmatische Form; die letztere sei die seltnere und zeige immer zugleich auch die Erscheinungen der katarrhalischen, sogar verstärkt. Von letzterem Satze bestätigt unsere „Tabellarische Uebersicht“ nur, dass die Brustgruppe nicht so constant wie die Nasengruppe ist; sie widerlegt aber (durch die Fälle 10, 20, 22, 27, 32, 42, 52, 55–57) das „sogar verstärkt“. (Aus dem S. 4 unt. 12. angeführten Grunde gehe ich auf eine ausführlichere Kritik der **Hastings**schen Ansicht nicht ein.)

Ich übergehe die Aeusserungen einiger Autoren, die nur gelegentlich, ohne Werth darauf zu legen, von „Varietäten“ sprechen. Aber fol-

[86] *„-- the different parts are affected in different degrees. Hence we may divide the disease into four varieties, according as the eyes, the nose, the fauces, or the lungs is the part more immediately affected.“* 1. 441.

gende briefliche Mittheilung des Hrn. Dr. **Maddock**, die ich schon früher einigemal citirt habe, glaube ich *in extenso* in den Acten der Krankheit niederlegen zu müssen, wenn gleich ich die Hauptansichten des Autors nicht theilen kann.

„There are two kinds of hay-asthma, acute and chronic.

The symptoms of the acute form are, first, a sense of heat and stuffing in the nose. The patient finds it impossible to breathe through the nostrils, although there is no secretion — the membrane is dry. If the lining membrane of the nostril be examined, it will be found red, swollen, increased in thickness, and very irritable, and if could air be breathed through it, sneezing is excited. This irritation often extends from the lining of the nose to the frontal sinusses, when we have pain over the forehead. It may also extend through the lachrymal canals, which convey the tears from the eyes, closing them up as it has done the nose. In that event the secretion of tears will be increased and, in consequence of the closing of the tear-passages, will run over the cheeks. The skin is hot, the pulse is increased in frequency, and a shivering or chilliness is felt over the body. After a time, a clear irritating water is secreted in large quantities, by the inflamed membrane, and almost runs from the nose and eyes, producing redness and smarting, whereever it comes in contact with the skin. These symptoms are speedily followed by a prickly sensation in the throat, more or less cough, difficulty in breathing, and wheezing in the chest. The disease, which began in the nose as a catarrh, has now reached the lungs, and the oppression and want of breath which it occasions are so great as to deserve the name of asthma. In severe cases the chest feels as though it were bound. Patients will sit up in bed, pant, and gasp for breath — call for the windows to be raised, and the doors to be thrown open. If the fits are very aggravated, perspiration starts out and stands in large drops over the forehead: the face is haggard, the lips pale, the extremities cold, the heart palpitating violently. The distress experienced under such circumstances can only be likened to partial strangulation protracted through a period of several hours.

Happily for the victims of this disease the suffering of the patient is ever lightened by the conviction that nature will soon come to his relief — hope and confidence never flag for an instant. After a longer or shorter period – generally a few hours — the tightness of the bottom of the chest relaxes: the breathing becomes more easy — the patient can speak and cough without and now begins to expectorate freely. The anxiety of the face disappears, the lips lose their lividity and — exhausted by the violent efforts, and worn out by the distress — the poor sufferer falls asleep; and the attack, for a time, is at an end.

Chronic hay-asthma is met with in several forms. In the first we have merely a discharge of yellow or straw-coloured mucus which accumulates in the posterior nares, or above and behind the soft palate, and is „hawked“ and cleared out from time to time during the day. In the s e c o n d *there are small sores formed on the inside of the nose, and the secretions become dry and hard, requiring almost constant attention to keep the nose free. In the* t h i r d *a false membrane is secreted from the diseased lining, which the patient removes from time to time. In the* f o u r t h *the secretion „from the head“ drops down into the throat, and the patient is frequently observed to „snuff up“ and „hawk“. Often the mucous membrane becomes ulcerated, and the discharge is then thin, yellow and like pus. More or less difficulty of breathing, accompanied by whistling or wheezing sounds, is experienced.*“

Man vermisst in dieser Schilderung vor Allem eine genauere Bestimmung der Fristen, welche die Unterscheidung von Acut und Chronisch rechtfertigte; die in der Beschreibung der „acuten“ Form vorkommenden Angaben „*several hours*“ und „*a few hours*“ genügen dazu nicht entfernt. [Die Unterscheidung in einem a n d e r e n Sinne als nach der Zeit — etwa in dem von **Spiess**, Pathol. Physiol. 1857. 975 — nehmen zu wollen, wäre sonder Zweifel wider den Sinn d e s A u t o r s.] Was der Autor bei der 3ten „chronischen“ Form von einer falschen Membran sagt, hat kein Anderer gesehen; und Dasselbe gilt von der geschwürig werdenden Schleimhaut bei der 4ten Form, wenn damit die Schleimhaut des Schlundes (und nicht etwa die der Nase) gemeint ist; man vermisst deshalb eine genauere Angabe über Ort und Art dieser Erscheinungen. Von der falschen Membran und der Ulceration abgesehen bleibt für die „chronischen“ Formen ungemein wenig Charakteristisches übrig, so dass ich, da der Autor überdies an einer späteren Stelle seiner Mittheilung das Vorkommen des „Heu-Asthma“ nicht auf die allgemein als charakteristisch anerkannte Jahrszeit (§ 14, 25) beschränkt, an der Echtheit seiner „chronischen“ Fälle zweifeln muss. —

Ich muss zwar eine sehr ansehnliche Verschiedenheit zwischen den einzelnen Fällen des tFSK anerkennen, habe dazu schon im Vorhergehenden zahlreiche Belege beigebracht und werde noch zahlreiche andere später bringen. Aber gerade weil die Verschiedenheiten allzu mannigfaltig sind, lassen sich f ü r e i n e a l l g e m e i n e B e t r a c h t u n g wohl nirgends scharfe und durchgreifende Grenzen ziehen. Nur etwa auf folgenden Punct möchte ich hinweisen.

Man kann bei fast allen g e m e i n e r e n Katarrhen — nicht bloss derjenigen Schleimhäute, welche beim tFSK in Betracht kommen, sondern auch der übrigen — alltäglich beobachten:

1) dass sie d r e i e r l e i Symptome — oder drei Reihen von Symptomen — bilden, nämlich örtliche und allgemeine Symptome, und unter den letztern wieder theils solche, die dem

Symptomen-Inbegriff des „Fiebers“ angehören, theils solche, bei denen dies nicht der Fall ist und die man deshalb wohl „nervöse“ nennt (das soll heissen: reiner nervöse, da ja auch beim Fieber das Nervensystem sehr stark betheiligt ist). [87]

2) dass diese drei Symptomen-Reihen einander in den einzelnen Krankheitsfällen weder der Stärke [88] noch der Beständigkeit nach parallel laufen und proportional bleiben. (So z. B. ist dies längst beachtet worden beim Keuchhusten, den als eine schwere Krankheit man sorgfältiger zu beobachten pflegt wie gemeine Katarrhe.) Anscheinend ist die örtliche Reihe die constanteste; doch ist dies wohl zum Theil nur eine Täuschung: die örtliche Reihe ist nur diejenige, die der Krankheit den Namen giebt; man nennt nur Das Katarrh, wobei die örtliche Reihe deutlich entwickelt ist.

Ein ähnliches und starkes Variiren der örtlichen, Fieber- und nervösen Symptomen-Reihen, nach Stärke [vgl. Note 88] und Beständigkeit mit einander verglichen, beobachten wir nun auch sehr deutlich beim tFSK, wenngleich bei ihm die nervösen Symptome in der Regel weit stärker — wenigstens verhältnissmässig stärker — auftreten als bei vielen anderen Katarrhen. Ich muss mich für die Richtigkeit dieses ganzen Satzes auf diejenigen Aerzte berufen, welche bereits eine kleine Anzahl von „Heufieber“-Kranken selber beobachtet haben, oder auf diejenigen, welche sich die Mühe nehmen wollen, eine Anzahl gedruckter Krankengeschichten, wie ich sie in Note 6 citire, zu durchmustern: eine andere Art der Beweisführung ist hier, wo es sich z. Th. um Abschätzung relativer Verschiedenheiten handelt, kaum möglich, wenn man nicht sehr weitläufig werden will. — Zwischen den Variationen aber zeigen sich so vielfältige Uebergänge, nicht bloss wenn man die verschiedenen

87 In den concreten Fällen wird es freilich oft für ein einzelnes Symptom (z. B. eine anomale Empfindung oder eine Veränderung von Ausleerungen) schwer oder unmöglich zu entscheiden, ob man dasselbe als Fieber- oder als nervöses Symptom anzusprechen habe. Dies ist die Ursache, weshalb ich in § 9 u. 11 nicht daran denken durfte, zwischen Fieber- und nervösen Symptomen durchgreifender unterscheiden zu wollen.

88 Es könnte unlogisch erscheinen, heterogene Symptome oder Symptomenreihen ihrer Stärke nach mit einander vergleichen zu wollen; indess die Stärke des Eindrucks, welchen sie auf den Kranken oder auf den beobachtenden Arzt machen, rechtfertigt den Vergleich.

Patienten mit einander vergleicht, sondern auch bei einem und demselben Patienten zu verschiedenen Zeiten, dass die nosologische Betrachtung nirgends leidlich scharfe Grenzen ziehen kann. (Für die Therapie jedoch werden auch diese, grossentheils mehr relativen Verschiedenheiten sehr zu beachten seyn.) —

Eine Verschiedenheit der Krankheitsfälle also — nach den Symptomen-Gruppen oder irgend welchen anderen Beziehungen — auch nur in demjenigen (beschränkten) Grade durchgreifend, wie man bei Thieren oder Pflanzen, bei denen die Naturhistoriker von Varietäten sprechen [89], die Unterschiede zu finden pflegt, existirt beim tFSK nicht. — Den noch weniger bestimmten Ausdruck „Formen" kann man sich, wenn er nur als Abkürzung für „Verschiedenheiten der Erscheinung" gebraucht werden soll, eher gefallen lassen. Ich werde ihm aber bisweilen den Ausdruck „Charaktere" oder „verschiedener Charakter" vorziehen, der noch unbestimmter ist, da eine Krankheit gar mannigfach charakterisirt werden kann, durch die verschiedenartigsten Attribute, durch das Wesen sowohl als durch die Form, und innerhalb der Form durch die verschiedensten Elemente derselben.

Verlauf, Dauer und Ausgänge.

A. Des jährlichen Accesses.

§ 14.

In welcher Zeit des Jahres pflegt der Access zu beginnen? Die Patienten und die Autoren bestimmen dies auf dreierlei verschiedene Weise: 1) nach dem Kalender; 2) nach gewissen Vorgängen in der Graswelt, namentlich Roggenblüthe, Heuernte und einigen andern, in § 52 unter *a.*-*d.* zu besprechenden; 3) nach der Temperatur. Es ist nicht gleichgültig, welche Bestimmungsweise man adoptirt; denn die dreierlei Normen lau-

89 Der Begriff der Varietät ist schon in der Naturgeschichte nicht scharf bestimmt, in der Nosologie aber (und deshalb recurrire ich hier an die Naturhistoriker) noch kaum erörtert und wahrscheinlich auch kaum in befriedigender Weise aufzustellen.

fen begreiflich keineswegs genau parallel; man entfernt sich also von der Wahrheit, wenn man nicht die treffendste wählt. Wählt man die erste Bestimmungsweise, so muss man schon von vorn herein sehr schwankende Angaben gewärtigen, denn welche Krankheit in der Welt richtete sich wohl, auch nur einigermassen genau, nach dem Kalender? [90] Wählt man die 2te oder 3te Weise, so leitet man die Aufmerksamkeit auf eine bestimmte Ursache des Accesses hin, riskirt also, sich und Anderen den Blick zu trüben, und sogar der Therapie zu schaden, wenn man nicht die rechte Ursache trifft. Die 2te Bestimmungsweise ist auch zu elastisch, ihre Anwendung zu sehr von Zufälligkeiten und dem Verfahren des Beobachters abhängig, also nicht scharf und nicht controlirbar genug [91]. Wir werden

[90] **Fleury** weist entschieden auf die bestimmte Zeit — also auf den Kalender — im Gegensatze zu dem Zustande der Atmosphäre, hin: „*La maladie a toujours débuté brusquement vers la fin de mai ou dans les premiers jours de juin; l'époque est fatale, et les conditions atmosphériques n'exercent ici qu'une très-faible influence. Il s'agit évidemment d'une cause saisonnière, et non d'une cause atmosphérique*". Man kennt m. W. für keine andere Krankheit einen analogen, für keine wenigstens einen so scharf ausgesprochenen, Einfluss des Kalenders. Dies nimmt gegen die **Fleury**sche Ansicht einigermassen ein, darf jedoch nicht entscheiden. **Fleury** würde mit seiner Ansicht von einer in der Jahreszeit liegenden Ursache Recht behalten, wenn die in § 54 zu besprechende Hypothese des Pat. 11, wonach der Einfluss der längeren Tage die Ursache sei, sich bestätigte. Eine atmosphärische Ursache wäre freilich auch dieser Einfluss. Indess die gedachte Hypothese ist erst noch zu prüfen, und bis jetzt die erste Sommerhitze als Ursache besser beglaubigt als der — übrigens ebenfalls vielleicht nicht abzuweisende — Einfluss der längeren Tage.

[91] Dieser Uebelstand macht in der That zahlreiche Angaben, welche in sonst werthvollen Krankheitsgeschichten, auch z. Th. von sehr intelligenten Urhebern, vorliegen, unzuverlässig. Man darf sich nur einmal, um diesen Ausdruck gerechtfertigt zu finden, lebhaft vorstellen, wie leicht sich's die Beobachter bei dergleichen zu machen pflegen. Ein Pat. z. B. erfährt heute zuerst deutlichere Symptome des Hauptstadiums (§ 17). Schon durch andere Patienten zu der Hypothese bestimmt, dass die Roggenblüthe der Feind sei, der den ganzen Access veranlasse, schickt er einen Diener hinaus, der sich nach der Roggenblüthe umsehen soll; dieser findet ein noch sparsam blühendes Roggenfeld und berichtet, indem er eine Aehre als *corpus delicti* mitbringt, es finde eben der Anfang der Roggenblüthe statt. Es hätte sich aber vielleicht 8 Tage früher an einer anderen Stelle auch schon dieser Anfang auffinden lassen. — Schon

später (S. 45 Abs. 2, § 53 u. 59) sehen, dass der Einfluss der Hitze ein sehr beträchtlicher ist, weit beträchtlicher als der, übrigens z. Th. auch nicht gering zu achtende, der oben berührten Graswelt-Vorgänge. Ich bin deshalb wissenschaftlich genöthigt, der 3ten Bestimmungsweise den Vorzug zu geben. [92] Demgemäss muss ich sagen:

---

dadurch, dass der Umfang, in welchem man die Umgebung eines Wohnorts nehmen will, willkührlich ist, während doch die Roggenfelder und die Wiesen schon auf einer Viertelmeile im Geviert nach der Verschiedenheit des Bodens und der Exposition sich merklich verschieden verhalten können, werden die Bestimmungen unscharf. — Der „Anfang der Heumahd" insbesondre wird auch dadurch unscharf, dass *a)* man das Gras in verschiedenem Grade der Reife kann mähen lassen, und *b)* einzelne Wiesenbesitzer schon vor der eigentlichen Heumahd Gras zur Grünfütterung schneiden lassen, welches aber wegen dieser oder jener Zufälligkeit auch wohl ein wenig auf der Wiese liegen bleibt, womit die stärkere Cumarin-Bildung, deren Bedeutung für den tFSK wir in § 62 unter 3. *a.* besprechen, beginnt. — Soll eine phänologische Zeitbestimmung einigen Werth haben, so muss sie [man vergl. z. B. **Fritsch,** Instruct. f. phänol. Beobachtungen a. d. Pflanzen- u. Thier-Reiche. In: Sitzungsberichte d. math. naturw. Cl. d. k. Akad. d. W. z. Wien. Bd. 37. Nr. 20. 1859. S. 591 f.] mit weit mehr Umsicht, Sorgfalt und Zeitaufwand geschehen, als dies bisher m. W. bei irgend einer der für den tFSK vorliegenden Mittheilungen geschehen ist, und darf auch nicht bloss mittelst des so leicht entstellenden Gedächtnisses, sondern muss vielmehr schwarz auf weiss bewahrt werden.

[92] Dass die meisten Patienten andere Arten der Bestimmung wählen, spricht noch nicht gegen meine Wahl. Man ist nicht gewöhnt, einen Katarrh von der Hitze als solcher herzuleiten [eher von Erkältung als Folge von Erhitzung; eine solche Erkältung geht aber hier dem Eintritte des Accesses nur mehr ausnahmsweise voran], und sieht sich deshalb eher nach anderen mnemonischen Anhaltspuncten um; Mancher findet einen solchen Punct in einem der oben erwähnten äusseren Momente (Roggenblüthe, Heuernte od. dgl.), zumal wenn der examinirende Arzt auf so etwas hinweist; die Meisten aber finden den besten mnemonischen Anhalt am Kalender.

Die Bestimmung nach Roggenblüthe, Heuernte od. dgl. kann mit unserer Bestimmung nach der Temperatur zusammenfallen, wird es aber gewiss oft nicht, namentlich wohl in solchen Jahren nicht, wo, nachdem es lange kühl gewesen und die Vegetation deshalb zurückgeblieben, plötzlich eine starke Hebung der Temperatur erfolgt. In solchen Jahren wird vermuthlich der Access des tFSK bei den meisten Patienten sich im Verhältniss zu jenen Vegetations-Phasen verfrühen. (So z. B. sagt Hr. **Martin** von einer Patientin: „*if the weather be hot early in May, all the symptoms come on before the grasses have time to come into blossom*". Und **Dechambre** — nach mehrjährigen Beobachtungen an 2 Patienten —, dass die Krankheit „*débute souvent à une époque de l'année*" [im Mai oder selbst schon

der Access pflegt mit der ersten Sommerhitze einzutreten [93], der Eintritt also auch nach der Witterung des einzel-

---

im April] *„où les herbes et les plantes fourragères ne sont pas en pleine venue.“)*

Dass übrigens ein Katarrh, namentlich der beim tFSK betheiligten Schleimhäute, auch durch Hitze oder (allgemeiner) schon durch ein Steigen der Temperatur hervorgerufen werden kann, ist, wenn auch nicht allgemein, doch von zahlreichen und z. Th. ausgezeichneten Aerzten anerkannt. So z. B. sagt **John Brown** (Dessen Syst. d. Heilkunde, herausg. v. **Pfaff.** Kopenh. 1796. 253, 254), dass Katarrh der Nase, des Schlundes und der Bronchien „oft blos Hitze, meistens Hitze aber nach vorhergehender Kälte zur Ursache hat“. - - - „Es war daher ein arger Irrthum, wenn man ihn blos von Kälte herleitete“. - - - „Der im Sommer so oft vorkommende Katarrh, den man wohl tausendmal von Hitze, aber nie von Kälte herleiten kann“; u. s. w. — **S. G. Vogel** (Hdb. d. pract. Arzneyw. 2. Ausg. II. 285): „**Nicolai** - - - hält den plötzlichen Uebergang aus der Kälte in die Hitze - - - für die wahre Ursache des Catarrhs. — Oft ist dies der Fall, doch bey weitem nicht immer.“ — **Spiess** (i. a. W. 581, 582): „Auch lehrt die tägliche Erfahrung, dass mit lebhafter Congestion zur Haut, wie sie durch äussere hohe Wärmegrade bedingt wird, auch immer entsprechende, meist noch lebhaftere Congestionen in jenen der äussern Luft zugewandten Schleimhäuten verbunden zu sein pflegen. Es ist ein allgemein verbreiteter Irrthum, die Catarrhe, die so häufig bei Temperaturwechsel entstehen, als unmittelbare Wirkungen der Kälte auf die erwähnten Schleimhäute anzusehen, während man manche Diarrhöen vorzugsweise als Wirkungen äusserer Hitze betrachtet. Streng genommen dürfte sich die Sache grade umgekehrt verhalten. - - - Es ist die nach vorhergegangener Kälte plötzlich einwirkende relativ hohe Wärme, die das Blut nach der Oberfläche zieht und so auch in den betreffenden Schleimhäuten der Luftwege - - - Congestion erzeugt, die leicht in Entzündung übergeht - -. - - Deshalb kommen Catarrhe der Luftwege am häufigsten im Winter vor, wenn man nach Aufenthalt in der kalten äussern Luft in stark geheizte Räume gelangt - - -.“ — **Dechambre**: *„le catarrhe simple de la saison chaude est bien connu sous le nom de rhume de chaleur“*. — **Forget** *(Principes de thérap. gén. et spéc. Par. 1860;* ich citire nach d. Balneol. Zeitg. Bd. 10. (1861.) 360): „Dasjenige Moment, welches in heissen Ländern verderblich einwirkt, ist der Einfluss der sehr hohen Temperaturgrade, welche aber nicht schwächend, sondern reizend auf den Organismus influiren und jene Form von Brustleiden begünstigen, welche auch in unseren heimischen Gegenden im heissen Sommer vorkommt und als *Catarrhus aestivus* bezeichnet wird.“

93 Wir werden in § 56 sehen, dass es vielleicht nicht, oder nicht immer, die erste Sommerhitze ist, welche als Gelegenheitsursache den Eintritt des Accesses hervorruft, sondern vielleicht ein Einfluss, welcher ihr nur ungefähr parallel läuft, etwa die längeren Tage. Wäre so etwas bereits factisch nachgewiesen, so müsste ich hier darauf Rücksicht nehmen

nen Jahres bald etwas früher, bald etwas später zu erfolgen. Hitze ist freilich ein relativer Begriff, während hier eine mehr absolute Bestimmung, nach Thermometergraden, wünschenswerth wäre. Aber es ist für jetzt unmöglich, und für die Folge gewiss schwierig, zu einer mehr absoluten zu gelangen, weil die Empfindlichkeit der Individuen gegen die Hitze so verschieden ist, weil sogar des Einzelnen Empfindlichkeit nach dem Alter und nach mancherlei vorübergehenden Zuständen des Körpers vielfach wechselt, weil die Individuen sich der Hitze in verschiedenem Maasse und unter verschiedenen Neben-Bedingungen aussetzen, — mithin alljährlich ein nicht unbeträchtliches Variiren des Eintritts selbst unter denjenigen Patienten, welche an Einem Orte leben, zu erwarten ist [94], — weil auch auf die Schnelligkeit des Steigens der Temperatur muthmasslich etwas ankommt, — u. s. w.

Speciell zu der Angabe „mit der ersten Sommerhitze“ bin ich berechtigt und genöthigt, indem nicht bloss einige sehr intelligente Patienten (namentlich 9, 17, 21, 27, 32, 50) es mir spontan und entschieden gerade so angeben, sondern auch meh-

---

und, statt nach der ersten Sommerhitze, etwa nach der ersten Sommer-Witterung, oder selbst ohne Weiteres nach den längeren Tagen, rechnen. Da Das aber noch nicht so nachgewiesen ist, — da hier es zunächst darauf ankommt, eine möglichst empirisch gerechtfertigte Zeitbestimmung aufzufinden, — und da die besten bisherigen Erfahrungen so formulirt sind, dass sie auf die erste Sommerhitze hinweisen, — so durfte ich hier keinen anderen Ausdruck wählen als den oben im Text gebrauchten. Ich werde mich mit demselben der Wahrheit jedenfalls mehr nähern als wenn ich von Vorgängen in der Graswelt oder vom Kalender ausgegangen wäre.

94 Dauert es doch bei manchen Epidemien, welche unzweifelhaft atmosphärischen Einflüssen zuzuschreiben sind, oft Wochen lang, ehe alle Empfänglichen Eines Ortes an die Reihe kommen. — Uebrigens ist bei den Patienten 11 und 27, welche eine Zeitlang in Einer (Mittel-)Stadt lebten, der Access wiederholt an demselben Tage eingetreten. Vielleicht stellt es sich künftig bei häufigeren Beobachtungen solcher Art heraus, dass das Eintreten des Accesses alljährlich — bei dem kleinen δῆμος der Disponirten — epidemisch, nach einem und demselben Einflusse, und zwar dann sonder Zweifel nach der Witterung (und nicht nach den geringeren Schädlichkeiten, die wir in § 52 besprechen) sich richtend, erfolgt — so jedoch dass dabei der Individualität ein gewisser Spielraum bleibt (vgl. S. 48 Abs. 1).

rere Autoren [95], so wie eine Anzahl der mit besonderer Kritik verfassten schriftlichen Krankengeschichten, sich ähnlich ausdrücken. [96]

Mit dieser meiner Angabe stimmen übrigens die vorliegenden zahlreichen Kalender-Angaben so gut überein, wie man es von solchen Angaben nur erwarten kann. Bei weitem die meisten Beobachter in England, Belgien, Frankreich und Deutschland [97] geben, wenn auch in variirenden Ausdrücken, an, dass

---

95 „Anfang des Sommers": **Elliotson**, S. 411; S. a. 371. — „*The time at which the affections prevail is that of diminishing our clothing*": **King**. — „*Aux premières chaleurs*": **Dechambre** bei Pat. 14 u. 36. (Dazu noch als unterstützend die Bemerkung, welche ich schon in Note 92, Abs. 2, angeführt habe. — Prof. **Laforgue** bei Patientin 42: „*Dès que la chaleur arrive*"; bei Patientin 46: „gewöhnlich *aux premières fortes chaleurs*".

96 Nur die Patienten 15 und 16 geben ausdrücklich an, es richte sich bei ihnen nicht nach der ersten Sommerhitze. Pat. 16 giebt vielmehr die (allgemeiner verbreitete) Roggenblüthe als den Anfangstermin an, während Pat. 15, gegen Hitze nicht so empfindlich wie die meisten am tFSK Leidenden, nicht anzugeben weiss, wonach der Anfang sich richte. Bei letzterem Pat. tritt der Access schon „im April oder Mai"! ein; der Fall ist also in mehr als Einer Beziehung anomal und es darf aus ihm bei dem hier in Rede stehenden Puncte kaum etwas für die normaleren Fälle gefolgert werden. Bei Pat. 16 darf man aber vielleicht, obwohl er ein sehr intelligenter Mann ist, an eine unvollkommene Beobachtung denken. Bei beiden Patienten liesse sich — abgesehen von der Möglichkeit, dass für sie beide, mehr ausnahmsweis, andere Einflüsse den Eintritt bestimmen (§ 56) — die Abweichung von dem gewöhnlichen Verhalten auch schon erklären durch die Annahme, dass die erste Sommerhitze (die ja in Deutschland bisweilen auch schon in den letzten Tagen des April, wenn auch nur mehr vorübergehend, eintritt) überall mehr nur indirect wirke und deshalb bei einzelnen Patienten ihre Wirkung weniger präcis und weniger deutlich, den Patienten selber nicht leichterkennbar, äussere, weshalb jene beiden Patienten sie bisher nicht erkannt hätten. (Lehrreiches Verwandte bei **Schweig**, Untersuchungen üb. period. Vorgänge u. s. w. Karlsr. 1843. 165, 166.)

97 Vermuthlich wird man auch die Schweiz hier anschliessen dürfen. Bis jetzt freilich liegen für dieselbe nur von 2 zu Neuchâtel lebenden Patienten, nämlich Pat. 30 (von dem S. 49 Specielleres) und Patientin 43 („*vers le milieu de mai*") Kalender-Angaben vor, also viel zu wenige, um auf irgend etwas Allgemeineres hinzuweisen. Dagegen könnte etwas Anderes dafür zu sprechen scheinen, dass der Access in der Schweiz früher einzutreten pflege als in England und Deutschland. In einigen der **Cornaz**schen Fälle nämlich wird angegeben, dass der Access mit der ersten Gras-

der Anfang in die zweite Hälfte des Mai oder die ersten Tage des Juni falle. Die meisten begleiten diese Angabe mit dem Zusatze, dass (wie es sich ohnehin erwarten lässt) in den einzelnen Jahren einiges Schwanken vor- und rückwärts, je nach der Witterung oder (wie Manche wollen) anderen Einflüssen statt finde.

Für ein erheblich früheres Eintreten (als Regel) finde ich [unsichere, mit einem „ich glaube...“ auftretende, Angaben einzelner Beobachter — so wie auch eine allzu kurze Angabe von **Heberden**, s. Note 377 — können nicht in Betracht kommen] nur folgende zuverlässig scheinende Angaben: Pat. 15, s. Note 96. Bei Patientin 48 erfolgt der Eintritt immer schon Anfang Mai. [Beide Patienten leben in Berlin. Sollte dies wesentlich seyn, sollte vielleicht der dort so verrufene Staub mitwirken? Es wird sich darüber entscheiden lassen, wenn erst weit zahlreichere dortige Fälle, wie sie in der grossen Stadt gewiss vorhanden sind, bekannt seyn werden.] Bei Pat. 3 steht gewöhnlich schon vor Mitte Mai „der Schnupfen in höchster Blüthe“; als Vorboten erscheinen sogar schon im März und April öfteres Niesen und leichter Schnupfen (bei diesem Pat. um so mehr als charakteristisch anzuerkennen, da er „im Allgemeinen für katarrhalische Leiden wenig empfänglich“ ist). Bei Pat. 1 heisst es: *„vers la fin d'avril“*; bei Pat. 14: *„aux premières chaleurs, tantôt en avril, tantôt en mai“*; bei Pat. 24 (der in Nord-Frankreich lebt) scheint wenigstens bisweilen der Anfang schon einige Tage vor Mitte Mai zu erfolgen; und bei den Angaben des Prof. **Laforgue** für 2 Patientinnen (s. Note 95) hat man, da zu Toulouse die Sommerhitze gewiss früher als im nördlichen Frankreich eintritt, ebenfalls an einen früheren Eintritt als denjenigen, den ich oben als Regel bezeichnete, zu denken; ja für Patientin 46 wird in einem späteren Briefe bestimmt angegeben: im April, spätestens im Mai. — Für ein regelmässig etwas späteres Eintreten, um Mitte Juni, finde ich nur folgende Angaben: **Bostock** (**1.** 161) sagt von sich: *„About the beginning or middle of June“*, resumirt aber diese Angabe in **2.**, wo er nach 28 Fällen eine mit unserer obigen ungefähr übereinstimmende Regel ausspricht, nicht. Bei Pat. 6 heisst es: *„about the second or third week in June“*; bei Pat. 28 (der in *East Riding of Yorkshire* lebt): zwischen dem 10. und 20. Juni [in südlicheren Gegenden früher, vgl. Note 99]; bei Patientin 55: *„generally about the middle of June, sooner or later, according to the heat or closeness of the weather“*. Pat. 23, der in der Eifel-Gegend lebte, gab sogar an: in den 3 letzten Wochen des Juni.

---

blüthe beginne und mit der Heuernte schon schliesse. Etwas weniger bestimmt sagt auch **Perey**: *„Dans les cas que j'ai observés, la maladie ne revenait que lors de l'époque de la floraison des foins et durait jusqu' après leur récolte.“* Man könnte auch eine Angabe des Pat. 28, s. Note 99, hieher ziehen. Indess die Zahl aller hier betheiligten Fälle ist noch so gering, dass ich (zumal da ich nicht weiss, in welchem Grade der Reife man das Heu dort mäht) noch nichts daraus zu schliessen wage.

Wenn ich die variirenden Angaben mustere, mit denen die Patienten sich theils strenger, theils weniger streng der S. 44 Z. 1 ausgesprochenen Regel unterordnen oder nur annähern, so stellt sich ziemlich unzweideutig eine durch die Individualität bedingte, für jedes Individuum durch die Reihe der Accesse (Jahre) annähernd constante, Verschiedenheit heraus, und ich muss als sehr wahrscheinlich annehmen [98], dass auf die Einzelnen die erste Sommerhitze verschieden rasch einwirkt, so dass bei dem einen vielleicht nur ein Tag, bei einem andern vielleicht eine Woche erforderlich ist, ehe es bis zum Ausbruche des Accesses kommt. Ich muss dies sogar dann noch, wenn ich von den stärksten der im vorhergehenden Absatze besprochenen Abweichungen (Patienten 15, 3, 1, 14, 46) absehe. Es verträgt sich diese Annahme mit dem in Note 94 vermutheten „epidemischen" Eintreten, so wie mit der in Note 96 ausgesprochenen Hypothese, dass die erste Sommerhitze mehr nur indirect wirke.

Da unter den Patienten, von denen vorher ein ungewöhnlich frühes Eintreten angemerkt worden, sich mehrere französische und namentlich südfranzösische finden, während das ungewöhnlich späte Eintreten nur von englischen und von Pat. 23 angemerkt wird, so könnte der g. Leser vermuthen, dass in dem wärmeren Klima Frankreichs, namentlich des südlichen, ein früheres und in England ein späteres Eintreten als in Deutschland Regel, bei Pat. 23 aber das späte Eintreten etwa durch das rauhe Klima der Eifel zu erklären sei. Ich selbst werde um so mehr auf solche Vermuthungen geführt, da einige englische Patienten angeben, dass bei Aufenthalten in südlicheren Gegenden ihre Accesse früher eingetreten seien [99]. Indess es

[98] Wenigstens für die meisten Fälle und namentlich für diejenigen, bei welchen nur die erste Sommerhitze den Eintritt bestimmt (während derselbe in einer Minderzahl der Fälle vielleicht ganz oder zum Theil durch andere Einflüsse bestimmt wird — vgl. § 56).

[99] So giebt es Pat. 6 von einem Access an, den er in Rom erlitt [s. Note 176]. — Pat. 28 schreibt mir: „*I find that its attacks come on at different times in different localities. In the south of England, or near to London, it would begin the last week in May or first in June. In Switzerland it began soon after the middle of May; but in Yorkshire, where I reside*" [vgl. S. 47 Abs. 2], „*I always look for it between the 10th and 20th of June, and no mistake.*" — Bei Pat. 17 traten, während er

ist nicht bloss die Zahl jener französischen und englischen Fälle viel zu gering, um etwas der Art daraus folgern zu dürfen, sondern es stehen ihnen auch einige andere französische und verhältnissmässig zahlreiche englische Angaben, welche unter die von mir ausgesprochene Hauptregel fallen, gegenüber; Pat. 23 aber ist todt und sichere nachträgliche Ermittelung des Factischen (etwa durch ein Tagebuch) für ihn nicht mehr möglich; der fragliche Punct bleibt also noch unentschieden.

Cornaz giebt nach dem Tagebuche des Pat. 30 (den er als einen guten Beobachter anerkennt) für eine Anzahl Jahre den Ausbruch des Accesses nach dem Kalender an. Diese Angaben sind für die Krankheit im Allgemeinen sehr werthvoll, indem sie die Breite und die anscheinende Unregelmässigkeit, in welcher der Ausbruch variirt, durch ein Beispiel (in welchem die Breite 22 Tage beträgt) veranschaulichen. Deshalb gebe ich sie hier wieder und zeichne den frühesten und den spätesten Termin durch den Druck aus:

1830: **15. Mai**, auf einer Reise, 3 Stationen von Paris.
1848: 22. —
1849: 23. —
1850: 28. —
1851: 17. —
1852: Ende Mai. Pat. hielt sich vom 28. Mai an zu Baden im Aargau auf, litt daselbst weniger als sonst und konnte vermuthlich deshalb den Ausbruch nicht so genau wie in den anderen Jahren datiren.
1853: 2. Juni.
1854: 20. Mai.
1855: **6. Juni.**
1856: 1. —
1857: 5. —
1858: 28. Mai.
1859: 1. bis 5. Juni. (Bezeichnet diese Angabe ein allmählicheres Eintreten als sonst, oder vielleicht nur dass weniger genau notirt worden, vielleicht erst einige Zeit hinterher aus nicht mehr ganz frischer Erinnerung?)
1860: 24. Mai, auf einer Eisenbahnreise, zu Olten.

---

in den Tropen lebte (vgl. § 31), die Accesse ansehnlich früher ein. — Auch folgende Mittheilung des Hrn. Dr. **C. A. Gordon**: „*the same symptoms which constitute that disease in England are of occasional occurrence among Europeans in Bengal at the time (February and March) that the mango-tree (Mangifera) and the neem (Melia Azadirachta) put forth their blossoms, and are attributable to the effect of the odor of these blossoms*“ muss wohl hieher bezogen werden, denn ich muss (weitere Belehrung vorbehalten) annehmen, dass diese Symptome nur Accessen des bereits in Europa acquirirten tFSK (und nicht irgend etwas Anderem, Neuem) angehören.

Der Pat. ist zwar der Ansicht, dass bei ihm der Ausbruch „*coïncide régulièrement avec la première herbe en fleur*"; ich werde indess in § 52, namentlich unter *b.*, nachweisen, wie misslich, wie nicht beweisbar eine solche Annahme ist. — Könnte man die obigen Data mit zuverlässigen meteorologischen und phänologischen Notizen noch jetzt, nachträglich, vergleichen, so würde vielleicht schon dieser Eine Patient sehr belehrende Winke über den Einfluss oder Nicht-Einfluss gewisser meteorologischen oder Vegetations-Bedingungen geben. Noch weit sicherer aber werden wir über diesen Punct belehrt werden, wenn wir einmal recht zahlreiche ähnliche Notizen von vielen Patienten erhalten.

Bei Pat. 17 findet anscheinend eine noch beträchtlichere Breite für das Variiren des Ausbruch-Termins statt, denn Pat. beantwortet meine Anfrage: „*Can You perhaps appoint more exactly the season (the months), at which in Your case the annual attack will begin and cease? At least for England;*" *etc.*, mit den Worten: „*In England the first part or middle of June generally but occasionally as early as April if the weather were very hot and dry.*" Eine so beträchtliche Breite (fast 7 Wochen) steht aber ohne Analogon bei anderen Patienten da; ich muss deshalb einen *lapsus calami* [vielleicht ist *May* statt *April* oder auch statt *June* zu lesen] als möglich annehmen.

§ 15.

Der Verlauf des Accesses zeigt rücksichtlich der Aufeinanderfolge, Ausbreitung, Dauer und Stärke der Symptomengruppen und einzelner Symptome nicht bloss bei den verschiedenen Patienten (vgl. § 12), sondern auch bei einem und demselben Patienten in verschiedenen Jahren grosse Verschiedenheiten. Schon hierdurch wird es schwierig, das Gemeinsame herauszufinden und zu schildern. Eine fast noch grössere Schwierigkeit aber für die Schilderung liegt in dem äusserst complicirten Gange, dem fast beständigen und dabei mehreren Regeln gehorchenden Steigen und Fallen der Erscheinungen. Versuchen wir, jenes Gemeinsame und diesen Gang stückweise zur Anschauung zu bringen: § 16–23.

Bei den meisten Patienten (nur etwa die leichtesten Fälle machen eine Ausnahme) kann man 3 Stadien unterscheiden, die jedoch oft nicht scharf gesondert und die überhaupt nur bei manchen schwerer Leidenden sehr deutlich, sonst aber meist nur halb deutlich sind: § 16–21.

§ 16.

a. Entwickelungs-Stadium.

Es entspricht Dem, was man bei vielen anderen Krankheiten „Stadium der Vorboten" nennt. Dieser Ausdruck ist üblich geworden: *a*) weil in der

Regel die Erscheinungen sich (im Einzelfalle) noch nicht deutlich und unzweideutig als der bestimmten Krankheit angehörend herausstellen; *b)* weil oft in diesem Stadium noch ein\ Abschneiden gelingt. Beim tFSK aber ist ein solches Abschneiden bisher vielleicht noch nie gelungen; und jedenfalls würden beide Motive *(a* und *b)* — wie bei allen Krankheiten, so besonders hier — zu schwach seyn, um den üblichen Ausdruck mehr zu empfehlen als den Ausdruck: „Entwickelungs-Stadium", welcher die Sache richtiger, naturgemässer bezeichnet; es wird wohl niemand zweifeln, dass Das, wovon hier die Rede, schon ein Theil des Accesses und nicht bloss ein Vorläufer desselben ist.

Es spricht sich dieses Stadium aus durch — bei den verschiedenen Patienten verschiedene — unangenehme Empfindungen aus den örtlichen Symptomengruppen und etwa einige allgemeine Verstimmung. [100] Bisweilen macht die letztere, häufiger die örtlichen Empfindungen, den Anfang. So wenig charakteristisch alle diese Erscheinungen an sich sind, so reichen sie doch gewöhnlich hin, um die schon kundigen Patienten von dem Herannahen der jährlichen Heimsuchung zu benachrichtigen, wobei dann Manche sich auf den Access einrichten, etwa gewisse Geschäfte noch abmachen, damit sie später nicht auszugehen brauchen.

Dieses Stadium dauert (wenn wir die in Note 100 erwähnte Ausnahme unberücksichtigt lassen) längstens einige Tage, in der Regel weniger lange, bisweilen kaum eine Stunde, und bei einzelnen Patienten scheint es ganz zu fehlen [101]; doch bedarf dieser letztere Punct, da die Erinnerungen einzelner Patienten

100 Es ist eine Ausnahme, wenn bei Pat. 3 auch Schnupfen mit Niesen schon Monate lang dem Hauptstadium vorangeht: s. S. 47.

101 Man könnte vermuthen, dass es gerade bei empfindlicheren Patienten besonders ausgebildet seyn werde; und doch haben gerade zwei Damen (Patientinnen 50, 51) mir angegeben, dass bei ihnen der Access alsbald heftig (d. h. mit dem Hauptstadium) beginne. Auch bei Patientin 45 trat der Access 1860, als ihr Sträusse von Gräsern und Waldblumen überreicht wurden, und 1861 bei einer ähnlichen Veranlassung, alsbald — soviel sie sich erinnert, ohne Vorboten [doch will Patientin auf diesen Punct künftig noch genauer achten] — mit den Erscheinungen des Hauptstadiums ein. Es dürfte zu berücksichtigen seyn, dass keiner der drei Fälle zu den schweren, der der Patientin 51 sogar zu den leichten, gehört; vgl. den Schluss des § 15. Doch erkennt auch Pat. 11 für seinen (schweren) Fall kein Entwickelungsstadium an, sondern nur ein schwaches Anfangen und allmähliche Steigerung des Hauptstadiums.

unvollkommen seyn können, noch sehr der ferneren Untersuchung.

b. Hauptstadium.

§ 17.

Es geht in der Regel mehr jäh als allmählich — oft nachweisbar alsbald nach dem Einwirken einer der Schädlichkeiten, welche für den tFSK ausgezeichnet sind (§ 58 unt. 3.) — aus dem Stadium der Vorboten hervor. Es dauert in der Regel mehrere Wochen [102]; doch beschränkt sich, wie wir in § 23 sehen werden, der höchste Grad des Leidens auf einen bescheidenen Theil dieses Stadiums.

Sehr gewöhnlich treten die bei den einzelnen Patienten solennen Symptomengruppen nicht gleichzeitig ein, sondern in Zwischenräumen von Stunden, häufiger noch Tagen. Verhältnissmässig oft folgen hierbei die örtlichen Gruppen in der Ordnung von oben nach unten auf einander, so dass zuerst die Nasen- oder die Augengruppe, oder beide gleichzeitig, dann die Schlundgruppe, endlich — bisweilen erst 1 oder selbst 2 Wochen nach Beginn des Stadiums — die Brustgruppe auftritt. Auch innerhalb der letzteren scheint bisweilen ein Fortschreiten von oben nach unten bemerkbar [103]. Bei manchen Patienten dauert es e i n i g e Wochen, ehe die Brustgruppe ihre volle Stärke erreicht (so z. B. bei Pat. 4 u. 38 ungefähr 4 Wochen).

Bisweilen gehen die Gruppen in derselben Ordnung, wie sie gekommen sind, auch wieder fort; doch scheint hierbei viel auf die Individualität des Patienten anzukommen, indem bei Manchem manche Gruppe zum Verweilen am meisten geneigt ist.

Gewöhnlich sind wenigstens während eines Theils des Hauptstadiums alle bei dem Pat. überhaupt solennen örtlichen Gruppen vereinigt, und es fällt dies begreiflich sehr oft mit dem höchsten Grade des Leidens zusammen; in anderen Fällen jedoch ist die erste schon ganz oder fast ganz geschwunden, ehe die letzte sich entwickelt hat.

Das Allgemeinleiden, wo es überhaupt beträchtlich ist, pflegt

---

102 Wohl nur ausnahmsweise bis zu 8 Wochen, wie es bei Pat. 11 1860 der Fall war: s. § 35.

103 **Gordon**, **4.** 266, Spalte 2, Z. 4 u. 16.

vom Anfange des Stadiums an etwa einige Tage, seltner eine Woche oder länger, zu steigen, gegen Ende des Stadiums wieder allmählich zu fallen. Das Fieber, wo es überhaupt zu solchem kommt, ist in der Regel nur auf der Höhe des Leidens vorhanden und dauert selten länger als einige Tage; es kann aber bei einer nachmaligen Steigerung der Symptome, oder bei einem Rückfall aus dem Nachstadium ins Hauptstadium (§ 21), gleich andern Erscheinungen des Allgemeinleidens wiederkehren.

Dieses Stadium geht gewöhnlich mehr allmählich aus (in das Nachstadium über) als es anfing. Nur bei Vorherrschen der Brustgruppe und besonders bei asthmatischem Charakter derselben ist dies nicht oder doch in geringerem Maasse der Fall, der Uebergang also rascher, jäher.

§ 18.

Auch die Witterung bewirkt bisweilen einen Gruppenwechsel.

So z. B. sagt Hr. Dr. **Schmitz** von Pat. 3: „Sobald eine kühlere Temperatur eintritt, wirft sich der Katarrh vorwiegend auf die Brustorgane. - - - Folgen den kühlen Tagen solche mit hoher Temperatur, so tritt wiederum der katarrhal. Process von den Lungen zurück und wirft sich vorzüglich auf die Schleimhaut der Nase und die nachbarlichen Theile.“ Aehnliche, nur weniger bestimmte, Angaben liegen für verschiedene andre Patienten vor.

§ 19.

Wie bei vielen anderen Krankheiten erkennt man auch hier oft deutlich,

dass einzelne vorübergehende Symptome (z. B. Niesen, Husten) in einem gewissen Maasse sich selber wiederholt hervorrufen,

dass einzelne Symptome auch einen solchen Einfluss rücksichtlich anderer Symptome derselben Gruppe und anderer Gruppen üben,

endlich dass eine Symptomengruppe die andere nach sich zieht oder doch fördert und verstärkt.

Man erkennt solchen Einfluss nicht bloss durch das trügerische *post hoc, ergo propter hoc*, sondern auch insbesondre dadurch dass, wenn es gelingt einzelne Symptome zu mildern oder vorübergehend zu beseitigen, einzelne Gruppen zu mildern, eine entsprechende Besserung auch anderen Symptomen und Gruppen zu Theil wird oder sie sogar fast ganz ausfallen.

So z. B. bemerkt **Gordon**, dass, wenn man recht zeitig kalte Umschläge auf Stirn und Nase anwende, man das Eintreten der Brust-Gruppe verzögern oder ganz abhalten, oder doch dieselbe milder und kürzer machen könne. — Pat. 4 (Arzt) sagt: „*I always try to stave off these first morning sneezings; one sneeze starts a paroxysm, and one paroxysm starts another, and so on throughout the day, and any effort to prevent this at first is worth any sacrifice of time and trouble. - - The amount of asthma I have at night very much depends on the sort of day I have had previously, - -. As one sneeze begets a paroxysm, and as one paroxysm begets others, so does a sneezy day beget a night of asthma. The excitement of the sneezing act seems to render the bronchial muscles peculiarly irritable, and liable to take on spasm; - -. A quiet day without much sneezing (when that rare luxury does occur), is often followed, even at the bad season, by an almost unasthmatic night.*“ — Insbesondre scheint eine zweckmässige ärztliche Behandlung der Schlundgruppe, wenn nur eine geringe Disposition zur Brustgruppe besteht, den Eintritt dieser verhüten zu können. Wenigstens giebt Pat. 28 mir dies als Regel für seinen Fall an; und auch in einigen andern Krankengeschichten finde ich Aehnliches angedeutet.

Es scheint schon das Andauern irgend eines lästigeren Symptoms oft — in Folge der nervösen und psychischen Erregbarkeit — Ungeduld und dadurch Verschlimmerung hervorzurufen.

Es erhöht dies Alles den Werth der palliativen Abwartung der Symptome: wir werden bei der Behandlung hierauf zurückkommen.

Weit seltner als die Förderung einer Symptomengruppe durch eine andere dürfte das Entgegengesetzte stattfinden: dass nämlich eine Gruppe die andere erleichtert, gleichsam von ihr ableitet. Man könnte das in § 18 Besprochene hieher ziehen. Ausserdem giebt nur Patientin 45 einigermassen bestimmt an, dass ihre Augen besser werden, wenn der Schleim aus der Nase recht fliesse, und dass auch die Brustgruppe mit der Combination von Nasen- und Augen-Gruppe wechsle. (Vielleicht auch zu § 17 gehörig und nur mangelhaft beobachtet?)

§ 20.

Während wir in § 17 u. 19 Veränderungen erfolgen sahen durch mehr innerliche, wenigstens doch zunächst innerliche (wenn auch z. Th. von aussen her angeregte) Momente, sehen wir — laut § 18 und auch ausserdem noch vielfach — andre Veränderungen direct auf äusserliche Einflüsse und als deren unmittelbare Wirkung erfolgen. Die meisten dieser Veränderungen können wir, da sie auch im Nachstadium vorkommen, zweckmässig erst in § 22 besprechen. Aber von dem Einfluss der

Tageszeiten müssen wir, weil er nur im Hauptstadium recht deutlich wird (künftige feinere Beobachtungen dürften auch im Nachstadium Andeutungen davon zeigen), schon hier sprechen.

Während des Hauptstadiums nämlich, soweit dasselbe nicht durch Verbesserungen (§ 22) sehr geschwächt ist, zeigen sich bei vielen, besonders aber bei schwerer leidenden, Kranken Exacerbationen und Remissionen in gewissen Symptomengruppen, welche sich unzweideutig nach den Tageszeiten richten, jedoch für verschiedene Gruppen zu verschiedenen Tageszeiten eintreten.

Die Nasengruppe und von der Augengruppe das Jucken und Thränen, so wie die von den Augensecreten abhängende „Gesichtsschwäche", exacerbiren des Morgens, ½ Stunde oder auch weit weniger nach dem Aufwachen. Diese Exacerbation dauert etwa 1 Stunde oder länger, höchstens aber einige Stunden [104]. Die aufmerksameren Patienten leiten dieselbe von folgenden Ursachen (jeder Einzelne nur von einem Theil derselben) ab: das hellere Licht — der Temperatur-Unterschied zwischen Bett und Zimmer — die Empfindungen, welche von den während der Nacht angesammelten Flüssigkeiten der Nase und des Auges erregt werden — verschiedene Beschäftigungen des Tages — bei Männern insbesondre auch die, Kitzel oder Schmerz, bisweilen selbst Thränen hervorrufende Berührung der Oberlippe durch das Rasirmesser.

Die Hyperämie und Schwellung der Bindehaut nehmen im Laufe des Tages zu, sind also gegen Abend am schlimmsten.

Für die Schlundgruppe ist ein Einfluss der Tageszeit nicht sicher bekannt [105]. Aehnliches gilt von der Kopfgruppe, der

[104] Bei Pat. 11, der sie hauptsächlich von dem Temperatur-Unterschiede (s. den Text) herleitet, pflegt sie 4 Stunden zu dauern, obwohl er sich durch einen warmen Rock und warme Bekleidung der Beine, insbesondre der Oberschenkel, möglichst verwahrt.

[105] Nur Patientin 45 giebt an, dass die Beschwerden Morgens, in Folge der Anhäufung des Schleims im Schlunde, stärker seien. — Der einzige mir bekannte Fall, wo die Schlundgruppe absolut und relativ (im Verhältniss zu anderen Gruppen) bedeutend auftritt (Pat. 24) zeigt (in der mir schriftlich vorliegenden, sehr ausführlichen Krankheitsgeschichte) keinen Einfluss der Tageszeit, wenigstens keinen unzweideutigen; denn es sind zwar die Exacerbationen am Abend vorwaltend häufig, aber man

mindest selbständigen unter allen, welche vielmehr mit ihren Verschlimmerungen und Verbesserungen allen, auch den nicht von Tageszeiten abhangenden, Veränderungen anderer Gruppen, namentlich der Nasen- und Augen-Gruppe, zu entsprechen pflegt.

Die Brustgruppe exacerbirt Abends und in der Nacht [106].

Das Fieber exacerbirt (wie es auch für andere Katarrhalfieber Regel ist) Abends.

Es können sonach bei einem und demselben Patienten verschiedene Exacerbationen zu verschiedenen Tageszeiten regelmässig vorkommen, und das findet sich in der That [107]. — Das Gesammtbefinden derjenigen Patienten, welche gegen Hitze ganz besonders empfindlich sind [mehr oder weniger sind sie es fast alle: § 59], ist begreiflich während der heissesten Stunden des Tags am schlechtesten. [108]

§ 21.

c. Nachstadium.

Die örtlichen Symptomengruppen sind sehr gemässigt oder bis auf geringe Reste geschwunden. Das Allgemeinleiden (wenn es überhaupt beträchtlich war) ist sehr gemässigt und zeigt nur etwa noch folgende Symptome: allgemeine Schwäche, Abspannung [109], bei gleichzeitiger körperlicher und geistiger

---

kann dies nur auf Rechnung des dann häufigeren Spazierengehens und der Annäherung an (Gras oder) Heu, wogegen dieser Patient höchst empfindlich ist, bringen. Für die übrigen Fälle, wo die Schlundgruppe noch stark ist, liegen nicht hinlänglich genaue Angaben vor.

[106] Vgl. § 10 und insbesondre Note 62-64. — Es widerspricht Dem nicht, wenn manche Patienten, bei denen die Brustgruppe schwach entwickelt und namentlich nicht asthmatisch entwickelt ist, des Nachts ruhig schlafen, am Morgen aber so lange räuspern und husten, bis sie eine gewisse Menge während der Nacht angesammelten Schleims entfernt haben; Aehnliches geschieht ja immer, wenn sich Schleim während der Nacht anhäuft.

[107] Genau geschildert z. B. von Pat. 4 (Arzt): **Salter** 284, 285.

[108] Pat. 16 z. B. unterscheidet sehr genau die Morgen-Exacerbation seiner (unvollständigen) Augen-Symptome und die Nachmittags-Verschlimmerung seines Gesammtbefindens.

[109] Bei Patientin 43 bleiben, wenn der Access (relativ) stark gewesen, die Augen mehrere Monate lang „*fatigués et affaiblis*“.

Empfindlichkeit und Reizbarkeit; schlechtes Aussehen wie nach starkem Schnupfen; selten Schlaflosigkeit. Aber die Disposition, bei erneuerter Einwirkung der Schädlichkeiten (§ 58) in den Zustand des Hauptstadiums, wenn auch nur auf kürzere Zeit und in gemilderter Weise, zurückzufallen, ist noch vorhanden; und gastrische Störungen (z. B. schleimige Diarrhöe [110], Flatulenz) oder leichtere Ernährungsstörungen, namentlich Abmagerung, zeigen sich eher noch stärker als im Hauptstadium; bisweilen ist selbst Oedem der Füsse, der Knöchel vorhanden.

Dieses Stadium dauert ein Paar oder einige Wochen [111] und geht dann, meistens ohne eine scharfe Grenze [112], in die Reconvalescenz über, d. h. denjenigen Zustand, wo zwar die Disposition zu Rückfällen sich nicht mehr äussert, aber die erkennbaren Folgen des Accesses noch nicht ganz ausgeglichen sind. In leichteren Fällen hält das Nachstadium gewöhnlich die kürzeren Fristen ein und ist wenig ausgezeichnet, oft kaum beachtet. Seine Stärke ist übrigens nicht immer proportional der des Hauptstadiums; doch scheint, so oft es bisher gelang, durch diätetische oder arzneiliche Einwirkung das Hauptstadium zu mildern, dies auch immer mildernd auf das Nachstadium influirt zu haben [113].

Bei einem verstorbenen hessischen Arzte pflegte, wie Hr. M. R. Dr. **Feist** mir mittheilt, der Access 3 Monate lang zu dauern und dann noch ungefähr halb so lange ein Flechtenausschlag im Gesicht und an den Händen. (Diese Oertlichkeit erinnert mich an den Nesselausschlag, den ich bei Pat. 15, zwar noch während des Hauptstadiums, sah, s. Note 76. Beide Patienten haben auch noch Wohlbeleibtheit mit einander gemein.) — Bei Patientin 43 wurde 1853 (wo sie 23 Jahr alt war) der Access *„remplacé par une urticaire qui dura aussi de 6 à 7 semaines.“* Vgl. S. 31, insbesondre Note 76

---

110 Bei Pat. 20 blutige Stühle.

111 Bei **Bostock** „einen Monat oder 6 Wochen“. Eine längere Dauer finde ich nirgends bestimmt angegeben; doch dürfte bei Pat. 14 u. Patientin 42 die Dauer noch länger seyn.

112 Doch geben Prof. **Fleury** (mündlich, bei Besprechung von **Bl.** 388, Absatz 7) und Pat. 4 für ihre eigenen Fälle ein sehr rasches Aufhören der Symptome (*„brusquement“ — „very suddenly“*) an.

113 Nur kann man sich hierbei bisweilen so täuschen, dass man der Milderung des Hauptstadiums zuschreibt, was vielmehr dem Fortbestehen der mildernden Einflüsse, z. B. klimatischer, zuzuschreiben wäre.

(Nesselausschlag während des Accesses). — Patientin 47 erlitt 1861 den heftigsten und hartnäckigsten Access, dessen sie sich erinnert; er dauerte vom 30. Mai bis in den August hinein; bald darauf (im Aug. oder Sept.) bekam sie „einen schwach pustulösen Ausschlag an Hals, Brust, Rücken und Leib, der nach einigen Tagen verschwand, ohne mehr Beschwerden gemacht zu haben als einiges Jucken".

§ 22.

Da viele katarrhalische und nervöse Krankheiten in ihren Anfällen ansehnliche Verschlimmerungen und Verbesserungen durch äussere Einflüsse, auch durch relativ äussere (im Patienten selber vorgehende) erfahren, — da beim tFSK eine grosse Empfindlichkeit gegen allerlei körperliche und geistige Eindrücke obwaltet (S. 30), — und da die lange Dauer des Accesses den äusseren Einflüssen und insbesondre den zahlreichen für den tFSK bestehenden Schädlichkeiten (§ 58) einen ausgedehnten Spielraum gewährt, — so lässt sich schon erwarten, dass jeder Access — zumal im Hauptstadium, wo das Krankheitsbild am stärksten ausgeprägt erscheint; in geringerem Grade aber auch im Nachstadium — wiederholte und ansehnliche Verschlimmerungen und Verbesserungen nach den äusseren Einflüssen zeigen werde. Und so sehen wir es in der That: die Veränderungen sind ungemein häufig und ausgezeichnet durch Vielfältigkeit der Ursachen, wie raschen Eintritt und Stärke der Erscheinungen.

Ich habe zwar von den Schädlichkeiten erst später ausführlich zu sprechen, muss aber hier schon eine vorläufige kurze Uebersicht derselben geben und auch des Nützlichen gedenken.

Den grössten Einfluss, wenigstens bei den meisten Patienten, hat die Witterung. Vortheilhaft sind: feuchte, mässig warme, ruhige Luft [114], bedeckter Himmel. Nach-

---

114 Die feuchte Luft kann nützen:

a) indirect, indem die Feuchtigkeit den Staub und die ätherischen Oele, welche schaden (§ 61), niederschlägt, auch die Entstehung neuen Staubes und die Verdampfung jener Oele beschränkt. Rücksichtlich des Staubes ist diese Wirkungsweise unzweifelhaft, rücksichtlich der äther. Oele aber fraglich und wahrscheinlich nur zum Theil gültig; denn die Gewächse riechen bekanntlich nicht selten nach einem Regen [nicht während desselben] stärker, oft unangenehm stark [grosse Repsfelder ma-

theilig sind verschiedene, in § 58 zu besprechende Witterungs-Arten und -Aenderungen. Am schlechtesten pflegen sich die Patienten vor Gewittern zu befinden, während nach einem Gewitter oft auf 1, ja 2 Tage eine entschiedene und grosse Erleichterung folgt. — Diejenigen Schädlichkeiten (Gerüche, Staub u. s. w.), welche wir in § 61 - 65 als für den tFSK ungewöhnlich bedeutend besprechen werden, wirken bei vielen Patienten fast eben so nachtheilig als ungünstige Witterung, bei einer Minderzahl von Patienten sogar noch nachtheiliger. — Ferner influiren sehr (und können beträchtlich verbessern) die mancherlei diätetischen und arzneilichen Momente, von denen wir bei der Behandlung sprechen werden. — Endlich influirt selbst das Psychische, vgl. Note 73, 74. [115] — Man kann sagen: die Patienten verlangen rücksichtlich fast aller äusseren Einflüsse ein *juste milieu*, nur von der Luftfeuchtigkeit eher eine Vermehrung; sie verlangen ausserdem Ruhe; jede Abweichung von diesen Erfordernissen schadet. — Es treten auch sehr häufig Verschlimmerungen ein, für welche die Patienten keine Ursache zu bezeichnen wissen — sehr begreiflich, weil die Ursachen nicht immer so rasch ihre Wirkung äussern können, dass

---

chen gerade nach dem Regen manchen Personen Kopfschmerz, u. s. w.], und wie wir uns dies auch erklären mögen [z. B. dadurch dass die Blätter vom Staube gereinigt werden — oder dadurch dass vorher, während der stärkeren Hitze, zu viel Wasser aus den Pflanzen verdampfte und deshalb die Bereitung der ätherischen Oele weniger lebhaft vor sich ging — oder durch eine (vielleicht in Folge vorangegangener Unterbrechung) stärkere Einwirkung auf das Geruchsorgan — oder wie sonst], immer bleibt es wahrscheinlich, dass sie auch beim tFSK in dem Maasse mehr schaden als sie stärker riechen.

b) directer, in einer noch unerklärten Weise. Für eine solche Wirkung spricht, dass auch diejenigen Patienten, welche gegen Gerüche und Staub minder empfindlich sind, eben sowohl als die empfindlicheren, durch die Feuchtigkeit erleichtert zu werden scheinen; freilich ist dieser Punct noch unsicher und wird sich erst künftig durch zahlreiche genaue Kranken-Examina feststellen oder verwerfen lassen.

Sehr beweisende Thatsachen für den Nutzen der Feuchtigkeit in § 101.

115 Bei Pat. 17 pflegt das Mittagessen, gewöhnlich um 3 Uhr eingenommen, den ganzen Zustand zu verbessern und insbesondre das Niesen auf 1-2 Stunden zu beseitigen. Ist es hier mehr die Erheiterung, oder mehr die körperliche Kräftigung, welche wohlthätig wirkt? Wahrscheinlicher doch wohl die letztere, die constantere Folge der Mahlzeit.

man auf sie geführt wird, mitunter auch wohl nur mittelbar wirken.

Die Verbesserungen pflegen weniger rasch einzutreten als die Verschlimmerungen. [Wie rasch diese letzteren oft erfolgen, s. in § 58.]

Die Verschlimmerungen sprechen sich aus durch Hervorrufung, Verstärkung oder Verlängerung einzelner Symptome, einzelner oder aller Symptomengruppen. Die nachtheiligen Wirkungen äussern sich bisweilen kaum 1 oder ein Paar Stunden, andremal aber auch Tage lang. Dieses ansehnliche Variiren richtet sich theils nach der Art der hervorrufenden Ursache, theils nach der Individualität des Patienten [116], und gewiss auch noch nach anderen, der Würdigung entgehenden Momenten.

Die Verbesserungen bestehen darin:

1. dass auf 1 oder einige Tage, bisweilen selbst auf Wochen, die Symptome der örtlichen Gruppen, mehr noch die des Allgemeinleidens, schwächer werden, oft selbst während des Hauptstadiums so sehr, dass der Kranke die Anwesenheit des Accesses nur noch wenig oder kaum bemerkt und sogar der Arzt sie leicht übersieht. Freilich ist fast jede der charakteristischen Schädlichkeiten (§ 58) im Stande, die Symptome alsbald, mitunter selbst plötzlich, wieder recrudesciren zu lassen. Ein Gang in der Sonne z. B., — ein Gang über eine Wiese, auf welcher Heuhaufen liegen, oder unter dem Winde eines Feldes mit blühendem Roggen, — etwas Zugluft, oder sogar schon die Erschütterung, im Eisenbahnwagen, — od. dgl. ruft oft die sehr geschwundenen Symptome wieder in voller Stärke hervor; schon mancher Patient ist auf Eisenbahnreisen während des Accesses, nachdem er eine Zeitlang unbeachtet im Waggon gesessen, den Mitreisenden plötzlich ein Gegenstand der Theilnahme, ja des Schreckens, geworden. — Am mindesten ist unter allen Gruppen die Augengruppe, und unter ihren

---

116 Durch diese Individualität glaube ich es erklären zu dürfen, wenn z. B. in dem Falle des Dr. **Rowe** (§ 63) der Eindruck 18 Stunden dauerte, während bei Pat. 24, der gegen Heu sehr stark reagirt, der Eindruck in der Regel kaum ein Paar Stunden dauert. Die Schwere des Krankheitsfalls als Ganzes würde in diesem Doppel-Beispiel den Unterschied nicht erklären.

Symptomen die Hyperämie, zu raschen und ansehnlichen Verbesserungen geneigt; ein leichter Grad der Hyperämie besteht bisweilen mehrere Wochen ohne Unterbrechung.

2. dass eine oder die andre örtliche Gruppe, zu welcher das Individuum weniger disponirt ist, sich in einem Jahre gar nicht oder kaum entwickelt; so z.B. die Brustgruppe.

3. dass ein ganzer Access gemildert und abgekürzt wird [117].

Die in diesem § erörterten Momente sind in Summa so gewichtig, dass ich nach dem mir gewordenen Gesammteindruck von allen genauer beschriebenen Fällen behaupten muss: die Stärke des ganzen Accesses richtet sich weit weniger nach dem vorangegangenen Gesundheitsstande als:

a) nach der Witterung und nach diätetischen und therapeutischen Einflüssen, insbesondre dem Aufenthaltsorte.

b) allerdings auch nach der Individualität des Patienten, welche sich in dieser Beziehung kaum je rasch, vielmehr nur allmählich in der Reihe der Jahre, ändert (§ 34).

§ 23.

Die in den §§ 17-22 besprochenen Momente bewirken einen höchst variabeln, vagen, vielfachst zickzackenden, anscheinend sehr unregelmässigen Gang des Accesses, wenigstens des Hauptstadiums und des Nachstadiums [118]. Und doch ist es, wie

---

117 So z. B. erklärt **Bostock** durch die Kühle des Frühsommers 1827 die Milde seines Accesses in diesem Jahre. — So wird ungewöhnliche Milde des Accesses von 1860, wo der Frühsommer feucht und kühl war, mir bestimmt angegeben von 7 Patienten (von denen zwar 3 noch andere Ursachen dafür angeben) und 4 Patientinnen, und es würde dies sonder Zweifel noch von weit mehreren geschehen seyn, wenn nicht bei anderen meine jüngsten Nachrichten schon vorher eingesammelt wären. Patientin 48 dagegen litt 1860 stärker als sonst, was sie selber und ihr Arzt, Hr. Dr. **Bergson,** davon herleiten, dass sie bei dem regnerischen, windigen und kühlen Wetter die sehnsüchtig erwarteten Fluss-Wellenbäder weder so früh, noch so beständig hinter einander gebrauchen konnte wie in den 2 vorhergehenden Jahren. (Der Vergleich mit noch früheren Jahren ist hier nicht wohl zulässig, weil die Dame überhaupt erst seit wenigen Jahren an der Krankheit leidet und der tFSK in den ersten Jahren minder entwickelt zu seyn pflegt: § 33.)

118 Vom Entwickelungsstadium gilt vielleicht Aehnliches; aber man kann hierüber, bei der Geringfügigkeit aller Erscheinungen desselben,

wir gesehen haben, im Allgemeinen nicht schwer, die Momente, welche den Gang regeln, zu würdigen; es ist aber auch im einzelnen Falle meistens nicht eben schwer, zumal da gewöhnlich eine öftere Wiederholung der gleichen ursächlichen Verhältnisse die Würdigung erleichtert.

Die verbessernden Momente wirken bisweilen in einzelnen Stunden oder an einzelnen Tagen, namentlich während des Nachstadiums, so überwiegend ein, dass der Kranke sich für ganz gesund hält. Ob aber in solchem Falle auch für den allseitig untersuchenden Arzt alle Krankheitssymptome fehlen sollten, bezweifle ich vor der Hand noch sehr; jedenfalls könnte es erst nach ferneren und genauen bestätigenden Beobachtungen mehr als Eines Arztes sicher anerkannt werden.

Das Hauptstadium dauert zwar in der Regel mehrere Wochen; doch beschränkt sich der höchste Grad des Leidens bisweilen, sogar bei manchen schwerer leidenden Patienten, auf wenige Tage, meistens etwa (sogar mit Einrechnung von erneuerten Steigerungen) auf 8, längstens wohl auf 14 Tage, — und innerhalb dieser Frist wieder an jedem Tage auf ein Paar oder einige Steigerungen (theils nach den Tageszeiten, theils nach mehr zufälligen äusseren Einflüssen) von 1, 2, längstens einigen Stunden. Ich werde im Folgenden jene Tage durch „die schlimmsten Tage", diese Stunden durch „die schlimmsten Stunden" oder „die Akme [119] der Symptome" bezeichnen. — Zwischen der Dauer dieser schlimmsten Zeiten und der Heftigkeit, auch Vollständigkeit, der Symptome lässt sich, wie ich schon 11 Zeilen höher andeutete, keine Proportionalität nachweisen.

Der g. Leser mag diese Beschränkung des höchsten Grades des Leidens auf die angegebenen Fristen wohl beachten; sie ist mehrfach wichtig für die Würdigung der Krankheit im Allgemeinen und im einzelnen Falle; auch oft wichtig, wenn es sich um die Erkennung der Krankheit handelt oder um eine Prognose für die allernächste Zeit.

---

wenigstens so lange nicht urtheilen als nicht neue, umsichtigere Beobachtungen in ansehnlicher Zahl vorliegen.

119 Ich ziehe hier das griechische Wort dem deutschen „Höhe" vor, weil ich mir das letztere für Fälle aufbewahren muss, wo ich von etwas minder scharf Bestimmtem spreche.

§ 24.

Die Dauer des ganzen Accesses [120] variirt:

1. bei den verschiedenen Patienten. Jeder von ihnen hat eine gewisse Mittlere dafür, welche sich nur etwa allmählich, in der Reihe der Jahre, verändert (§ 33). Die geringste Mittlere der Art dürfte 1 Monat seyn [121]; für die Meisten beträgt sie 6 - 8 Wochen, bei Manchen bis 3 Monate, bei Wenigen mehr [122]. Bei dem Versuche, aus 33 der leidlichsten Angaben von solchen Mittleren eine Gesammt-Mittlere zu berechnen, was sich freilich nur mittelst einiger Willkührlichkeit, und nicht entfernt genau, thun lässt, erhalte ich 56,5 Tage, also reichlich 8 Wochen; aber diese Zahl dürfte etwas zu hoch seyn, indem unter den 33 Fällen verhältnissmässig zu viele durch lange Dauer des Accesses unangenehme mitzählen.

2. bei einem und demselben Patienten. Sie pflegt nämlich nicht bloss mit den Jahren anfangs zuzunehmen, schliesslich aber abzunehmen (§ 33), sondern sie ist auch in einzelnen Jahren, in Folge günstiger oder ungünstiger Einflüsse (§ 22 u. a.), kürzer oder länger als gewöhnlich.

Wenn man verschiedene Patienten rücksichtlich der mittleren Dauer ihres Accesses und der Stärke, welche dieser zu erreichen pflegt, mit einander vergleicht, so findet man auch

---

120 Abgesehen von dem Nachaccess: § 26.

121 Nur etwa in höherem Alter oder bei sehr langem Bestehen der Krankheit noch etwas geringer, vgl. Note 139 (Pat. 28). Man könnte auch bei Pat. 1, wo keine dieser beiden Bedingungen obwaltet, nach **Cazenave**'s Ausdrücken glauben, die Mittlere sei nur 3 Wochen oder wenig länger; aber die ganze Erzählung ist zu ungenau und unvollständig als dass man dies daraus entnehmen dürfte. Auch **Walshe**'s Angabe: *„If the affection be left to itself, its usual duration ranges from two to five weeks"*, kann ich nur auf Rechnung ungenauer Beobachtung setzen.

122 Als solche Seltenheiten von noch längerer Mittlere finden sich nur folgende Fälle: Pat. 14 leidet von den *„premières chaleurs, tantôt en avril, tantôt en mai"* - - *„pendant une grande partie de la saison chaude"* bis zu den *„premières fraîcheurs"*; Patientin 42 *„dès que la chaleur arrive"* bis *„au retour du froid"*; und man kann bei diesen beiden keine Complication der Krankheit als Ursache der Verlängerung annehmen, da während des Restes des Jahrs ihre Gesundheit untadelhaft ist. Auch bei Pat. 12 scheint der Access, wenn die Hitze bis in den Kalenderherbst dauert, sich ebenfalls so lange hinzuziehen; bei ihm finden sich allerdings Complicationen.

hierbei [wie in § 23 bei einem ähnlichen Vergleich] Dauer und Stärke nicht proportional [123]. Eben so wenig aber auch, wie man vermuthen könnte, einander entgegengesetzt. Es scheinen also die mittlere Dauer und die gewöhnliche Stärke unabhängig von einander zu seyn, während die Dauer und die Stärke des einzelnen Accesses (§ 22) in mehr oder weniger paralleler Weise durch äussere Einflüsse abgeändert zu werden pflegen.

Man könnte, wie den Eintritt des Accesses (§ 14), so auch das Ende und somit die Dauer desselben durch eine Kalender-Angabe: „ungefähr bis zum —" zu bestimmen versuchen. Aber die directe Bestimmung der Dauer, welche ich oben gewählt habe, ist entschieden die minder willkührliche, die naturgemässere, wahrere; denn man bemerkt unzweideutig beim Durchlaufen des Materials, dass das Ende des Accesses sich im Allgemeinen stark nach dem Anfange richtet, wenigstens von diesem sehr wesentlich mit abhängt. Man bemerkt dies jetzt hauptsächlich nur für einzelne Patienten; es dürfte sich aber künftig, bei reichlicherem Material, auch für ganze Länder und ganze Jahre herausstellen. Es müssten mithin die Kalender-Angaben hier noch ansehnlich schwankender ausfallen als für den Eintritt des Accesses, indem ja hier noch ein gewichtiges Moment des Schwankens dazu käme. — Eben so misslich oder noch misslicher wäre die Bestimmung der Dauer nach meteorologischen oder nach Vegetations-Verhältnissen. Eine solche Bestimmung wäre hier geradezu naturwidrig, unwahr; denn die meteorologischen Verhältnisse erscheinen zwar für den Anfang des Accesses als das Hauptmoment (§ 14), aber keineswegs für das Ende; und die Vegetations-Verhältnisse würden von jedem einzelnen Patienten nach einem anderen Gesichtspuncte, von allen aber unzuverlässig, angegeben werden.

§ 25.

Für jeden Patienten ist die kritische Jahreszeit, d.h. derjenige Jahrestheil, während dessen er an dem Accesse

---

123 So z. B. beträgt die mittlere Dauer bei Patientin 51 (leichter Fall) 3 Monat, bei Pat. 39 (schwerer Fall) nur 2 Monat.

mehr oder weniger leiden kann [124], begreiflich noch etwas grösser als die mittlere Dauer der Accesse, welche er bereits durchgemacht hat; denn es werden schwerlich je alle die Einflüsse, welche ein frühes Eintreten oder ein spätes Aufhören befördern, sich so ungünstig vereinigt haben, dass die volle mögliche Dauer erschöpft worden wäre. Wir dürfen schätzungsweise annehmen, dass für jeden Patienten die mögliche Dauer des Accesses (kritische Jahreszeit) um mehr als 1 Monat länger sei als die mittlere Dauer der bisher von ihm durchgemachten Accesse; und wenn wir die mittlere wirkliche Dauer des Accesses im Durchschnitte für alle Patienten auf 8 Wochen oder etwas weniger anschlagen (§ 24 unt. 1.), so werden wir die mögliche Dauer (kritische Jahreszeit) im Durchschnitt für Alle vielleicht auf etwa 3 Monat anzuschlagen haben. Diese Schätzung wird nicht zu stark erscheinen, wenn wir bei Pat. 30, s. S. 49, den Anfang des Accesses um 22 Tage (¾ Monat) variiren sehen und berücksichtigen, dass das Ende, welches noch mehr schwankt als der Anfang, sich keineswegs genau (ausschliesslich) nach dem Anfange, vielmehr auch nach den äusseren Einflüssen richtet. — Es versteht sich von selbst, dass die kritische Jahreszeit in jedem Jahre nach den (directen und indirecten) Einflüssen der Witterung etwas vorwärts oder rückwärts rücken kann.

Wollten wir mit dem Ausdruck „kritische Jahreszeit" diejenige Jahreszeit bezeichnen, binnen welcher überhaupt irgend ein Patient an der Krankheit leiden kann, also alle bisher bekannt gewordenen Extreme frühen Anfangs und später Beendigung der Accesse berücksichtigen, so würden wir — wenn wir auch nur an Europa dächten, den Aufenthalt in den Tropen (welcher ansehnlich verfrühen kann) nicht berücksichtigten — einen Zeitraum von 5 oder mehr Monaten (April bis September) erhalten. Diese Betrachtungsweise dürfte für künftige statistische Forschungen die minder fruchtbare und auch insofern

[124] **Bostock** u. A. gebrauchen bisweilen *„season"* in der Bedeutung unseres Ausdrucks „Access". Aber es kann dies gegenwärtig nicht mehr gebilligt werden, denn wir bedürfen — wie sich später, namentlich bei der Behandlung, zeigen wird — eines zweiten Ausdrucks mit der oben im Text ihm gegebenen Bedeutung.

nur ausnahmsweise zu empfehlen seyn, als sie das, muthmasslich verschiedene, Verhalten verschiedener Länder zum tFSK zusammenwürfe und verdeckte.

Ich habe auch in diesem §, wie im vorhergehenden, von dem Nach-Access, § 26, abgesehen, weil ich sonst die Frage, ob es noch eine zweite kritische Jahreszeit giebt, hätte erörtern müssen, wozu das Material des § 26 noch zu dürftig ist.

§ 26.

Bei wenigen Patienten tritt im Spätsommer oder im Herbst ein zweiter, schwächerer, Access in der Regel — doch nicht so constant als der Haupt-Access im Frühsommer — ein.

In der Literatur findet sich nur Eine Angabe für diesen Punct. **Elliotson** nämlich, **5. a.** 372, sagt von einem Patienten, dessen wir noch in § 113 gedenken werden: „*The autumn came, in which he said he generally had a second, though very slight attack, but he had*“ [in einem gewissen Jahre, nach einer **Elliotson**schen Verordnung] „*none at all.*“ (Aehnlich **5.** 413.) — An diese Angabe reihen sich folgende neuere Beobachtungen. Hr. **Travers** spricht von einem verstorbenen Pächter, „*who could not attend to his own hay-making, but felt little or nothing of it in harvest, and in this case the affection returned with the second hay-crop, missing the intermediate harvest.*“ Auch Patientin 46 dürfte hieher gehören. Es bildete nämlich bei ihr in den letzten 3 Jahren [der Bericht reicht nur bis 1860] der Access, ungewöhnlich früh beginnend [vgl. S. 47], durch 2 verschiedene, je 8-12 Tage dauernde, Steigerungen, zwischen welchen die Patientin sich als [relativ?] gesund betrachtete, gewissermassen „*deux rhumes spasmodiques pendant l'été: aux premières fortes chaleurs et pendant la canicule (le mois d'août)*“. (So Hr. Prof. **Laforgue** brieflich.) — Diesen Beobachtungen Anderer habe ich 3 eigene anzureihen. Pat. 11 hat fast jedes Jahr im Herbst, ungefähr in der Zeit des Grummet-Machens, einen leichten Nach-Access erlitten; wenigstens ist ihm wiederholt auf Excursionen in dieser Jahreszeit aufgefallen, dass er zu einem Schnupfen und zum Niesen besonders leicht kam; so namentlich wie er noch auf der Schule war. Im Herbst 1860 (wo die Witterung besonders feucht war) hat er nichts der Art bemerkt; wohl aber 1861 wieder einzelne leichte Anwandlungen, welche an verschiedenen Tagen kamen, 3-4 Stunden zu dauern pflegten und durch die Annäherung an Grummet hervorgerufen schienen. — Bei Pat. 15 pflegt im Herbst, etwa im October, ein zweiter, entschieden gelinderer, Anfall zu kommen, der aber länger dauert, bisweilen [vielleicht in gemeinen Katarrh übergehend?] bis in den Winter hinein. 1860 jedoch war dieser Nachaccess sehr gelind und ging rasch vorüber. — Bei Pat. 33 hat sich sehr gewöhnlich im August ein sehr schwacher Nachaccess gezeigt; so auch noch 1861; dagegen 1860, wie Pat. versichert, nicht (der Fall ist seit jeher leicht gewesen und in den letzten Jahren (vgl. Note 143) vollends sehr gering geworden).

Ich würde vermuthlich noch von mehreren Patienten Aehnliches zu bemerken haben, wenn ich zeitiger auf diesen Punct aufmerksam geworden wäre und immer ausdrücklich danach gefragt hätte. Aber die **Elliotson**sche Notiz hatte mich nicht aufmerksam gemacht; ich glaubte, als ich sie las, an eine Täuschung oder Verwechselung irgend einer Art denken zu dürfen, zumal da **Elliotson's** Mittheilungen grossentheils den Charakter der Flüchtigkeit tragen. Erst später machte ich, durch die Mittheilungen der Herren **Travers** und **Laforgue** veranlasst, die Frage nach einem Nachaccess zu einer ständigen.

Man könnte bei diesen Beobachtungen an einen ungewöhnlich lange dauernden Access (vgl. Note 122) mit ansehnlicher Besserung während eines Theils des Sommers denken (so namentlich bei Patientin 46) oder, wo (wie bei **Elliotson**) das Factum nur 1 oder wenige Mal beobachtet worden und nicht regelmässig wenigstens eine kleine Reihe von Jahren hindurch, auch an Täuschung durch einen gemeinen Katarrh, u. s. w. Es scheint mir aber doch jetzt der Ausdruck, welchen ich der Sache in den ersten Zeilen dieses § gebe, bis auf Weiteres der berechtigtere zu seyn. Künftige Beobachtungen mögen hierüber Sicherheit verschaffen.

Ich brauche wohl kaum zu bemerken, dass die in diesem § vorgelegten Beobachtungen diejenigen Autoren nicht rechtfertigen, welche (was ich entschieden einer unvollkommenen, irrigen Auffassung der Facta zuschreiben muss) überhaupt keine kritische Jahreszeit für den tFSK anerkennen oder dieselbe in unbestimmten Ausdrücken allzu sehr, etwa über die ganze wärmere Jahreszeit, ausdehnen. Es darf mithin auch immer noch die für die meisten Patienten kritische Jahreszeit als diagnostisches Hülfsmittel (§ 76 unt. *a.*) zur Erkennung des tFSK, mit der nöthigen Vorsicht, benutzt werden.

Das Factum des Nachaccesses, so wie es gegenwärtig dasteht, erinnert an Beobachtungen von **Salter** und von nordamerikanischen Aerzten, welche ich in § 82, 83, 85 besprechen werde, so wie auch an die „verdoppelten Wechselfieber“ (so weit diese als beglaubigt angesehen werden dürfen), als an analoge Erscheinungen.

Ich werde in der Folge den Nachaccess meist unberücksichtigt lassen, um nicht durch allzu häufiges Erwähnen eines Ausnahmepunctes schleppend zu werden. Insbesondre werde ich ihn bei der Behandlung (§ 93 f.) übergehen, weil er doch wohl nicht anders zu behandeln seyn wird als der Hauptaccess, nur etwas weniger umständlich.

§ 27.

Von verschiedenen Ausgängen des Accesses ist nirgends die Rede: es existirt, wie es scheint, fast [vgl. jedoch § 28] nur Ein Ausgang, der in „Genesung“, d.h. scheinbare Genesung; denn da die Disposition bleibt und (fast oder ganz) unfehlbar (vgl. § 31) im nächsten Frühsommer einen neuen Access hervorruft, so kann man während des Intervalls das Individuum wohl eben so wenig für ganz gesund erklären als den am Wechselfieber Leidenden während seiner Intervalle oder den „Bluter“ zwischen den Blutungen. Bei dem letzteren bleiben freilich immer, und bei dem Wechselfiebernden oft, auch während des Intervalles objective Zeichen des Krankseyns; aber es ist für die begriffliche Unterscheidung zwischen Gesund und Krank nicht wesentlich verschieden, ob man das Krankseyn aus objectiven Zeichen oder aus einer Anamnese entnimmt.

Die scheinbare Genesung ist aber hier meistens eine so vollkommene, wie man sie nur irgend wünschen kann. Bei vielleicht ¾ der Patienten [125] schwinden alle Symptome aufs Vollständigste; so selbst die Empfindlichkeit für körperliche und geistige Eindrücke, so jede körperliche oder geistige Schwäche [126]: der Kriegsmann, der Jäger, der Landwirth, unterziehen sich den gewohnten Strapazen und Witterungsschädlichkeiten, auch [127] den für den tFSK ausgezeichneten Schädlichkeiten (§ 58 unt. 3.) und sogar der Sommerhitze, ohne Nachtheil, der Gelehrte arbeitet so gut wie früher [128], u.s.w. Nicht einmal besondere Geneigtheit zu Katarrhen der beim tFSK betheiligten Schleimhäute bleibt [129].

Ich sage: meistens geht es so erwünscht. In man-

---

125 Man darf sich in diesem Puncte nicht an unsere „Tabellarische Uebersicht“ halten, denn unter den vollständiger beschriebenen Fällen, welche das Material zu ihr geliefert haben, finden sich sonder Zweifel verhältnissmässig mehr schwere und complicirte, als unter den weit zahlreicheren nicht so vollständig oder gar nicht beschriebenen.

126 Was ich in § 21 von den Nachwehen einzelner Patienten während der Reconvalescenz anführe, ist nur eine Ausnahme für den Anfang des Intervalls.

127 Aehnliches merkt **Salter**, 95, vom gewöhnlichen Asthma an.

128 *Praecipue sanus, nisi quum pituita molesta est.* (**Hor.**)

129 Sehr bestimmt so angegeben z. B. von Pat. 18, 24 (welche beide sogar zu den schwerer Leidenden gehören), u. v. a.

chen Fällen ist allerdings auch von nervösen, katarrhalischen, gastrischen oder allerlei anderen Erscheinungen während des Intervalls die Rede [130]; und die Neigung zu nervösen Affectionen, auch die zu katarrhalischen, ist ohne Frage bei den am tFSK Leidenden häufiger als bei einer gleichen Zahl anderer Personen (vgl. § 39, 87). Alle übrigen dem Intervall angehörenden Erscheinungen aber finden sich keineswegs auffallend häufig; man hat also bei ihnen wohl an Complicationen, an ein, für den tFSK mehr zufälliges, Zusammentreffen mit anderen Krankheiten, zu denken. — Manche Patienten behalten auch im Intervall eine, zwar sehr gemässigte, Empfindlichkeit gegen Gerüche und Staub, so z. B. Pat. 11. — Manche, die zu gewöhnlichen Katarrhen oder Asthmen geneigt sind, unterscheiden diese sehr bestimmt von denen der kritischen Jahrszeit, in der Regel dadurch dass die letzteren schlimmer, hartnäckiger sind, z. Th. auch durch andere Charaktere [131].

Die auffallende Freiheit des Intervalls nach vorangegangenen heftigen Erscheinungen erinnert an das Wechselfieber und an mancherlei intermittirende Neurosen.

§ 28.

Es ist bisher kein Fall bekannt geworden, in welchem die Krankheit den Tod herbeigeführt hätte — sei es direct oder sei es durch ihre Folgen, namentlich die Ernährungsstörungen, obgleich diese unter Umständen etwas zur Lebensverkürzung beitragen können, ja müssen. Ich bedaure sehr, dass ich der Krankheit den guten Ruf, den sie sich in dieser Beziehung bewahrt hatte, durch einen Todesfall schmälern muss, den man wohl nicht umhin kann, wenigstens grossentheils auf ihre Rechnung zu setzen.

Pat. 27 nämlich ist, wie Hr. Dr. Wetzlar, sein mehrjähriger Arzt, mir mittheilt, „im 59. Lebensjahre, am 31. Mai d. J., also in der für ihn kritischen Jahreszeit, eines raschen Todes gestorben. Sein typischer Sommerkatarrh hatte sich bereits durch einigen Husten angemeldet. Im Uebrigen anscheinend wohl, hatte er am benannten Tage in seinem Hause, um 12 Uhr Mittags,

130 Bei Pat. 3, der seit 9 Jahren an Hämorrhoïden leidet, erfolgen regelmässig nach Ablauf des Accesses einigemal Hämorrhoïdal-Blutungen.

131 So z. B. Pat. 30 dadurch dass er beim tFSK nie den Geruch verliert und nie Stockschnupfen hat. Patientin 51 hatte in jüngeren Jahren oft Schnupfen mit dicker Absonderung, während bei ihrem tFSK die Absonderung immer ganz wässerig ist.

ein Schwefelbad genommen und dasselbe nach kaum einer Viertelstunde, vermuthlich durch das eingetretene Unwohlsein bestimmt, wieder verlassen. Die sogleich herbeigeeilte Aufwärterin fand ihn entstellt, schwer und kurz athmend und heftig hustend. Nur mit Mühe konnte er sprechen und sie bedeuten, den Arzt zu rufen. Bei ihrer Rückkehr" [binnen weniger als 10 Minuten] „fand sie ihn sterbend, und er verschied ehe die Aerzte" [es wurde noch Hr. Dr. **Schmidt**, der zufällig in der Nähe war, gerufen] „zur Stelle waren. Kurz nach dem Tode kam viel schaumiges Wasser aus Mund und Nase. Die Section" [am folgenden Morgen um 7 Uhr, also nur etwa 18½ Stunden nach dem Tode] „erwies die Lungen ausgedehnt und von dunkler Farbe, stellenweis ödematös, die Luftröhre und ihre Aeste von schaumigem Wasser erfüllt, die Bronchialschleimhaut selbst hie und da geröthet und angewulstet, auch in den Pleurasäcken auffallend mehr Wasser als gewöhnlich; das Herz mit Fett bekleidet und merklich hypertrophisch" [wenigstens bis Ende Sept. 1859, wo ich den Pat. zum 2. Mal ausführlich examinirte, waren keine Herz-Symptome vorhanden; die Hypertrophie ist also wohl späteren Ursprungs; man muss ihr wohl einen verschlimmernden Antheil an dem Steckanfall und sohin einen Antheil am Tode zuschreiben], „im Gehirn eine sehr bedeutende Ueberfüllung aller Blutgefässe und selbst einiges flüssige Blut in den Hirnhöhlen" [vgl. S. 25 Z. 3-6]. „Diesem nach war es wohl ein *Catarrhus suffocativus acutissimus*, der durch Erstickung und Lungenlähmung das tödtliche Ende herbeiführte. Nicht unwahrscheinlich ist die Annahme, dass der Sommerkatarrh durch Hervorrufung einer plötzlichen und bedeutenden Congestion nach den Lungen und der Bronchialschleimhaut, die eine reichliche Transsudation seröser und schleimiger Flüssigkeit zur Folge hatte, ein Hauptmoment für die Genese des Anfalls war." Das nichtärztliche Publicum hat bei diesem plötzlichen Todesfalle auch an ein zu heisses oder zu starkes Bad gedacht, aber gewiss mit Unrecht, denn der Verstorbene war ein sehr vorsichtiger und umsichtiger Mann und an Bäder verschiedener Art (vgl. § 106), neuerdings auch an Schwefelbäder, gewöhnt. Beachtenswerth ist, dass die Brustgruppe bei ihm sehr vorherrschte.

Es wird künftig auch alsdann, wenn am tFSK Leidende, während des Accesses, durch irgend eine andere Krankheit oder einen Unfall sterben, darauf zu achten seyn ob sich nicht nebenbei etwas findet, was man vom tFSK herzuleiten hat, insbesondre Hyperämien der betheiligten Schleimhäute nebst begleitenden Erscheinungen, vielleicht auch Veränderungen an den betheiligten Nerven.

B. Der ganzen Krankheit.

§ 29.

Das Lebensalter, in welchem die Krankheit eintritt, variirt beträchtlich, wie folgende Zusammenstellung zeigt. Die Krankheit trat ein

im Alter von	bei Männern	bei Frauen	Zusammen
$5\frac{1}{4}$ Jahren *	1		1
6-10 Jahren	10		10
11-15 Jahren	4	3	7
16-20 Jahren	5	6	11
21-25 Jahren	7	2	9
26-30 Jahren	4	1	5
31-35 Jahren	4	3	7
36-40 Jahren	4	2	6
Summa	39	17	56.

Der oben mit einem * aufgeführte Patient (11) erinnert sich noch ganz sicher, wie er, $5^1/_4$ Jahr alt, am Tage eines Familienfestes (Gedächtnisshülfe) die Symptome des Uebels bekam, ungefähr so wie später, namentlich Schnupfen mit Niesen und ein so heftiges Augenleiden dass man Blutegel anzuwenden nöthig fand; nicht aber Kopfweh, Schwindel und Brustsymptome, welche erst in späteren Jahren sich dazu gesellten.

Nach grösseren Lebensabschnitten ordnend gewinne ich, indem ich hier noch einige (minder genaue) Angaben mehr benutzen kann, folgende Zahlen. Die Krankheit trat ein

	bei Männern	bei Frauen	Zusammen
in den 15 Jahren vom vollendeten 5ten bis zum vollendeten 20ten . . .	23	9	32
in den 20 Jahren von da an bis zum vollendeten 40ten	23	9	32
Summa			64.

Der Zufall (so muss man es bei den noch so kleinen Zahlen nennen) fügt hier eine auffallende Gleichheit der beiden Zahlenreihen.

Ein früherer Eintritt als der obige bei Pat. 11 und ein späterer als mit dem 40ten Jahr [noch innerhalb der *juventus* der alten Römer] sind nicht bekannt.

Man sieht auf den ersten Blick, schon durch die Unregelmässigkeit der obigen Zahlenreihen, dass die benutzten Zahlen noch viel zu gering sind, um etwas recht Genaues dadurch statistisch ermitteln zu können. Ständen zehnmal grössere zu Gebote, so würde sich vielleicht in einem gewissen Alter zwischen 5 und 40 Jahren eine grössere Neigung zum Ausbruch nachweisen lassen; und bei noch grösseren Zahlen würde man vielleicht auch versuchen dürfen, den Einfluss verschiedener Oertlichkeiten, Länder oder anderer Momente mit zu berücksichtigen, woran man gegenwärtig noch nicht denken darf.

Sollte es aber wohl ein Zufall seyn, dass die Frauen in der obigen Zusammenstellung später anfangen als die Männer?

Manche von den Angaben, die der Zusammenstellung zu Grunde liegen, mag wohl das Eintrittsalter etwas zu hoch angeben; denn die Irrung, dass der Eintritt vom Patienten selbst, oder bei Kindern von den Angehörigen, zu spät aufgefasst worden, liegt offenbar sehr nah, die Irrung des zu früh aber weit weniger.

§ 30.

Der erste Access hat bisweilen einiges Besondere:

1. in den Erscheinungen, indem diese gelinder und minder vollständig sind (vgl. § 33), auch die Gruppen mehr vereinzelt nach einander (statt auch neben einander) sich ausbilden, als in den folgenden Jahren. Hieher darf ich es auch wohl rechnen, dass in manchen Fällen, wie es nach den Angaben der Patienten scheint [vgl. S. 73 Abs. 2 Z. 6 f.], der Eintritt mehr oder weniger plötzlich — ohne das bei den späteren Accessen sich zeigende Entwickelungsstadium — erfolgt.

So z. B. erzählt Pat. 4, wie er, 8 Jahr alt, von der Krankheit ergriffen wurde: „*it was in the month of June, and I was one of a hay-making party. I was at the play-work of hay-making with my young companions, surrounded by new-mown grass, when I was suddenly seized with all the eye and nose symptoms of hay-fever, — profuse lachrymation, swelling of the conjunctivae and lids, with intense ecchymosis, well-nigh blinding me, and ceaseless sneezing. I recollect that I was taken into the house by my elder companions and speedily recovered.*“ Letztere beiden Worte sollen sonder Zweifel nicht eine vollständige Beendigung des so eben begonnenen Accesses bedeuten, sondern nur eine Beseitigung der beachteten schlimmsten Erscheinungen. Pat. fügt freilich hinzu, dass erst mit dem 15ten Lebensjahre die jährliche Wiederkehr des Accesses auch ohne äussere Veranlassung sich festsetzte, und man könnte hieraus folgern, dass der tFSK bei ihm eigentlich erst zu 15 Jahren eingetreten sei. Indess man muss hier nach der Analogie mit den meisten anderen bekannten Fällen als das Wahrscheinliche annehmen, dass seine Accesse im Alter von 9-14 Jahren nur schwach gewesen und von ihm wenig beachtet worden seien. Es liegt dies auch in seinen eigenen Worten: „*It was, however, about the fifteenth year of my age before I was conscious of my annual infirmity — before I understood that at every early summer I was liable to sneezing fits if I ventured into the country*". Ich habe deshalb auch in der „Tabellar. Uebersicht" das 8te Lebensjahr als dasjenige angegeben, in welchem bei diesem Pat. die Krankheit eintrat. — Hr. Dr. **Rowe** erzählt, wie er, 19 Jahr alt, in sehr ähnlicher Weise von der Krankheit ergriffen wurde: „- - *whilst playing at cricket, I had occasion to go into an enclosed field of grass, in search of the ball. The grass being very high, I was unable to find it, and called some of the other players to my assistance. Whilst thus engaged, I was seized with a violent fit of sneezing, and at the same time experienced great itching of the eyes, accompanied by profuse lachrymation. Indeed so much did I suffer, I was compelled to avail myself of the assistance of a friend to lead me home.*" Späterer Zusatz: „*The grass was in full flower, just prior to its being cut.*" — **Cornaz** erzählt von Pat. 30, der damals 25 Jahr alt war: „*un jour qu'il était monté sur un char pour s'amuser, comme tant d'autres années, à aider à le charger de foin, il fut pris subitement d'un violent rhume de cerveau accompagné de nombreux éternuements*" u. s. w. — Minder auffallend, weil die Augen schon vorher anderweitig krank waren, ist, was Hr. Dr. **Dittmar** von Pat. 26, der damals 34 Jahr alt war, erzählt; dieser litt, „in Folge von Anstrengung der Augen durch Zeichnen bei Licht, an Augenschwäche und *Conjunctivitis palpebrarum*. An einem schönen Sommertage suchte er Linderung für das Brennen der Augen, welche durch die Hitze und den Staub entzündet waren: er wusch sich die Augen mit frischem Quellwasser. Denselben Abend noch vermehrte sich die Conjunctiv. bedeutend, die Augenlider schwollen auf; hierzu gesellte sich heftiger Schnupfen mit unablässigem Niesen und Niesereiz, Entzündung der Rachenhöhle und des Larynx, einige Tage später quälender trockner Husten, dann Brustbeklemmungen, Asthma und Cyanose."

Auch noch andere Patienten glauben den Tag, z. Th. selbst die Stunde, des Eintritts bestimmt bezeichnen zu können, während die Mehrzahl nur das Jahr angeben kann, viele (namentlich solche, die von der Krankheit schon als Kinder und vor Jahrzehenden ergriffen wurden) auch dieses nicht oder nur ungefähr. Man darf bei den sehr bestimmten Angaben nicht vergessen, dass hier die Erinnerung gar leicht täuschen kann, dass ein Nichtbeachten, mehr noch ein späteres Vergessen, der ersten, minder auffallenden, Erscheinungen — also die Irrung, dass man ein plötzliches Eintreten annimmt, während ein allmähliches stattfand — sehr nahe liegt, sowohl für die Patienten selbst als, bei Kindern, für die erwachsenen Angehörigen.[132]

[132] In unserer „Tabellar. Uebersicht" erscheint der Mangel an Kenntniss des Lebensjahrs, in welchem der erste Access stattfand, doch häufiger als er in Wirklichkeit ist, weil die Autoren diesen Punct bei ihren Mittheilungen oft nicht beachtet haben.

2. in der J a h r e s z e i t, indem er etwas später im Jahr eintritt als es nachmals zur Regel wird.

So z.B. hat mir Pat. 27, ein sehr zuverlässiger Gewährsmann, 1859 bestimmt angegeben, dass er den ersten Access etwa 1 Monat später im Jahr als alle folgenden bekommen und dass derselbe ungefähr die oben unter 1. bezeichneten Anomalien dargeboten habe. — Auch das vorher von Pat. 4 Mitgetheilte ereignete sich im Juni, während nachmals der Eintritt um Mitte Mai zur Regel wurde.

3. Selten scheint es, als könne man die Entwickelung des tFSK aus verwandten untypischen Krankheiten nachweisen.

So z.B. schreibt mir Hr. Prof. **Laforgue** von Patientin 46: *„Dans le principe, de 24 à 26 ans environ, le coryza spasmodique se présentait presque tous les mois à l'époque de la menstruation qui était arrétée ou dérangée (aménorrhée complète, le plus souvent dysménorrhée). Ce rhume était toujours plus intense pendant les chaleurs. — Depuis que les désordres menstruels ont disparu et que la santé générale est rétablie, le rhume se montre moins souvent. Pendant l'hiver Mlle. Y. a des rhumes simples, ne présentant pas le caractère spasmodique"*; der eigentliche Access aber, und namentlich der stärkere, asthmatische Charakter desselben, beschränkt sich jetzt auf die schon S. 47 und 66 für diese Patientin angegebenen Fristen, welche immer noch ausgedehnter als in den meisten anderen Fällen sind. —

Leider fehlt es noch sehr an genaueren Berichten gerade über den e r s t e n Access, weil bei diesem die Patienten nicht ahnen, dass sie es mit dem Anfange einer bedeutenden Krankheit zu thun haben; und sonach noch nicht so aufmerksam sind als bei den folgenden.

§ 31.

Auf den ersten Access folgt — nach einem freien[133] Intervall, welches den ganzen Rest des Jahres über dauert — im nächsten Frühsommer der zweite, und so geht es, ohne Unterbrechung, a l l j ä h r l i c h — v i e l l e i c h t mit äusserst seltenen Ausnahmen — und l e b e n s l ä n g l i c h fort.[134]

Es ist mir zwar wiederholt von Kranken, bisweilen durch deren Aerzte, angegeben worden, dass einzelne Jahresaccesse aus-

133 Wenigstens in der Hauptsache freien; vgl. § 26, 27.

134 Der praktisch und theoretisch höchst wichtige Punct der lebenslänglichen Dauer der Krankheit konnte bisher von keinem Autor hervorgehoben werden, weil keinem ein hinlängliches Material dazu vorlag. Aber die Frage danach hätte wohl früher von Mehreren erhoben werden sollen, da schon **Bostock** sie sehr nahe gelegt hatte durch die Worte: *„I have no account of any one who has been once affected by it, ever afterwards losing the tendency."*

gefallen seien. So z. B. von Pat. 33 und Patientin 53, bei welchen das Alter die Accesse sehr geschwächt hatte (vgl. § 33, insbesondre Note 143), Pat. 11, Patientin 48, u. m. a. Aber überall [unter den gewöhnlichen europäischen Verhältnissen — von anderen Verhältnissen spreche ich erst unten, Abs. 2] wo ich ein genaueres Examen anstellen oder veranlassen konnte, ergab sich dass die Patienten eine ansehnliche Milderung des Accesses als ein Ausbleiben bezeichnet hatten, indem sie (in diagnostischer Beziehung mit Unrecht) nur auf Ein Hauptsymptom oder auf eine oder die andere Symptomengruppe (z. B. auf das Niesen, oder die Augengruppe, oder das Asthma) pathognomonischen Werth legten. [135] Ist der Fall noch ziemlich frisch, so ruft ein genaueres Examen dem Kranken die minder schweren Symptome wieder ins Gedächtniss, und der Fall wird aufgeklärt. Ist aber das angebliche Ausbleiben schon lange Jahre her, so hilft oft kein Examen; ja man hätte dann oft nur zu fürchten, dass das Examen suggestiv wirke. [136]

Es bleiben nun aber noch folgende Angaben übrig, welche es als möglich erscheinen lassen, dass Aufenthalt in einem wärmeren Klima oder auf der See, oder eine schwerere Krankheit, einen Jahresaccess ganz abhalten könne.

---

[135] So wird es sich sonder Zweifel auch in einem Falle verhalten haben, den **Percy** nach der Aussage eines englischen Pat. mittheilt; vgl. Note 290. — Hr. Dr. **Walker** theilt brieflich mit: *„Sir C. S. had an attack every summer when he was a young man."* Zwei Briefe, in denen ich um Genaueres bat, sind ohne Antwort geblieben; ich muss mich sonach mit der Vermuthung begnügen, dass dieser Fall zu denjenigen gehöre, wo mit den Jahren die Accesse schwach und undeutlich werden (§ 33).

[136] Ich unterlasse deshalb in folgendem Falle die Nachfrage. Pat. 32 giebt mir schriftlich an, dass er 1840 von dem Access befreit geblieben sei. Pat. ist ein sehr gebildeter und durchaus glaubwürdiger Mann; aber er bezeichnet hier höchst wahrscheinlich nur den Inbegriff der an den schlimmsten Tagen (§ 23) bei ihm solennen Erscheinungen als den ganzen Access. Ich folgere dies daraus, dass er als mittlere Dauer seiner Accesse angiebt: „gewöhnlich 8 Tage, oft mit Rückfällen von 1-2 Tagen", während Hr. Dr. **Reisich**, sonder Zweifel richtiger, angiebt: „Die Gesammtdauer ist 6 Wochen." Pat. drückt also wohl nur aus, dass der Access 1840 bei weitem nicht die Heftigkeit der übrigen Jahre erreicht habe. Welcher Ursache dies wohl zuzuschreiben sei, deutet er nicht an; er ist aber ein Mann von sehr regem Geiste, bei welchem, unter vielleicht noch besonders günstigen meteorologischen Bedingungen, schon ein psychisches Moment in hohem Grade ableitend und zerstreuend wirken konnte.

Pat. 4 (Arzt) behauptet, bei **Salter**, 288: *„One curious fact as to"* [beim tFSK schädliche] *„grass species is this, that they are strictly European, for hay-asthmatics who are very bad in Europe, never suffer at the Cape or in India."* **Salter** selbst, 351, bringt eine speciellere und dadurch gewichtigere Angabe: *„A late Governor of the Bombay Presidency had suffered from hay-asthma all his life, till he went to India. During the whole of his residence there, twenty years, he was perfectly free from it. But no sooner did he return to England than his old symptoms re-appeared A lady of my acquaintance who suffered greatly from hay-asthma, went to the Cape. During the seasons there in which she had been accustomed to expect the visitations of her complaint, she had not a trace of it; but on coming back to England it re-appeared in the old way. I think she has twice spent some years at the Cape, and both times with the same result. It would seem, then, that the particular species of grass, the emanations from which give rise to the symptoms, must be indigenous to this country, or at least to Europe"*. Mag in den Fällen, welche diese beiden Aerzte im Auge hatten, das Ausbleiben ein vollständiges oder unvollständiges gewesen seyn, keinenfalls kann ich ihre Ansicht theilen, dass die Anfälle ausbleiben, weil gewisse Gräser, welche in Europa *„give rise to the symptoms"* [an Roggen, vgl. S. 77 Z. 8, ist hierbei nicht mit gedacht], in Indien und am Cap fehlen. Eine solche Ansicht mochte bisher gerechtfertigt scheinen; gegenwärtig aber — nun ich nachweise (§ 52-56), dass unter den äusseren Ursachen der ganzen Jahresaccesse die meteorologischen Einflüsse weit stärker gravirt sind als irgend welche Gras-Emanationen, wenn überhaupt letztere als Ursachen der Art anerkannt werden dürfen — sind wir logisch gezwungen, vielmehr an einen vortheilhaften klimatischen Einfluss und (da die Stadt Bombay, wo der Gouverneur residirt, und die Cap-Stadt, wo doch wohl am wahrscheinlichsten die Dame sich aufhielt, an der See liegen) an die Seeluft (vgl. §101) zu denken.

Hr. Dr. **Rowe** schreibt mir, dass von einer Familie, in der mehrere Mitglieder an der Krankheit leiden [hierdurch wird die Angabe noch gewichtiger], der älteste Sohn *„never experienced any of the symptoms during his residence in India"*.

Pat. 10 giebt — und zwar wiederholt, auf ausdrückliche Nachfrage — an, dass er in den Jahren 1844-47, wo er während der kritischen Zeit in südlicheren Gegenden (Madeira, Südfrankreich, Spanien, Aegypten, Venedig) weilte, von dem Access befreit geblieben sei. Pat. ist ein hochgebildeter, in jedem Betracht glaubwürdiger Mann; indess — zu geschweigen dass er leicht etwas in seinem Gedächtnisse einigermassen ungenau bewahrt haben könnte — spricht er auch in seinen hieher gehörigen schriftlichen Mittheilungen wiederholt nur von Asthma und Augenentzündung, während doch auch die Nasengruppe bei ihm solenn ist; es bleibt mir deshalb immer noch der leise Zweifel, ob das Ausfallen der Accesse in jenen 4 Jahren ein vollständiges gewesen. Dazu kommt für 1844 noch folgendes stärkere Bedenken. Pat. sagt: „1844 war ich bis Ende Mai in Madeira, reiste dann nach Cette und blieb in Montpellier. Ich war an einer chronischen

Entzündung der Lungenschleimhaut sehr krank, litt aber weder an Augenentzündung noch an Asthma." Sollte die „chronische Entzündung der Lungenschleimhaut" nicht ein Stück vom tFSK, eine Modification der sonst bei diesem Patienten solennen Symptome der Brustgruppe gewesen seyn?! Aegypten darf vielleicht nicht mitgerechnet werden, weil Pat. nur bis zum April dort blieb. Es bleibt also nur Spanien (anfangs Granada, dann Madrid) und (2 mal) Venedig. Pat. selber leitet das Freibleiben jener Jahre davon her, dass in den bezeichneten Gegenden kein Roggen [dessen Blüthe ihm besonders nachtheilig wird] gebaut werde. Auch diese Ansicht mochte früher gerechtfertigt scheinen; aber auch hier — mögen wir das Ausfallen des Accesses in den Jahren 1845-47 für ein vollständiges oder unvollständiges halten — sind wir, wie vorher bei **Salter**, gezwungen, vielmehr an einen vortheilhaften klimatischen Einfluss, und bei Venedig an die Seeluft, zu denken.

Pat. 17, der von 1840 bis 1859 grösstentheils auf Reisen war — 2 Monat in Aegypten, 1½ Jahr in Bombay, 3 Jahr in China, 2½ Jahr daheim in England, 1 Jahr am Cap, 6 Jahr in Madras, 2½ Jahr wieder in England, 2½ Jahr wieder in Bombay —, schreibt mir: „*In all the above places I have suffered with equal severity, but while at sea on my various voyages I was to the best of my recollection*" [also ist die Abwesenheit, zumal die vollständige Abwesenheit, der Erscheinungen doch nicht ganz sicher] „*exempt.*"

Pat. 21 erkrankte im Juni 1847 an einem heftigen „Nervenfieber"; der Access des tFSK fiel — sehr erklärlich — in diesem Jahre aus.

Dass die Versetzung eines Patienten in ein sehr warmes Klima den Access nicht immer abhält, geht schon aus der obigen Mittheilung des Pat. 17 hervor; auch aus einer des Hrn. Dr. **Simpson** [137]. Dass Seereisen es nicht immer thun, s. in Note 317 (**Walshe**). Aber die Versetzung oder die Seereisen könnten es ja wohl bisweilen thun.

Dass die Reihe der Accesse, durch Aufenthalt in Indien, am Cap oder auf der See unterbrochen (vollständig oder unvollständig), alsbald wieder beginnt, sobald der Patient nach Europa zurückkehrt, beweist sehr unzweideutig — obwohl es nach anderen Daten kaum noch eines solchen Beweises bedarf — dass sie (die Reihe) wirklich ein Ganzes, Einen Krankheitsfall, bildet. Es macht zugleich die unvollständige Unterbrechung wahrscheinlicher als die vollständige.

---

137 „*My eldest son - - - has travelled in various parts of Europe and Africa, but, at the proper season, has been more or less affected by, and a victim to the malady. He has had it in Greece, Turkey, Algeria, Norway and Lapland, as well as in England and Scotland.*"

Auch geht schon aus der unwandelbaren Wiederkehr der Accesse, wenn die Kranken in den gewöhnlichen, europäischen Verhältnissen bleiben, hervor, dass etwas Tieferes als alle einzelnen äusseren Ursachen die Wiederkehr bedingen muss; denn die äusseren Ursachen würden doch einmal fehlen oder zu schwach seyn. Als solches Tiefere werden wir später die starke Prädisposition erkennen.

§ 32.

Da bis zum Lebensalter von 40 Jahren Fälle der Krankheit beginnen (§ 29), diese aber nach § 31 als unheilbar erscheint [man vgl. auch den Schluss des § 33], so muss sie in den Altern von 40 Jahren an im Verhältniss zur Bevölkerung häufiger seyn als in den früheren. Da sie selber, soviel wir wissen, keinen erheblichen verkürzenden, noch weniger einen verlängernden Einfluss auf das Leben ausübt (§ 88), so muss sie in den Altern von 40 an in annähernd gleichem Häufigkeits-Verhältniss zur Bevölkerung bleiben. Da sie aber oft erst spät erkannt wird, — da mancher Fall nur gelegentlich zur Kenntniss eines Arztes gelangt, der einmal erkannte Fall aber wohl in der Regel fortdauernd beachtet bleibt, selbst an Beachtung gewinnt (die Patienten selber, durch einen ersten Arzt auf die Eigenthümlichkeit ihres Leidens aufmerksam gemacht, pflegen gelegentlich andern Aerzten davon zu erzählen), so muss sie in den höheren Altern in einem (verglichen mit der Bevölkerung) noch weit stärkeren Verhältniss zur Beobachtung kommen. Ein Blick auf unsere „Tabellar. Uebersicht“ scheint dies Alles zu bestätigen, wenngleich die allzu kleinen Zahlen unserer Tabelle für diesen Punct wenig beweisen. Noch etwas mehr spricht meine grössere Tabelle dafür. Künftige umfassende Ermittelungen werden es vermuthlich sicher bestätigen; eventuell könnte die Zahl 40 einer Vergrösserung durch neue Beobachtungen unterliegen.

Die letztgedachte scheinbare Vergrösserung der Morbilität darf bei statistischen Folgerungen nicht unberücksichtigt bleiben; sonst könnte man wohl gar, sobald man überhaupt erst zu grossen, beweisenden Zahlen gelangt ist, einen lebensverlängernden Einfluss daraus folgern.

§ 33.

Sehr gewöhnlich erleiden die Accesse mit der Reihe der Jahre allmähliche Veränderungen in Stärke, Dauer und Art.

Die ersten 3-6 oder mehr Accesse sind oft — und, wie es scheint, besonders bei Patienten, welche sehr jung die Krankheit bekommen — noch gelind, kurz und minder vollständig. Dann kommen allmählich vollkommnere.

In späteren Jahren pflegt die Stärke der Abscesse wieder abzunehmen [138] und mit der Stärke auch die Dauer sich zu verringern [139]. Ob dies mehr vom Lebensalter oder mehr vom Alter der Krankheit abhange, dies statistisch zu entscheiden reichen die mir zu Gebote stehenden Zahlen noch nicht hin. Ich glaube aber annehmen zu müssen, dass es mehr vom Alter der Krankheit abhange, indem auch Pat. 11, der noch in voller Manneskraft steht, es schon bemerkt [vgl. jedoch Note 139], auch die (nur minder bestimmten) Angaben anderer Patienten auf Aehnliches hinweisen, auch Pat. 27 [s. Note 138, 142] mir 1859 für seine 56 Jahre noch recht kräftig und frisch erschien, u. s. w. Möglich zwar, dass beide Momente mitwirken.

Die heftigsten, längsten, quälendsten Accesse fallen mithin auf das Mannesalter.

Sehr gewöhnlich ist es, dass die ersten Accesse mindere Vollzähligkeit der Gruppen zeigen als die späteren, dass namentlich anfangs nur Nasen- und Augen-Gruppe und Allgemeinleiden vorhanden sind, später erst die Brustgruppe [140],

---

138 So z. B. angegeben von Pat. 11, 21, 23, 27, 32, u. a. — Bei Pat. 28 sind gleichfalls in den letzten Jahren die Anfälle milder geworden, aber doch, da der Fall früher schwer war, noch immer nicht schwach. Der Patient selbst schreibt zwar die grössere Milde der Anfälle den homöopathischen Mitteln zu, deren er sich neuerdings bedient; indess ich (für den die „Homöopathie" nie etwas anderes gewesen ist als ein grossartiger Inbegriff von Täuschungen) muss die Richtigkeit dieser Erklärung stark bezweifeln. Mit weit mehr Grund darf, ja muss man bei diesem Kranken, wie bei anderen schon länger leidenden, den zweckmässigen diätetischen Verhaltungsregeln, welche sie sich allmählich abstrahirt haben (§ 99), einen grossen Antheil an der Milderung der Anfälle (mit welcher sehr oft die Verkürzung derselben sich verbindet) zuschreiben. Aber ein noch grösserer Antheil liegt unzweideutig, wie dies oben im Texte ausgesprochen ist, in der Natur der Krankheit selbst; denn nur hierdurch erklärt es sich, warum die ansehnliche Abnahme erst in späteren Jahren eintritt.

139 So z. B. angegeben von Pat. 26, 28 [früher 6 Wochen u. darüber, in den letzten Jahren nur 3-4], 29, 30, u. a. — Bei Pat. 11 (vgl. Note 138) jedoch hat die Dauer noch nicht abgenommen.

140 Bei Pat. 22 trat erst im 16ten Access, dem 38ten Lebensjahr,

auch wohl die Schlundgruppe, dazu tritt, letztere beide bisweilen erst im Mannesalter, während der erste Access schon im Jünglingsalter, seltner schon im Kindesalter, eintrat.

Es erscheint als eine Ausnahme, wenn bei Pat. 26 (s. S. 73) der erste Access alsbald so vollständig und heftig wie die späteren auftrat; oder läuft es vielleicht nur auf die Darstellung des Pat. hinaus, der, 23 Jahre später, vielleicht die heftigen Erscheinungen der späteren Accesse auch auf den ersten übertrug?

Unter allen Gruppen ist die Brustgruppe am mindesten geneigt, in späteren Jahren an Intensität abzunehmen [141].

Nicht gewöhnlich ist es, dass mit den Jahren — ausser bei hohem Alter, s. unten — einzelne Gruppen ganz schwinden. Am ersten scheint dies noch mit der Schlundgruppe zu geschehen, welche ja überhaupt zu den minder bedeutenden gehört; doch habe ich auch ein Beispiel von der Augengruppe [142].

Bei hohem Alter scheinen öfters einzelne Gruppen ganz zu schwinden; ja es wird dann das ganze Krankheitsbild undeutlich. [143] Hierin (wenn nicht in überhaupt noch ungenügender Bekanntschaft mit der Krankheit) mag Gordon's unrichtige Behauptung, dass *hay-asthma „is never observed in the later periods of life“*, ihre Erklärung finden. Es ist in der That bisher kein Fall nachgewiesen worden, wo die Krankheit im hohen Alter ganz aufgehört hätte; und so lange nicht jemand mittelst einer sehr zuverlässigen und genauen Beob-

das Asthma (also wenigstens die stärkere, deutlichere Entwickelung der Brustgruppe) ein; die Augengruppe wurde von da an schwächer.

141 Doch findet sich dies z. B. bei Pat. 30: Lit. 26. 7, Z. 4, 3 v. u.

142 Bei Pat. 27 nämlich hat die Augengruppe nur etwa 6 Jahre lang bestanden, während die Brustgruppe 1859 (wo ich den Kranken 2 mal und zum letzten Mal sah) noch fast unverändert, Nasengruppe und Allgemeinleiden aber seit den letzten Jahren etwas gemildert, bestanden.

143 So z.B. sind bei Pat. 33, der überhaupt für sein Alter beneidenswerth gesund ist, in den letzten Jahren die Accesse allmählich bis fast zur Undeutlichkeit schwächer geworden; namentlich 1861 bestand der Access nur in einem Schnupfen mit Niesen, den Pat. wenig beachtete; der Fall war zwar von jeher nur leicht. Aber auch in dem früher schweren Falle der Patientin 53 sind in den letzten 5-6 Jahren die Accesse so unvollständig geworden, dass nur ab und zu während der kritischen Jahreszeit Symptome der Nasen-, Augen- (auch Brust-) Gruppe von sehr kurzer, etwa nur minutenlanger Dauer die umgebenden Angehörigen (unter denen kein Arzt ist) an die früheren Accesse erinnern.

achtung ein solches Beispiel beibringt, werden wir bei der Annahme bleiben müssen, dass auch hohes Alter die Krankheit nur gering und undeutlich mache, nicht aber beseitige.

§ 34.

Wir haben früher gesehen, dass die hauptsächlichsten individuellen Verschiedenheiten in der Existenz und Stärke der einzelnen Symptomengruppen bei jedem Patienten eine gewisse [wohl hauptsächlich — vgl. § 72 — der Prädisposition zuzuschreibende] Constanz zeigen (ich hätte sonst gar nicht auch nur mit einiger Sicherheit in der „Tabellar. Uebersicht" die Zeichen in den 6 Spalten der Symptomengruppen hinsetzen können); wir haben aber auch in § 33 gesehen, dass sie sich allmählich mit den Jahren ändern und zwar mehr nach einer allgemeinen Norm als nach dem Einflusse der Individualität. Wir sehen also gewissermassen eine Neigung zum Festhalten der Individualität und eine Neigung zum allmählichen Aufgeben derselben neben einander walten.

Diese zweierlei, mehr scheinbar als wirklich einander entgegengesetzten, Neigungen vertragen sich nicht bloss begrifflich mit einander [144], sondern wir finden sie auch bei manchen anderen Krankheiten deutlich neben einander, besonders deutlich z. B. beim gewöhnlichen Asthma, beim Wechselfieber.

Es scheint aber beim tFSK die Neigung zum Festhalten der Individualität noch etwas weiter zu gehen, indem auch geringere Art- und Grad-Verschiedenheiten in den Symptomen, welche etwa durch accessorische äussere Einflüsse nachträglich herbeigeführt wurden, so festgehalten werden, gleichsam durch Gewöhnung, dass sie nur allmählich sich wieder verlieren oder ändern. Ich glaube etwas hiervon in einzelnen Krankengeschichten zu erkennen. Während aber die Neigung, die hauptsächlichsten individuellen Verschiedenheiten der Symptomengruppen festzuhalten, beim tFSK stärker ist als beim gewöhnlichen Asthma, ist dagegen die

144 Eben so gut, wie — wenn es mir für einen Augenblick erlaubt ist, etwas Heterogenes zum Vergleich herbei zu ziehen — in der Philosophie der Naturgeschichte das Princip der Veränderlichkeit der Arten und (was zunächst hieher gehört) der Individuen mit dem ihrer Beständigkeit, oder wie **Ch. Darwin** mit **Linné**.

weiter gehende Neigung zum Festhalten auch feinerer Züge hier erst noch zu beweisen und jedenfalls weit schwächer als beim gewöhnlichen Asthma [145], denn sonst wäre sie den besseren Beobachtern wohl nicht entgangen. Es kann ihre Nachweisung keinenfalls früher gelingen, als bis eine grosse Zahl sehr genauer, eine ansehnliche Reihe von Accessen bei einem und demselben Patienten sehr im Einzelnen schildernder Krankengeschichten vorliegt. Ich habe hier nur für künftige Beobachter eine Aufgabe mehr bezeichnen wollen.

§ 35.

Resumirende Betrachtung des complicirten Ganges der Krankheit.

Ich will hier nur das Allerwesentlichste von Dem, was bisher über diesen Gang nachgewiesen worden, übersichtlich zusammenstellen.

1. Die Accesse kehren in einem Jahrestypus wieder. Wir werden die Eigenthümlichkeiten dieses Typus, insbesondre auch im Vergleich mit dem Typus anderer Krankheiten, zweckmässig erst in § 134, unt. 6., näher besprechen.

2. Die Krankheit als Ganzes steigt und fällt, an Heftigkeit und Dauer der Accesse, mit der Reihe der Jahre (§ 33).

3. Der einzelne Access steigt und fällt an Heftigkeit:

a. indem er 3 Stadien durchläuft (§ 15 f.).

b. während des Hauptstadiums in täglichen, regelmässig eintretenden Exacerbationen und Remissionen (§ 20).

c. während Haupt- und Nach-Stadiums (vielleicht auch während des Entwickelungsstadiums) durch unregelmässig eintretende und sehr verschieden lange dauernde Verschlimmerungen und Verbesserungen, welche hauptsächlich, direct oder indirect, von äusseren (wenigstens relativ äusseren) Einflüssen abhangen (§ 22).

4. Die einzelnen Symptomengruppen — und z. Th. selbst Theile derselben [146] — beschreiben verschiedene, von einander ziemlich unabhängige (§ 17, 18, 20), mithin auch von

---

145 Bei welchem z. B. Salter, 97 f., sie treffend nachweist.

146 Wenigstens ist dies für die Augengruppe nachgewiesen (§ 20) und für das Allgemeinleiden sehr wahrscheinlich.

der Curve des Gesammtleidens verschiedene, Tages- und Access-Curven.

Wollten wir überhaupt Curven zeichnen, um uns den Gang der Krankheit im Allgemeinen oder in einzelnen Fällen graphisch vorzuführen, so würden wir zweckmässig von 1. und 2. (wo die graphische Darstellung kaum etwas nützen könnte) absehen und oft, namentlich wo es sich nur um schematische Darstellungen handelt, auch von 3. *c.* Dagegen bleibt 3. *c.* sehr wichtig, wenn Access-Curven wirklicher Fälle mit meteorologischen Curven behufs ätiologischer Aufklärung verglichen werden sollen. — Bei dem Zeichnen würden wir folgenden Schwierigkeiten begegnen: *a)* dass es sich um Grössen handelt, welche sich nicht messen, sondern nur willkührlich schätzen lassen, dass insbesondre die Heftigkeit der einzelnen Gruppen nur willkührlich geschätzt und dass aus ihr für die Heftigkeit des Gesammtleidens — da die einzelnen Leiden nicht gleichartig sind, mithin nicht addirt werden können — nur durch einen neuen Act der Willkühr ein Gesammtausdruck erhalten werden kann; *b)* dass es misslich (leicht beirrend) ist, das Gesammtleiden von dem Allgemeinleiden für die Curvenbildung zu unterscheiden; *c)* dass die verschiedenen Curven neben einander, gleichviel ob man sie in Einer Figur vereinige oder sie in mehrere Figuren sondre, immer ein etwas complicirtes, unter Umständen also auch wohl verwirrendes, Bild geben. Dennoch scheint die Herstellung von Curven, zunächst für einzelne Accesse wirklicher Fälle, behufs Vergleichung mit meteorologischen Curven wünschenswerth zu seyn; es würden sich mittelst der Curven ätiologisch lehrreiche Parallelismen wahrscheinlich leichter als durch das blosse Notiren des Wahrgenommenen mit Worten (welches übrigens eben so viel Zeit kostet als das tägliche Einzeichnen einer Anzahl Puncte in ein liniirtes Papier) ergeben. Vgl. § 73. Später könnte dann leicht jemand vereinfachte schematische Curven für verschiedene Formen (Charaktere) des Accesses oder der ganzen Krankheit liefern.

Pat. 11 hat es versucht, in dem Access von 1860 den wechselnden Grad seines Gesammtleidens durch Zahlen anzugeben, indem er 10 Grade des Leidens nach dem Gesammteindruck, den es auf ihn macht, unterschied und während der ersten 31 Tage täglich eine Zahl niederschrieb [10 kommt darunter nicht vor, weil der Access von 1860 gelinder als gewöhnlich war; vgl. Note 297], während der letzten 49 Tage aber wiederholt mehrere Tage, zuletzt sogar 16 Tage, in einem Durchschnitt zusammenfasste. Es geschah das Notiren auf meine Veranlassung, nur hatte ich es weit häufiger, mehrmals täglich und den Phasen der Krankheit sich anschliessend, gewünscht; auch sind mir die Durchschnittszahlen (d. h. das Verzichtleisten auf die Beobachtung der Curve da wo das Zickzacken minder stark geworden — es kann aber deshalb immer noch lehrreich seyn) nicht erwünscht. Pat. giebt mir folgende Zahlen an: (Mai 23. bis Ende) **3. 1. 1. 1. 1. 1. 1. 1. 4.** (Juni 1. bis 22.) **3. 3. 3. 4. 5. 5. 6. 6. 6. 4. 4, 5. 5. 4. 6. 7. 8. 9. 8. 8. 4. 5.** (23. bis 27. durchschnittlich) **5.** (Juni 28. bis Juli 4., auf einer Reise, durchschn.) **4.** (5., 6. durchschn.) **3.** (7., 8. durchschn.) **7.** (9.) **3.** (10.) **8.** (11. bis 14. durchschn.) **4.** (15. bis 18. durchschn.) **6.** (19. bis

25. durchschn.) **3 - 4.** (Juli 26. bis Aug. 10.) **3 und 2.** Er rechnet das Nachstadium vom 19. Juli an. Demnach würde das Hauptstadium 57 Tage [das ist viel und vielleicht durch ungünstige äussere Einflüsse, namentlich vielen Aufenthalt im Freien bei feucht-kühler Witterung, veranlasst], das Nachstadium 23 Tage, gedauert haben. Von dem Versuche, die vorliegenden Zahlen mit den am Wohnorte des Pat. angestellten meteorologischen Beobachtungen zu vergleichen, habe ich abstehen müssen, weil ich die letzteren aus 2 verschiedenen Quellen vielfach wesentlich differirend erhielt, auch ein ganzer Tag ein zu grosser und nicht immer hinlänglich naturgemässer Abschnitt ist, um den Gang eines Accesses des tFSK genauer zu würdigen. Dennoch theile ich die obigen Zahlen mit, weil sie immer schon beispielsweise den wechselnden Grad des Gesammtleidens einigermassen veranschaulichen werden.

Noch weniger genügend ist es, wenn Pat. 9 für den Access von 1860, der im Ganzen gelind war (vgl. Note 117) Folgendes in einem Kalender angezeichnet hat. Ausbruch: Mai 17. Verschlimmerungen der Nasengruppe: Mai 22. 24. 26. (besonders stark), 31. bis Juni 17. [so anhaltend?], 24. 25., der Brustgruppe: Mai 24. Juni 4. bis 17. (besonders stark 6.). Abnahme der Krankheit [Nachstadium]: Juni 26. 27. [nicht länger?].

Ich hoffe jetzt gerechtfertigt zu seyn, wenn ich in Note 2 um genaue Unterscheidung der zur Bezeichnung des Ganges der Krankheit gewählten Ausdrücke bat, glaube auch die von mir gewählten gerechtfertigt zu haben. Die Schriftsteller nehmen es oft in dieser Beziehung nicht genau, wechseln z. B. (etwa aus stylistischen Gründen) mit den Ausdrücken; aber es führt so etwas leicht zu falschen Vorstellungen vom Gange der Krankheit.

Ursachen.

A. Der ganzen Krankheit.

Prädisposition.

§ 36.

Dass die Prädisposition eine sehr entschiedene und starke ist, dafür spricht schon einigermassen, dass die Krankheit, soviel wir wissen, in der Mehrzahl der Fälle bereits in den Kinder- oder Jünglings-Jahren ausbricht [147], nie

[147] Vgl. § 29, insbesondre auch den letzten Absatz desselben.

aber später als mit 40 Jahren; doch ist dies ein schwaches, zweideutiges Argument. Dagegen geht jener Satz wohl unzweideutig daraus hervor:

1. dass wir von Gelegenheitsursachen wenig wissen, insbesondre keine ausgezeichneten, stark wirkenden und zugleich seltenen Schädlichkeiten als Gelegenheitsursachen bezeichnen können, während doch die Zahl der vom tFSK Ergriffenen so gering ist und zumal dann sehr auffallend gering erscheint, wenn man sie mit der grossen Zahl Derjenigen vergleicht, welche zu gewöhnlichen katarrhalischen Leiden disponirt sind. Alle die Einflüsse, welche auch nur mit einiger Wahrscheinlichkeit als Gelegenheitsursachen des tFSK vermuthet werden dürfen (§ 43), gehören zu den verbreitetsten und wirken auf zahllose Individuen, ohne so heftige, lange dauernde, z. Th. eigenthümliche, in so wesentlichen Puncten constante Krankheitserscheinungen hervorzurufen, wie wir sie beim tFSK finden; wir müssen also entweder an eine seltene Combination von Gelegenheitsursachen denken oder an etwas Anderes von ausgezeichneter Wirkung, was sich mit den Gelegenheitsursachen verbinde, um die Krankheit zu erzeugen. Aber für eine seltene Combination von gemeinen Schädlichkeiten steht der tFSK immer noch zu selten und zu ausgezeichnet da; auch müsste man wegen der Constanz vieler seiner Eigenschaften immer an eine und dieselbe seltene Combination denken; für eine solche Annahme spricht keine Analogie. Es bleibt uns sonach nur übrig, an eine ausgezeichnete Prädisposition zu denken.

2. Dass die Krankheit so im höchsten Grade hartnäckig erscheint, so durchaus nicht zu beseitigen durch Natur oder Kunst (§ 31), wie dies vermuthlich — rein örtliche Krankheiten ausgenommen — von keiner zweiten behauptet werden kann. Es muss doch wohl im Körper des Patienten selbst etwas liegen, was diese Hartnäckigkeit erklärt, denn in den äusseren Einflüssen finden wir auch nicht den geringsten Anhalt zur Erklärung.

Das Argument 1. beweist zugleich, dass die Prädisposition einen, im Vergleich mit den Gelegenheitsursachen, grossen Antheil an der Hervorrufung der Krankheit haben muss.

§ 37.

Aber welcher Art ist die Prädisposition? Und hat man sie in den Schleimhäuten, oder im Nervensystem, oder in irgend einem andern System oder Organ des Körpers zu suchen?

Auf die erstere Frage bin ich nicht im Stande, mit etwas Besserem zu antworten als mit der Annahme, dass wir es mit einer ungewöhnlichen Empfindlichkeit zu thun haben. Ob aber mit einer der Art nach, oder dem Grade nach, oder in beiderlei Kategorien ungewöhnlichen, möchte schwer zu sagen seyn. Dass unter den Einflüssen, welche die Accesse verschlimmern, auch solche eine bedeutende Rolle spielen, welche auf andre Menschen kaum erheblich einwirken (§ 58), und dass unter den Patienten mehr Männer als Frauen (§ 40) und vielfach auch solche vorkommen, die wir für abgehärtet in allen Beziehungen halten würden (§ 38), deutet mehr nur auf eine der Art nach ungewöhnliche Empfindlichkeit hin. — Der Unterschied in der Empfindlichkeit gegen andere Menschen braucht kein absoluter zu seyn: auch schon ein relativer würde zur Erklärung hinreichen; ja es spricht sogar mehr für einen nur relativen, dass dieselben Schädlichkeiten, welche beim tFSK eine bedeutende Rolle spielen, bei vielen anderen Menschen wenigstens ähnliche, wenn auch meistens weit geringere, Wirkungen hervorrufen (vgl. § 58 u. 80). Es ist deshalb nicht wahrscheinlich, dass zwischen den zum tFSK Disponirten und den nicht Disponirten eine scharfe und schroffe Scheidung existire, vielmehr wahrscheinlich dass Uebergänge sich finden, welche die Zeit kennen lehren wird. Die in § 82-85 zu besprechenden Fälle dürften dahin gehören.

Rücksichtlich der zweiten Frage ist es wohl sehr wahrscheinlich, dass [148] die Schleimhäute und das Nervensystem betheiligt sind. Es spricht dafür:

1) das Auftreten der Symptome in diesen beiden Systemen.

2) gewisse verschlimmernde Momente (§ 58), welche wir auch bei anderen Krankheiten theils der Schleimhäute, theils des Nervensystems als verschlimmernd kennen.

---

[148] Wie auch schon einer und der andre meiner Vorgänger es angedeutet; so insbesondre **Dechambre**, 68.

3) die nicht seltene Complication mit der Neigung zu gemeinen Katarrhen und Asthmen (§ 87), so wie das ganz besonders häufige Zusammentreffen mit Nervosität (§ 39).

4) das nicht seltene Vorkommen von theils katarrhalisch, theils nervös disponirten Familiengliedern neben den am tFSK leidenden (S. 95 unt. *b*.).

5) macht auch die geringe Verbreitung der Krankheit, welche wir nicht durch die Natur der Gelegenheitsursachen erklären können, eine mehr als bei anderen Krankheiten zusammengesetzte Prädisposition wahrscheinlich, insofern zwei combinirte Factoren begreiflich seltner anzutreffen sind als Ein Factor.

Andere Systeme und Organe, insbesondre das Gefässsystem und die ausleerenden Drüsen des Auges, leiden weder so constant noch so stark, dass man ihr Leiden für ein mehr als secundäres zu halten veranlasst wäre. Vgl. § 48.

§ 38.

Um eine nähere Kenntniss der Prädisposition wenigstens anzubahnen, haben wir uns nach ihrem (oder, was hier fast gleichbedeutend: der Krankheit) Zusammentreffen mit andern Eigenschaften der Patienten umzusehen, aus denen wir etwa später einmal mittelst des „*noscitur ex socio*“ und anderer logischen Hülfsmittel etwas erschliessen können. Aber mancherlei körperliche und geistige Beziehungen, die uns bei anderen Krankheiten Winke geben, lassen uns hier im Stich. Die Patienten finden sich klein und gross, — mager und fett, — zart und derb, — blond und brünett, — schwächlich und vollkommen, körperlich und geistig, kräftig, — verweichlicht und abgehärtet, — anderweitig kränkelnd und musterhaft gesund. Wenn man von der alsbald zu besprechenden Nervosität absieht, so muss man sogar sagen, dass anderweitige Muster-Gesundheit häufiger als anderweitiges Kränkeln ist [149]. Schon dass die Niese- und Asthma-Stürme ohne dauernd nachtheilige

[149] Man darf sich in dieser Beziehung nicht an unsere „Tabellar. Uebersicht“ halten, denn begreiflich kommen die complicirten Fälle in verhältnissmässig weit grösserer Zahl zur Kenntniss der Aerzte als die einfachen.

Folgen vorüberzugehen pflegen, dürfte beweisen, dass die Krankheit in der Regel in sonst gesunden Individuen auftritt. Die „Gesundheit“ hält auch gewöhnlich Stich, wenn man sie mit speciellen Fragen näher untersucht. Insbesondre lässt sich auch kein Fehler der Haut (Zartheit, Empfindlichkeit, zu grosse oder zu geringe Neigung zum Schwitzen) als Regel nachweisen.

Bostock sagt zwar (S. 441): „*Those cases that have fallen under my own inspection have been generally of a spare habit and liable to stomach affections, but I have met with exceptions to this rule.*“ Er sagt aber nirgends, wie viele Kranke er selber beobachtet habe; auch könnten die Art seines Wirkungskreises und andere für den tFSK zufälligen Momente mit dem Anschein einer Regel getäuscht haben. — **Semple** sagt, die Krankheit befalle meist nur Schwächliche; Hr. **Wilson**: vorzugsweise Personen „von lymphatischem oder scrofulösem Habitus“. Aber auch diese Regeln treffen in dem grösseren Kreise, welchen ich übersehen kann, entschieden n i c h t zu.

Auch von Beziehungen der Krankheit zu den wesentlichsten Verschiedenheiten der weiblichen Geschlechtszustände: Alter vor der Pubertät, Geschlechtsreife, Menstruation (vgl. S. 33), Schwangerschaft, Wochenbett, Lactation, Decrepidität — wissen wir nichts, ausser etwa dass die Menstruation (palliativ) verbessernd zu wirken scheint [150]. Es ist auch kaum wahrscheinlich, dass hier erhebliche Beziehungen obwalten, da die Krankheit ja auch, und sogar häufiger (§ 40), bei Männern vorkommt.

Nur folgende Eigenthümlichkeiten der Krankheit lassen sich bereits nachweisen und dürften schon jetzt, mehr noch künftig, Winke zur näheren Kenntniss der Prädisposition geben: 1.–4., s. § 39–42.

§ 39.

1. Verhältnissmässig häufig kommen unter den Patienten n e r v ö s e und sehr nervöse Personen vor [151], welche theils von den Aerzten geradezu als solche bezeichnet [152], theils

---

[150] Wenigstens finden sich für diesen Punct folgende 2 Zeugnisse. Von Patientin 43 heisst es: „*L'apparition des règles amène du soulagement au catarrhe des foins.*“ Patientin 47 hatte 1861 den heftigsten und hartnäckigsten Access, dessen sie sich erinnert; er dauerte vom 30. Mai bis in den August hinein; die Menstruation blieb dabei in Ordnung, und zu den Zeiten, wo sie sich einstellte, „besonders das erste Mal, waren die Krankheitserscheinungen fast verschwunden“.

[151] Unter andern auch, und zwar s c h w e r leidend, ein sehr nervöser 40jähriger Dichter, der von Hrn. Dr. **Ker** behandelt wurde.

[152] **Percy**, welcher 5 Fälle beobachtet hat, sagt: „*J'ai géné-*

doch durch charakteristische Züge als solche dargestellt werden. Vielleicht darf man sogar behaupten, dass ausnahmlos wenigstens ein gewisser, mässiger Grad der Nervosität, des zu beweglichen Nervensystems — so mässig, dass man ihn noch nicht als etwas Krankhaftes zu betrachten pflegt [153] — sich findet. [154]

§ 40.

2. Die Krankheit ist häufiger bei Männern als bei Frauen. Unter meinen 154 Fällen (s. S. 8 Z. 1) sind 104 m., 50 w.

Es könnte dies freilich schon durch den mehreren Einfluss der äusseren Schädlichkeiten bei Männern begründet seyn, brauchte sich also nicht auf die Prädisposition zu beziehen. Und zwar könnte jener Einfluss

entweder als Gelegenheitsursache der ganzen Krankheit häufiger bis zur Hervorrufung derselben steigen

oder doch, als Ursache einzelner Verschlimmerungen, die Krankheit oft heftiger machen, so dass nun ärztliche Hülfe gesucht wird, während es sonst nicht geschehen wäre.

§ 41.

3. Die Krankheit ist häufiger bei Wohlhabenden, Gebildeten, Vornehmen als unter den entgegengesetzten Verhältnissen. Unter den 154 einzeln bekannten Fällen (S. 8 Z. 1) gehören nur 5 bestimmt, 3 vielleicht, den ungebildeten Ständen an, die übrigen 146 aber theils bestimmt, theils mit grösster Wahrscheinlichkeit, den gebildeten. (Es steht mir gerade für diesen Punct eine besonders grosse Zahl zu Ge-

---

ralement remarqué que, chez ces malades, le système nerveux était plus ou moins impressionable."

153 Und dass er sich auch mit der sonstigen Gesundheit und Kräftigkeit, wie wir sie bei vielen am tFSK Leidenden finden, verträgt. Analog sagt **Th. Clemens** (Deutsche Klin. 1860. 263): „Diese sogenannte *Diathesis nervosa* - - - finden wir gerade sehr oft bei kräftigen und scheinbar sehr gesunden Individuen, wie es ja z. B. eine sehr bekannte Thatsache ist, dass baumstarke Männer bei dem geringsten Anlass ohnmächtig werden und an sogenannten schwachen Nerven leiden. Sehr vollsaftige und anämische Menschen stehen in dieser Beziehung oft auf ein und derselben Stufe der *Diathesis nervosa*. So sehen wir Chorea bei chlorotischen Stadtmädchen und den blutstrotzenden Landkindern in gleicher Stärke auftreten."

154 Ein logischer Fehler aber wäre es, etwa, das Verhältniss ungefähr umkehrend, anzunehmen, die meisten sehr nervösen Personen dürften am tFSK leiden oder doch dazu hinneigen.

bote, weil meine Rundfragen immer auf denselben hinwiesen.) Diese Zahlen erscheinen noch auffallender, wenn man an das numerische Uebergewicht der niederen Stände denkt, wonach diese bei gleicher Prädisposition ein weit stärkeres Contingent zu der Krankheit stellen müssten als die höheren. Die gedachten 5 Fälle aus den ungebildeten Ständen [155] gehören sämmtlich zu den erst durch gegenwärtige Arbeit zur Besprechung gebrachten, während bisher kein solcher Fall recht zählbar vorlag, indem die früher zur Sprache gebrachten [156] theils zum Zählen nicht individualisirt genug oder diagnostisch nicht verbürgt genug, theils gar nicht einzeln, angeführt worden.

Die Krankheit erscheint sogar aristokratisch, indem sie von Adelichen entschieden verhältnissmässig häufiger bekannt ist als von Bürgerlichen [157], wie aus folgender Zusammenstellung [in welcher begreiflich überall, bei beiden Geschlechtern, nur der Geburts-Adel berücksichtigt worden] hervorgeht, mögen wir in derselben 20 : 48 oder 20 : 107 als die maassgebenderen Zahlen ansprechen [158].

	Männl.	Weibl.	Zusammen
Adeliche, mit Einschluss von 2 Fürsten und 1 Fürstin	14	6	20
Bürgerliche	35	13	48
Wahrscheinlich bürgerlich . .	43	16	59
Summa	78	29	107.

155 Von welchen Fällen in der „Tabellar. Uebersicht“ nur Pat. 20 vorkommt. Die anderen sind: ein *„common farm labourer“*, ein *„labourer“*, ein norddeutscher Kutscher und eine mitteldeutsche Laden-Dienerin.

156 **Cornaz**, 5: *„une des personnes objets de ce travail“* [nur Nichtärzte] *„m'assure connaître à Anet (canton de Berne), une famille de paysans dont plusieurs membres sont atteints de rhume des foins“*. — Eine Anzahl Fälle bei **Elliotson**, **L. G.** 372, **C.** 169.

157 „- - - daher das Heufieber in England eine Krankheit der Vornehmen vom Volke genannt werden soll“: Patientin 47.

158 Hat man sich die grössere Frequenz vielleicht durch häufigere Nervosität, und diese vielleicht wieder zum Theil durch die häufigere Verheirathung in beschränktem Kreise, zu erklären? Gegen den letzteren Theil der Vermuthung spricht freilich, dass auch die Aristokratie des Geistes nicht minder heimgesucht erscheint, wie schon aus dem Eingang dieses § hervorgeht.

Auch König Georg IV. von England soll am tFSK gelitten haben. *(Abeille méd. 1860. 38.)*

Mehrere Autoren und mehrere von den Aerzten, welche mich durch Briefe beehrt, glauben, dass die Krankheit in den niederen Ständen eben so häufig als in den höheren vorkommen und nur sehr gewöhnlich übersehen werden dürfte, weil die Individuen niederen Standes Krankheiten solcher Art nicht wichtig genug finden um ärztliche Hülfe dagegen zu suchen, überhaupt seltner von Aerzten behandelt werden, — weil sie, minder aufmerksam, die Regelmässigkeit der Wiederkehr nicht beachten, — weil auch in den *dispensaries* der englischen Städte die jährliche Wiederkehr des Uebels bei demselben Patienten leicht unbeachtet bleibe [159], u. s. w. Man muss dies Alles einräumen; und ich füge noch hinzu, dass es nicht auffallen kann, wenn Nichtärzte das Typische übersehen, da sogar wiederholt Aerzte es bei ihrem eigenen Falle mehrere Jahre hindurch kaum beachteten; — dass ferner mehr Abhärtung in den niederen Ständen zu finden ist und dass diese zwar nicht gegen die Krankheit schützt (denn es kommen unter den Patienten auch solche vor, die durch Landwirthschaft, Jagd, Militärdienst u. s. w. sehr abgehärtet sind), aber sehr wahrscheinlich den Einfluss vieler Schädlichkeiten verringert, die Accesse leichter macht, also das Gering-achten der Krankheit begünstigt. — Wenn man aber bedenkt, dass schon 1828 durch **Bostock** und 1833 durch **Bulman** die Aufmerksamkeit auf das seltnere Vorkommen in den niederen Ständen gelenkt wurde [160], und dass seit jener Zeit die Krankheit und ihre sparsame Literatur unter den englischen Aerzten sehr allgemein bekannt geworden ist, so, sollte man meinen, könnten die Gegenbe-

159 Aber solches Uebersehen kann man bei **F. W. Mackenzie**, der als Arzt des *Free Dispensary* in Paddington (Theil von London) über das Heufieber geschrieben, nicht annehmen!

160 *„It is remarkable, that all the cases are in the middle or upper classes of society, some indeed of high rank. I have made inquiry at the various dispensaries in London and elsewhere, and I have not heard of a single unequivocal case occurring among the poor.“* **Bostock.** — *„I have never been able to hear of the disease in the lower walks of life, though my situation, as physician to two extensive charities in this town“ [Newcastle-upon-Tyne], „has afforded me ample opportunities of meeting with it, did it exist among them.“* **Bulman**, b. **Elliotson**, Lit. 6.

weise, wenn die Annahme unrichtig wäre, wohl nicht mehr fehlen; es würde gewiss schon längst irgend ein englischer Arzt sich die Mühe genommen haben, einen Gegenbeweis durch Zahlenreihen zu liefern. [161] Wir müssen also wohl bis auf Weiteres annehmen, dass die Krankheit wirklich in den niederen Ständen seltner sei [162], und es wird erlaubt seyn, dies hypothetisch durch das minder versatile Nervensystem zu erklären.

§ 42.

4. Die Patienten finden sich in ihren Familien theils vereinzelt, theils gesellig.

Von 59 Patienten, für welche ich über diesen Punct einigermassen zuverlässig unterrichtet bin, stehen 23 vereinzelt in ihrer Familie (welche bei einigen sogar als sehr gross angegeben wird), 36 gesellig, und zwar vertheilen sich die letzteren auf 13 Familien, wie folgt:

8 mal zwei Glieder einer Familie, und zwar 5 mal Geschwister [163],

---

[161] **Cornaz** bemerkt auch treffend: „*Je pense qu'il serait difficile que cette affection échappât à l'attention chez les ouvriers qui font les foins à la campagne, chez lesquels l'esprit railleur de leurs camarades l'aurait bientôt découverte*". Und Hr. Dr. **Schmitz** bemerkt, dass, wo die Symptome so intensiv wie bei Pat. 3 (welcher Fall doch nur zu den mittelschweren gehört), seiner Ueberzeugung nach auch ein Individuum der ärmeren Classe bei nur einmaliger Wiederholung des Accesses nicht verabsäumen würde, ärztlichen Rath einzuholen. — Auch Hr. Prof. **Spring**, der die Krankheit seit lange kennt, mehrere Fälle behandelt hat, u.s.w., hat in seiner sehr frequenten Klinik sie „unter den Arbeitern nie angetroffen". — Sehr auffallend ist es auch, dass in der reichen landwirthschaftlichen Literatur Englands — soweit ich durch Erkundigung und eigenes Nachsehen es habe ermitteln können — die Krankheit nirgends erwähnt wird.

[162] Auch andere Katarrhe kommen wohl häufiger bei den wohlhabenden Classen vor, wenigstens zur Beobachtung. So z. B. sagt mir ein Schreiben der Kaiserl. medicinischen Gesellschaft zu Wilna: „*Aussi le catarrhe de la Lithuanie*" [es ist hiermit theils gewöhnlicher epidemischer Katarrh, theils Grippe gemeint, beide dort hauptsächlich nur im Herbst herrschend] „*se rencontre plus fréquemment parmi la classe aisée que parmi le peuple*". — Aehnliches gilt von gemeinen Asthmen; vgl. z. B. **Salter** 349, 350.

[163] Ich muss hier eine parallele Bemerkung, welche **Salter**, S. 110, beim gewöhnlichen Asthma gemacht hat, anführen, weil sie zu künftigen Forschungen, auch beim tFSK, mit anregt: „*With regard to the inheritance of asthma, I have observed one curious fact, which suggests an interesting general pathological question. It is, that several brothers*

3mal Vater und Kind; — in 5 Fällen ist ausdrücklich angegeben, dass der Rest der Familie frei; in 3 Fällen fehlt Angabe über diesen Punct.

2 mal drei Glieder: einmal ein Mann mit Sohn und Nichte, Patientin 58, Rest der Familie frei; beim zweiten Fall (**Bostock**) fehlt jede nähere Angabe.

1 mal vier: von drei freien Geschwistern hat *a.* ein Bruder 2 an der Krankheit leidende Töchter (darunter Patientin 49), deren Kinder aber wieder frei sind, — *b.* ein zweiter Bruder 2 kranke (ältester Sohn und jüngste Tochter, Patientin 43) und dazwischen 3 freie Kinder, — *c.* eine Schwester die Kinder und Kindeskinder frei. (**Cornaz.**)

2 mal fünf: *a.* ein Mann, seine Tochter (Patientin 57, Mutter einer grossen Familie) und 3 Söhne der Letzteren (ein vierter, jüngerer Sohn, ungefähr 10 Jahr alt, *„is made asthmatic by the smell of Guinea pigs"*, fällt also vielleicht noch einmal der Krankheit anheim); der Rest der Familie scheint frei zu seyn. (**Poyser**, b. **Elliotson**, **S.** 167.) — *b.* ein Mann mit 2 Söhnen und seine Schwester mit ihrem (männl.) dritten Kinde. (Dr. **Rowe.**)

Man könnte auch die Fälle, wo nur einige wenige Mitglieder einer Familie leiden, zumal wenn die Familie gross ist, als ziemlich vereinzelte ansprechen und demgemäss behaupten, die Krankheit pflege mehr oder weniger vereinzelt in den Familien aufzutreten. In der That findet sich eine solche Behauptung bei einigen Autoren, und ich muss zu Gunsten der Behauptung bemerken, dass kein einziger Fall bekannt ist, wo in einer, auch nur sehr kleinen, Familie alle Mitglieder litten.

Es scheint mir indess gerade das gesellige Vorkommen, schon so weit wir es bis jetzt beurtheilen können, und ungeachtet der Kleinheit der obigen Zahlen, für die ätiologische Untersuchung der Krankheit vorwaltend wichtig, zumal deshalb weil folgende zwei Gründe seine Dignität erhöhen (*a.*) und unterstützen (*b.*):

a. Die Patienten können sich bei der Angabe, ob ihr Fall vereinzelt oder gesellig dastehe, in entgegengesetzten Richtungen irren. Manche, allzu aufmerksam auf Leiden welche den ihri-

---

and sisters in a family may be asthmatic without the parents having been so. This would seem to suggest, in respect to disease, a principle with which breeders of cattle are familiar — that certain combinations produce certain results, and lead to the creation of certain peculiarities, and that the qualities of the progeny are not the mere resultant of the combined qualities of the parents, — just as we sometimes see a family of red-haired children, both the parents of which have black hair."

gen verwandt sind, überschätzen die Disposition ihrer Verwandten für katarrhalische Leiden, geben sie stark an während sie vielleicht nur das gewöhnliche Maass hat; Andre nehmen irrthümlich an, dass auch die Verwandten nur in der kritischen Jahreszeit an Katarrhen leiden, oder dehnen auch wohl überhaupt den Begriff des „Heufiebers“ zu weit aus (so häufig in England, vgl. § 74); kurz, Manche lassen vereinzelte Fälle irrthümlich als gesellige erscheinen. — Andere dagegen sind von ihren Eltern oder Geschwistern, welche am tFSK litten, so früh getrennt worden, dass sie irrthümlich glauben können, jene seien durchaus frei gewesen. Da die Accesse in späteren Jahren schwächer werden (§ 33), so können die Leidenden am Ende selber glauben, von dem alten Uebel ganz befreit zu seyn, und noch weit leichter können Kinder dies von ihren Eltern glauben. [164] — Ich muss nach den mir vorliegenden Indicien annehmen, dass Umstände der letzteren Art (welche das vereinzelte Vorkommen zu häufig, das gesellige zu selten darstellen) die gewöhnlicheren seien, und dass, wie bei tausend anderen Beobachtungsgegenständen, so auch hier, der Fehler, dass etwas Existirendes (hier die Geselligkeit der Fälle) nicht aufgefunden und nachgewiesen wird, — häufiger vorkommt als der entgegengesetzte, dass etwas nicht Existirendes irrthümlich als existirend hingestellt werde. Ich glaube deshalb, dass künftig durch genauere Kranken-Examina die Geselligkeit nicht bloss absolut, sondern auch relativ, weit häufiger werde nachgewiesen werden als bisher. Sollte dies aber auch nicht geschehen, so scheint mir doch schon die Zahl 13 (oder 36), gegenüber 23 (s. S. 92), eine verhältnissmässig grosse und auffallende. Geübte Medico-Statistiker mögen hierüber urtheilen

[164] So z. B. hat Pat. 11 anfangs seinen Fall für vereinzelt gehalten und erst beim zweiten ausführlichen Examen mir bemerkt, sein vor wenigen Jahren verstorbener Vater dürfte doch am tFSK, wenn auch in gelinderem Grade, gelitten haben, denn er (der Vater) habe ihm (dem Pat.) einmal tröstend gesagt: „wenn Du älter wirst, wird sich Das geben; ich habe es früher auch so gehabt“. Auch Pat. 9 hat mir erst bei der zweiten Besprechung angegeben, sein Vater scheine daran gelitten zu haben. — Es bedarf kaum der Bemerkung, dass ich die Fälle der Pat. 9 u. 11 als zweideutig oben nicht mitgezählt habe; eben so eine Anzahl anderer, zweideutiger Fälle.

unter Vergleichung der Zahlen bei anderen Krankheiten, deren jeweiliges Forterben niemand bezweifelt.

b. Es kommen ziemlich häufig Fälle vor, wo neben einem, oder mehr als einem, Gliede einer Familie, welches am tFSK leidet, andere Glieder zu gemeinen Katarrhen besonders disponirt sind oder [165] an gemeinem Asthma leiden oder irgend eine Idiosynkrasie, z.B. gegen Heu oder gegen Ipecacuanha [166], mit den am tFSK Leidenden theilen. Es kann in einem solchen Falle die Disposition der anderen Familienglieder zu gemeinem Katarrh oder zu gemeinem Asthma eine rein erworbene seyn; es kann aber auch eine ererbte — oder auch ohne Ererbung angeborene [167] — seyn, und es liegt alsdann die Vermuthung sehr nahe, dass das am tFSK leidende Familienglied sie als einen Theil, einen Factor, seiner Disposition ebenfalls mit zur Welt gebracht habe.

Man muss nach dem Vorhergehenden es als sehr wahrscheinlich annehmen, dass bisweilen die Prädisposition (mit oder ohne Forterbung) angeboren ist. Man wird um so mehr zu dieser Annahme gezwungen, da (wie wir später noch genauer sehen werden) die äusseren Ursachen die Entstehung der Krankheit nicht genügend erklären. — Verhältnissmässig oft dürfte auch wohl die angeborene Prädisposition, bei ungenügendem Eintreten der Gelegenheitsursachen, unentwickelt, gehemmt, bleiben; oder es dürfte auch bisweilen von einer Generation *A* nur eine unvollkommene Prädisposition auf die Generation *B* übergehen und erst in dieser sich vollkommen ausbilden.

Wo die Krankheit in sehr jungen Jahren und mehr allmählich eintritt, könnte man geneigt seyn, mehr an angeborene Prädisposition zu denken; wo sie später und mehr plötzlich eintritt, mehr an Erwerbung. Indess Indicien solcher Art sind begreiflich immer sehr schwach, können leicht zu Trugschlüssen, im günstigsten Falle aber nur zu Regeln führen, welche höchst zahlreiche Ausnahmen erleiden und deshalb wenig Werth haben.

---

165 Wovon schon bei **Salter**, 357, 360, 363, einige Beispiele. Begreiflich wird solches Neben-einander-vorkommen häufiger vom Asthma, einem schweren Leiden, angemerkt als vom Katarrh, einem meist leichten.

166 Vgl. z. B. S. 93 Abs. 4 den **Poyser**schen Fall (Meerschweinchen).

167 Dass letzterer Fall von dem „ererbt“ unterschieden werden muss, bedarf kaum einer Bemerkung. (Zum Ueberfluss geben die in Note 163 angeführten **Salter**schen Beobachtungen Beispiele für den letzteren Fall bei gemeinem Asthma.)

Dagegen dürfte es künftig besonders lehrreich werden, Aehnlichkeiten und Unterschiede in den Symptomen und sonstigen Eigenthümlichkeiten der Fälle bei Geschwistern zu beobachten. Es dürfte zu manchen Schlüssen, insbesondre auch darüber führen, wie weit der ursächliche Antheil der Prädisposition reiche, welche Eigenschaften der Krankheit hauptsächlich ihm (und nicht den äusseren Ursachen) zuzuschreiben seien. Mein Material indess (das nur für 2 Geschwisterpaare ausführliche Mittheilungen enthält) ist dazu noch zu dürftig.

Gelegenheitsursachen.

§ 43.

Contagiös ist die Krankheit bestimmt nicht; sonst müssten in den Acten Fälle der Uebertragung, namentlich zwischen Ehegatten, bereits zu finden seyn; sie fehlen aber vollständig.

Dies ist das Einzige, was wir über die Gelegenheitsursachen bestimmt aussagen können; sonst sind wir über dieselben noch mehr im Dunkeln als über die Prädisposition.

Von denjenigen Zuständen der Atmosphäre und denjenigen in der Luft schwebenden Stoffen, welche wir im Folgenden als Ursachen der Verschlimmerungen mit Bestimmtheit kennen lernen werden (§ 58), ist es schon fraglich (§ 56), ob wir unter ihnen die Gelegenheitsursachen des ganzen Accesses zu suchen haben. Kaum wahrscheinlich aber ist es, dass sie, die mehr oder weniger rasch vorübergehenden, zur Hervorrufung der ganzen Krankheit, einer lebenslänglich dauernden, etwas Erhebliches beitrügen; die Geringfügigkeit der Ursachen würde, so sollte man wenigstens meinen, in einem Missverhältniss zu der grossen Wirkung stehen; sicher ist freilich ein solcher Schluss nicht.

Am ersten würde man dem Lande oder der Gegend, dem Orte, worin jemand lebt, einen erheblichen Einfluss auf die Hervorrufung der Krankheit zutrauen, weil

1) sie so dauernd einwirken;

2) wir gesehen haben (§ 31), dass gewisse, von den unserigen sehr verschiedene Klimate die Krankheit auf eine Reihe von Jahren fast ganz, vielleicht sogar bisweilen ganz, zum Schweigen bringen können;

3) wir sehen werden (§ 101), dass schon geringere Veränderungen des Aufenthaltsortes — geringer rücksichtlich der Entfernung, der Verschiedenheit der klimatischen Einflüsse, und

der Zeit — die Krankheit sehr mildern können.

Und wenn wir eine angeborene Prädisposition annehmen (§ 42), so könnte man selbst diese von Land oder Gegend der Geburt zum Theil ableiten — freilich nur unter der Voraussetzung, dass sich eine erheblich verschiedene Häufigkeit der Krankheit nach Ländern oder Gegenden wirklich zeigte. Eine solche lässt sich aber bis jetzt nicht gültig anerkennen, weil — wie wir alsbald in § 44, 45 u. 47 sehen werden — das Material für diesen Punct noch zu dürftig vorliegt.

§ 44.

Man hat geraume Zeit geglaubt, dass die Krankheit nur Grossbritannien, oder selbst nur England, angehöre. Wenigstens war dies in der Literatur allgemein angenommen. Der französische Fall (Pat. 1), welchen **Cazenave** 1837 bekannt machte, ohne ihn als einen Fall des tFSK zu diagnosticiren, blieb unbeachtet (vgl. § 129). Selbst **Alfter**, der 1855 einen Fall von einem Deutschen, Pat. 10, bekannt machte und die Krankheit treffend als das „von **Elliotson** beschriebene *Hay-Asthma*" bezeichnete, konnte den Satz, dass die Krankheit nicht bloss Grossbritannien angehöre, nicht daraus folgern, weil dieser Pat. in London geboren ist und bis zum 10ten Jahre daselbst gelebt hat (während allerdings erst ein Paar Jahre später, in Deutschland die Krankheit bei ihm auftrat). — Die Rundfragen jedoch, welche ich 1859 und 1860 in den meisten europäischen Ländern verbreitete (s. d. Vorwort), haben das Resultat erbracht, dass das Vorkommen der Krankheit ein weit ausgebreiteteres ist, und dass einzelne Aerzte verschiedener Länder dieselbe sehr wohl kannten, sie z. Th. scharfsichtig beobachtet hatten und treffend beurtheilten.

Um die Verbreitung einigermassen auch durch Zahlen zu veranschaulichen, und zwar in einer für die Zukunft möglichst brauchbaren Weise, durfte ich mich nicht begnügen, jeden Patienten einfach Einem Lande zuzutheilen; denn man kann ja einem Lande in verschiedenen medicinischen Beziehungen angehören (durch Eltern, Geburt, Aufenthalt u. s. w.) und ich war nicht wissenschaftlich berechtigt, Eine solche Beziehung herauszugreifen und für die wichtigste zu erklären [168].

[168] Nur in der „Tabellar. Uebers." erlaube ich mir, die Geburt

Ich habe mich deshalb bemüht, für jeden der 154 Patienten, welche ich einzeln unterscheide (S. 8 Z. 1), zu ermitteln:

a. das Land oder die Länder, welchen seine Eltern angehören. Es könnte dies auf ethnographische Unterschiede führen, für welche freilich vorläufig nichts spricht. (Noch directer würde die Ermittelung des Volksstammes auf solche Unterschiede führen; aber sie war bei dem vorliegenden Material nur selten möglich, also nicht entfernt befriedigend durchzuführen.)

b. das Land, in welchem er geboren.

c. dasjenige, in welchem er den ersten Access erlitten.

d. dasjenige Land oder diejenigen Länder, in denen er mit der Krankheit gewöhnlich lebt oder gelebt hat. (Statt dessen etwa bei jedem Pat. alle die Länder aufzuführen, in welchen er einen Access durchgemacht hat, welche also das Auftreten des Accesses gestatten, möglicherweise z. Th. befördern, — dies auch nur zu versuchen, gestattete mein Material nicht; auch dürfte es minder wichtig seyn; vgl. S. 99 - 100.)

Diese 4 Anschauungsweisen erscheinen als gleichberechtigt, wenn es darauf ankommt, den Einfluss eines Landes auf die Erzeugung oder Unterhaltung des tFSK zu würdigen.

•Bei vielen Fällen konnte ich die Rubriken, ganz oder z. Th., nur nach der Wahrscheinlichkeit ausfüllen, indem ich z. B. bei einem aus England mitgetheilten Falle, wo nicht das Gegentheil angegeben, annahm, dass er in allen 4 Beziehungen zu England gehöre. Ich durfte diesen Act der Willkühr nicht unterlassen, um nur einmal fürs Erste leidlich grosse Zahlen zu gewinnen. Die Zahl der Fehler, welche ich auf diese Weise sonder Zweifel in die statistische Zusammenstellung brachte, kann aber auch verhältnissmässig nur sehr gering seyn, indem die Autoren auf ein anderes Land als dasjenige, welches der Leser voraussetzen muss, wohl in der Regel hingewiesen haben würden. Eine solche Hinweisung wird namentlich bei denjenigen Fällen nicht leicht fehlen, welche in Folge meiner Circulare — die immer auch nach der geographischen Verbreitung und ob die Krankheit in dem Lande des Beobachters auch bei Inländern oder nur bei Ausländern vorkomme, fragten — bekannt geworden sind, und die Zahl dieser [169] sammt den mehr privatim von mir ermittelten beträgt 111. Sie wird auch in den 14 Fällen nicht fehlen welche ich aus Salter einzeln aufnehme, da

---

herauszugreifen, weil dort ich diese Beziehung, in Folge der Beschaffenheit meines Materials, am besten durchgängig verfolgen kann, mehrere Länder-Rubriken aber die Uebersicht erschwert hätten.

[169] Mit Einschluss von 17 in den durch meine Circulare hervorgerufenen Abhandlungen bekannt gemachten, welche ich hier mitrechnen muss, vgl. S. 7 (Z. 1), 9 (Z. 5).

dieser Autor Land und Nationalität aufmerksam beachtet und gewürdigt hat. Ich darf mithin annehmen, dass sie bei 125 Fällen, also fast bei $^5/_6$ der Fälle, nicht fehle.

Mittelst der so gewonnenen Notizen erhalte ich nun — wenn ich in den wenigen Fällen, wo die Eltern zweien Ländern angehören, für jedes Land ½ zähle — folgende Zahlen:

Land (oder Länder)

	dem die Eltern angehören	in dem Pat. geboren	in dem der erste Access stattfand	wo Pat. mit der Krankheit lebt oder gelebt hat	
England	81	83	80	78	
Deutschland	36	34	34	36	Vgl. Note 172.
Frankreich	17½	16	14	15	
Belgien	7	7	9	8	Vgl. Note 172 u. S. 103.
Schweiz	4	3	4	6	Vgl. Note 172 u. S. 103.
Schottland	3	2	2	2	Vgl. S. 101.
Italien		3	1	1	Vgl. S. 103.
Russland	1	1	1	1	Vgl. S. 102.
Irland	1	1			Vgl. S. 102.
Nord-America	1	1			Vgl. S. 103.
Dänemark	½			1	
Ungarn				1	
China				1	
Bombay				1	
Madras				1	

Irland, Nord-America [hierunter sonder Zweifel die Vereinigten Staaten zu verstehen], Dänemark und Ungarn sind durch je 1 Dame repräsentirt, China, Bombay und Madras nur durch Pat. 17 (vgl. S. 77).

In der letzten Spalte sind nur solche Länder berücksichtigt, in denen ein Patient länger als 1 Jahr gelebt und [im Gegensatz zu den exceptionellen Fällen vollkommenen oder unvollkommenen Ausfallens der Accesse, § 31] die Accesse wie gewöhnlich durchgemacht hat. Nicht aber solche Länder, in denen ein Patient bei kürzerem Aufenthalt einen Access erlitt [denn man könnte hier annehmen, das neue Land habe noch nicht Zeit gehabt, seinen etwanigen vortheilhaften, den Access abhaltenden Einfluss zu äussern]; sonst hätte ich bei der Schweiz und Italien ansehnlich stärkere Zahlen angeben müssen, indem verschiedene englische, deutsche u. a. Patienten in einem dieser beiden Länder einzelne Accesse erlitten. Ausser diesen beiden werden auch noch Lappland, Norwegen, die Türkei [2 Patienten], Griechenland, Algier, Aegypten [Pat. 17] und das Cap [ebenfalls Pat. 17] als Länder angegeben, in denen einzelne Patienten einzelne Accesse erlitten. [Vgl. Note 137 und S. 102 Abs. 3 Z. 5-7.]

Dass man in sehr kalten und sehr heissen Gegenden wenigstens einzelne Accesse erleiden kann, beweisen — als die beiden schroffsten Gegensätze — Lappland und Madras. Als in allen Beziehungen einheimisch (allen 4 Spalten der obigen Tabelle angehörend) erscheint aber die Krankheit (bis auf weitere Untersuchungen) nur in gemässigten Klimaten. Unter den letzteren hebe ich noch als bekanntlich besonders mild hervor: Süd-Frankreich und die Südküste von England; auch diesen beiden gehören einzelne Fälle vollständig an [170]. Diese beiden Gegenden erscheinen (bis jetzt) gewissermassen als das Maximum der Milde, womit das Vorkommen des tFSK nach seinen 4 wesentlichsten Beziehungen sich verträgt. Dagegen gestatten die vorliegenden Materialien noch nicht, ein Minimum der Milde (Maximum der Rauhigkeit) auch nur mit einiger Wahrscheinlichkeit zu bezeichnen.

Da zu den 3 ersten Spalten obiger Tabelle nur europäische Länder (mit Ausschluss der nördlichsten Theile, etwa vom 60ten Breitengrade an) und Nord-America (und zwar hier nur die Vereinigten Staaten) Beiträge geliefert haben [171], so wäre es

---

170 Namentlich die Patientinnen 42 u. 46 vollständig der Stadt Toulouse.

171 Insbesondre liegt für ein Entstehen der Krankheit in sehr warmen Klimaten, oder auch nur dafür dass Bewohner tropischer Gegenden, in die gemässigten Zonen versetzt, die Krankheit acquiriren können, keine Thatsache vor; ich habe auch durch vielfaches ausdrückliches Nachfragen keine ermitteln können. — Salter berichtet zwar von einer hindostanischen Dame, dass sie — seit 20 Jahren in ihrem Vaterlande gemein-asthmatisch — während eines 3monatlichen Aufenthalts in England auch durch Heu einen Asthma-Anfall im Juni — oder 2, einen im Juni und einen im Juli — bekommen habe. Aber dieser Anfall oder diese Anfälle dürfen nicht zum „Heu-Asthma" (tFSK) gerechnet werden, denn die Symptome und die (weit kürzere) Dauer unterschieden sehr auffallend. Salter widerspricht sich auch bei seinen Angaben über diesen Fall (S. 297-299 u. 351) und spricht sehr mit Unrecht von einem *„regular hay-asthma"*, während er doch sehr gut weiss dass zu einem solchen mehr gehört als was er hier selber berichtet hat. (Vgl. den Schluss des § 80.)

möglich, dass für diese Rubriken eine Begrenzung der Krankheit nach den 4 Himmelsgegenden existirte; vorläufig lässt sich darüber nicht urtheilen.

Dass bei so kleinen Zahlen wie die oben vorliegenden noch in stärkstem Maasse Zufälligkeiten mitsprechen können, dass die Zahlen also viel zu klein sind, um aus ihnen auch nur auf die relative Häufigkeit der Krankheit in den verschiedenen Ländern irgendwie schliessen zu dürfen, bedarf wohl kaum der Bemerkung. In der That kann ich mancherlei für den hier in Rede stehenden Punct zufällige Einflüsse nachweisen [172]. Nicht einmal eine grössere Häufigkeit der Krankheit in England darf man aus den vorliegenden Zahlen folgern, denn man muss erwägen, wie vorherrschend dort die Krankheit besprochen worden (vgl. § 1, 2; — bis 1855 oder, wenn man so rechnen will, bis 1859, sogar fast ausschliesslich, vgl. § 129). Nur Das geht aus den Zahlen hervor, wo die Krankheit am besten bekannt ist; und schon dieses minder wichtigen Resultats wegen durfte ich die Mittheilung der Zahlen nicht unterlassen.

§ 45.

Ich gebe noch einige fragmentarische Notizen für einzelne Länder, übergehe aber hierbei absichtlich eine Anzahl Mittheilungen rein negativen Inhalts, weil dieselben, auch soweit sie von sehr erfahrenen Aerzten herrühren, doch nur die grosse Seltenheit der Krankheit innerhalb eines im Verhältniss zu einem ganzen Lande sehr beschränkten Kreises beweisen können.

Schottland. Vgl. S. 12 (Alison). — Mehrere Collegen, von denen mir Briefe vorliegen, stimmen darin überein, dass die Krankheit hier noch seltener als in England sei und namentlich in manchen Gegenden ganz zu fehlen scheine. So z. B. konnte Hr. Dr. Skinner während einer 3jährigen ausgedehnten Praxis bei Reich und Arm in dem volkreichen Annandale-

---

172 So z. B. verdanke ich die Zahlen für Belgien fast ganz, z. Th. freilich nur mittelbar, Herrn Prof. Spring, also der Aufmerksamkeit eines einzigen Arztes. — So rühren die Zahlen für die Schweiz grösstentheils von Cornaz her. — So gehören von den einigen 30 deutschen Patienten die meisten solchen Gegenden (Nord- und Süd-Deutschlands) an, unter deren Aerzten ich die meisten Freunde und Bekannten zähle und meine Circulare am stärksten verbreitet habe. — U. s. w.

District in Dumfriesshire, obwohl er aufmerksam auf die Krankheit war, nichts davon gewahr werden als einen Fall bei einer jungen Engländerin, welche in England die Krankheit acquirirt hatte. Er glaubt, das Fehlen der Krankheit könne damit zusammenhangen, dass man in Schottland die Heu-Ernte ansehnlich später halte als in England, dass man dort die Grasfrüchte mehr reifen lasse und die Samen verkaufe, wobei das Heu an Arom sehr verliere. (Vgl. § 62.) Sollten aber im Annandale-District nicht vielleicht Seeklima und vorherrschender Südwestwind gewichtigere Ursachen für das Fehlen (oder die grosse Seltenheit) des tFSK seyn? — Nicht wenige englische Aerzte empfehlen den am tFSK Leidenden Reisen nach Schottland, um die Accesse zu erleichtern, auch wohl abzukürzen, oder sogar (*si fabula vera*) ganz abzuhalten (vgl. § 93 u. Note 309).

Irland. Hier dürfte die Krankheit noch seltener als in Schottland seyn; doch versichern Hr. Dr. **Bishop** und (gestützt auf Angaben anderer Aerzte) Hr. Dr. **Smith**, dass sie nicht fehle. Wir dürfen uns die Seltenheit wohl [künftige Untersuchungen vorbehalten] durch das maritime und überaus feuchte Klima der Insel [173] erklären. — Unter meinen 154 Krankheitsfällen ist Irland nur durch die in Note 74 u. S. 99 Z. 11 v. u. erwähnte Dame vertreten, eine in Irland, und aus irischem Blut von Seiten beider Eltern, geborene Pairstochter, welche, ungefähr 18 Jahr alt, ihren ersten Access im Süden von England erlitt und ebenda auch die folgenden.

Russland. Hr. Prof. **Fleury**, dessen Vater ein Elsasser, dessen Mutter eine Deutsche war, ist zu St. Petersburg geboren und hat daselbst als Jüngling die ersten Accesse erlitten, auch die Krankheit an mehreren geborenen Russen „*appartenant aux hautes classes de la société*" beobachtet. — Von Pat. 9 ist mir mitgetheilt worden, dass ein russischer Gesandtschaftssecretär (ob geborener Russe?) vor mehreren Jahren zu Constantinopel an der Krankheit gelitten und deshalb um Versetzung gebeten, die Versetzung nach Archangel als eine Wohlthat betrachtet habe. Ich habe vergebens durch schriftliche Nachfrage in Constantinopel und St. Petersburg Genaueres über den Fall zu ermitteln gesucht. — Ich selbst habe zu Schwalbach, durch die gütige Aufmerksamkeit des Hrn. Collegen **Genth** dahin citirt, Patientin 44, einer adelichen Familie der Ostseeprovinzen angehörend, examinirt, welche, in Paris geboren, den ersten Access ungefähr 27 Jahr alt in Belgien und auch die folgenden ausserhalb Russlands erlitten hatte. — Dies ist Alles, was ich aus Russland habe ermitteln können, ungeachtet ich gerade von dort durch hocherfahrene Aerzte besonders gut unterstützt war. Ich darf sonach wohl annehmen, dass die Krankheit dort sehr selten seyn muss. [174]

---

[173] Vgl. z. B. **Dove**, in Zeitschr. f. allg. Erdkde. Neue Folge. Bd. 7. (1859.) 357, 358.

[174] **Kraus**, Krit. etymol. med. Lex. 3te Aufl. Gött. 1844. 233, sagt, **G. W. Lefevre**, *Obss. on the nat. a. treatm. of the Cholera-Morbus. Lond. 1831*, nenne Heu-Asthma „eine manche Menschen, besonders in Russland, beim sog. Heumachen befallende Engbrüstigkeit, welche man von dem vielfältig umherfliegenden Saamenstaube der Blumen herlei-

S c h w e d e n. Hr. Med.-Rath **Friedlieb** glaubt die Krankheit bei einem adelichen Fräulein Schwedens zu kennen.

H o l l a n d. Hr. Dr. **Simpson** schreibt mir: *„My friend Mr.* **Wilson**" [der im Vorwort genannte Hr. **Thom. Wilson**] *„says that the complaint is frequent in Holland."* — Sonst habe ich durch gedruckte, schriftliche und mündliche Nachfrage keinen Fall erfahren können.

B e l g i e n. Vgl. Note 172. — Eine mir angekündigte Arbeit des Hrn. Dr. **Dewachter** wird vermuthlich Genaueres über die Krankheit, so weit sie Belgien angehört, bringen. — Die ansehnlichen Haiden *(bruyères)* gewisser Theile dieses Landes rufen bisweilen — wie Hr. Dr. **de Ceuleneer van Bouwel** mir mittheilt — Anfälle von gemeinen Asthmen hervor. Ob sie auch Verschlimmerungen des tFSK hervorrufen, wie man vermuthen darf, habe ich nicht erfahren können.

S c h w e i z. Zu den Zahlen der Tabelle auf S. 99 kommen noch 2 **Perey**sche Fälle (von denen für den einen nur unvollständige, für den andern gar keine Angaben zur Aufnahme in die Tabelle vorliegen) und, wenn zuverlässig, die Bauernfamilie zu Anet (Note 156). Vgl. auch S. 99 Z. 2 v. u.

I t a l i e n. **Cornaz** berichtet von 3 Kranken, welche in Italien, freilich nicht von italienischen Eltern, geboren wurden; unter diesen 3 ist eine Dame, welche zu Neapel geboren und, nach einem Zwischenaufenthalte in der Schweiz, zu Livorno, wohin sie sich verheirathet hatte, von der Krankheit ergriffen wurde. Dies zur Erklärung der Zahlen S. 99. Vgl. auch das. Z. 2 v. u.

N o r d - A m e r i c a. **Dunglison**, *Med. Lex. 15. Ed. Philad. 1860.* sagt unter *Fever, Hay: „It is not uncommon in this country"* und führt unter den Synonymen auch *Rose Catarrh* auf. — Hr. Dr. **Simpson** schreibt mir: *„I was once informed by an American Lady"* [die von mir in der Tab. auf S. 99 aufgeführte] *„in London, who was suffering much more severely from an attack than I was, that at Boston, in America, it was called the rose-fever, as it came on when the rose-trees were in bloom, and that it was by no means uncommon for country people, at such time to come into the town of Boston* [175] *to escape the disease, and remain until the cause had disappeared."* — Hr. **Kohl** schreibt mir, er erinnere sich, „in den Vereinigten Staaten davon gehört zu haben, namentlich auch dass in einigen Gegenden, z. B. in Virginien, die Leute zur Zeit des Heufiebers — für das sie einen besonderen Namen haben — wo möglich ihren Wohnsitz verlegen und andere Orte aufsuchen." — Von den in Europa üblichen B e n e n n u n g e n des tFSK (§ 131) findet sich in dem grossen *American Dict. of the English Language* von **Webster**, Ausg. v. 1856, die Vorrede des Herausgebers datirt vom Sept.

---

tet". Ich finde aber eine solche Stelle bei **Lefevre** nicht (namentlich nicht S. 35, 36, wo er gelegentlich vom *hay asthma* spricht), vermuthe ein Versehen von **Kraus** und kann deshalb die angeführten Worte nicht als einen Beweis für ein relativ häufiges Vorkommen des tFSK in Russland anerkennen.

175 Es kann hier die Stadtluft oder die Seeluft oder Beides nützen. Vgl. § 101.

1847, keine, eben so wenig aber auch eine Zusammensetzung mit *rose;* dies spricht, bei dem starken und vielseitigen Verkehr zwischen England und Nordamerica, wohl dafür dass die Krankheit in Nordamerica im Allgemeinen wenig bekannt (wenigstens bis 1847 bekannt gewesen), ihre relative Häufigkeit also etwa nur auf einzelne Gegenden, wie die von den Herren Simpson und Kohl besprochenen, beschränkt sei. — Wir werden in § 83 sehen, dass in den Vereinigten Staaten auch Spätsommer-Katarrhe vorkommen, deren Erscheinungen denen unseres tFSK sehr ähnlich sind.

§ 46.

Dass die einzelnen Accesse durch Aufenthalt in wärmeren Klimaten bisweilen gemildert werden — z. Th. so sehr dass die Patienten von einem Ausbleiben der Accesse sprechen — haben wir bereits in § 31 gesehen. [176]

Andere Patienten dagegen erfuhren solche Milderung nicht. So wissen mehrere mir vorliegende Krankheitsgeschichten deutscher und englischer Patienten von einer Milderung durch Aufenthalt in Italien nichts zu berichten oder loben doch nur Seestrand-Orte, so dass man an den Nutzen der Seeluft (§ 101) denken muss. Auch eine von Cornaz aufgeführte Schweizerin hatte den Access in den Pontinischen Sümpfen sehr stark. Vgl. S. 77 Abs. 2, Note 137, S. 102 Abs. 3 Z. 5–8.

§ 47.

Eben so ungenügend wie die geographische ist auch die chorographische und topographische Verbreitung der Krankheit bekannt. Sie statistisch zu ermitteln könnte man gegenwärtig, wenn man die Zahlen der Tabelle auf S. 99 ansieht, höchstens für England versucht seyn. Aber von den englischen Fällen dieser Tabelle sind ungefähr ⅔ allein durch Londoner Beobachter mitgetheilt, nur ⅓ durch Beobachter in den Grafschaften *(shires)* [177] und zwar in 15 Grafschaften [178]. Sehr mit

[176] Auch von Pat. 6 heisst es: „*The patient has had attacks of the disease in France, Switzerland, and Italy. In the two former countries it was as severe, but not more so, as in England; and it is extraordinary, that in Italy, notwithstanding he was daily exposed to the powerful sun of Rome, in the month of June, the disease, though it began earlier, was nevertheless considerably milder, and also of shorter duration, than elsewhere.*"

[177] Eine genauere Zählung ist mir hier nicht möglich, weil ein und derselbe Beobachter z. Th. in London und ausserhalb gelebt hat, auch der Begriff „englische Fälle" verschieden genommen werden kann, wie schon die vier Rubriken der Tabelle auf S. 99 beweisen, u. s. w.

[178] Unter denen 10 das Meer berühren. Es darf aber hieraus durchaus

Unrecht würde man hieraus eine besondere Häufigkeit in London folgern; es erleichtert begreiflich hier die riesige Bevölkerung auf geringem Raum dem einzelnen Arzte das Sammeln einer Anzahl von Beobachtungen sehr. Für die einzelnen Grafschaften aber fallen die Zahlen viel zu klein aus, um irgend verwerthet werden zu können.

Mehrere meiner englischen Correspondenten sprechen sehr bestimmt aus, dass die Krankheit häufiger auf dem Lande als in den Städten, häufiger in kleinen Städten oder den Vorstädten grosser als in der Mitte der grossen Städte, häufiger in wiesenreichen Gegenden als in getraidereichen oder an der See sei [179]. Ich habe zwar nichts Positives gegen diese Behauptungen einzuwenden, glaube jedoch, dass kein einzelner englischer Arzt bereits eine hinlängliche Zahl von Beobachtungen besitzt, um die Behauptungen sicher stützen zu können. Da Wiesen eine bedeutende Quelle von Verschlimmerungen der Accesse sind (§ 62, 63), so veranlassen sie wohl ein häufigeres Aufsuchen des Arztes, also leicht den Schein einer grösseren Häufigkeit der Krankheit.

Die Fragen, ob die Krankheit in flachen oder Gebirgs-Gegenden häufiger sei, ob die Regen-Verhältnisse einen Einfluss wenigstens auf den milderen oder strengeren Charakter der Accesse haben [180], u. a. muss ich ganz der künftigen statistischen Erörterung überlassen.

Eine Höhengrenze der Krankheit nach unten existirt nicht, denn diese kann in unmittelbar an der See gelegenen Orten nicht bloss fortdauern, sondern sogar — wie das Beispiel der Patientin 47 (Note 317) beweist — ausbrechen. Ob eine Höhengrenze nach oben existire, lässt

noch nichts gegen den vortheilhaften Einfluss der Seeluft (§ 101) gefolgert werden, denn es wäre möglich dass dieser Einfluss sich nur auf eine geringe Entfernung hin geltend machte, also im Innern der maritimen Shires nicht mehr. Vgl. § 101.

179 So sei sie z. B. besonders häufig in der wiesenreichen Umgebung und den Umorten Londons.

180 Was sich in England durch Vergleichungen zwischen Westseite und Ostseite der Gebirgsketten herausstellen dürfte, namentlich in Cumberland und Westmoreland, in welchen beiden Shires die grössten Unterschiede der Regenverhältnisse obwalten; vgl. Dove, in Zeitschr. f. allg. Erdkde. Neue Folge. Bd. 7. (1859.) 361.

sich aus den vorliegenden Materialien noch nicht ermitteln.

Nirgends stellt sich bis jetzt eine, wie immer beschränkte, Gegend heraus, in der die Krankheit häufig wäre.[181]

Die chorographische und topographische Verbreitung künftig genauer, mittelst eines weit ausgedehnteren Materials, zu studiren, scheint sehr wichtig, da die Resultate sonder Zweifel nicht bloss ätiologische Aufschlüsse gewähren, sondern selbst mehrfach einen directen Einfluss auf die Behandlung gewinnen werden. Man wird bei diesen Studien sonder Zweifel ähnliche 4 Kategorien (nur statt Länder Gegenden oder Orte gesetzt) auszufüllen haben, wie wir sie S. 98 unt. *a.-d.* für die geographische Verbreitung aufgestellt.

§ 48.

Worin haben wir die nächste Ursache der Krankheit zu suchen?

Da, wie wir S. 85 Z. 3-1 v. u. gesehen haben, die Prädisposition einen im Verhältniss zu den Gelegenheitsursachen grossen Antheil an der Hervorrufung der Krankheit hat, so dürfen wir annehmen, dass die nächste Ursache von ihr nicht sehr verschieden sei; vielleicht findet zwischen beiden nur ein geringer gradueller Unterschied statt, etwa so dass eine zu den Accessen disponirende eigenthümliche Empfindlichkeit der Schleimhäute und des Nervensystems sich alljährlich, unter dem Einfluss der, uns allerdings noch dunkeln Gelegenheitsursachen, so steigert, dass sie in der Form der Accesse bemerklich wird.

Während bei vielen anderen Krankheiten die Natur der Gelegenheitsursachen Licht auf die nächste Ursache wirft, fehlt uns hier dieser Anhalt. Dagegen bleiben uns die folgenden, mehr und weniger Licht gebenden Momente, welche ich in absteigender Ordnung der Wichtigkeit aufführe:

---

181 Hr. S. R. Dr. **Wiedel** hat 5 Fälle selber beobachtet und noch 3 andere in Erfahrung gebracht. Es könnte dies, da er in einer kleinen Stadt wohnt, für besondere Häufigkeit der Krankheit in seiner Gegend sprechen. Indess es haben in diesem Falle Verweisungen von einem Patienten zum andern ungewöhnlich genützt, und der Hr. College hat auch die 5 Patienten an von seinem Wohnorte ansehnlich entfernten Puncten beobachtet. — Noch weniger darf der g. Leser daraus, dass ich 11 Fälle selber beobachtet habe, auf besondere Häufigkeit der Krankheit in hiesiger Gegend schliessen: vgl. d. Vorwort.

a. Die am Lebenden auftretenden Erscheinungen der Krankheit, im weitesten Sinne dieses Worts. Wenn auch manche derselben noch nicht so genau mittelst physikalisch-chemischer Hülfsmittel untersucht sind, wie es zu wünschen wäre, so finden wir dennoch in den Symptomen, dem Verlauf und den Analogien mit bekannteren Krankheiten bereits werthvolle Anhalte.

b. Die verschlimmernden und verbessernden Einflüsse. Wir haben sie in § 22 kurz aufgeführt und werden sie in den §§ 58-71 und (die verbessernden) bei der „Behandlung" ausführlicher besprechen. Wir finden darunter theils solche, die als auf das Nervensystem wirkend, theils solche, die als auf die Schleimhäute, und zwar bald mehr direct, bald mehr durch Vermittelung der Haut, wirkend bekannt sind.

c. Die anatomische Untersuchung. Sie hat bisher nur 1 mal stattgefunden — s. § 28 — und hat deshalb noch kein sicheres Resultat ergeben können.

d. Die Prädisposition. Wir kennen sie freilich bis jetzt nur in Nebenzügen, nicht in der Hauptsache.

Wenn wir alle diese Quellen benutzen, so finden wir, wie mir scheint, dass die für die Erkenntniss der nächsten Ursache wesentlichsten Züge folgende sind:

1. Die Existenz von örtlichen (im engeren Sinne katarrhalischen), Fieber- und nervösen Symptomen [vgl. S. 39 unt. 1)]. Unter diesen drei Reihen sind die Fieber-Symptome die mindest constante und charakteristische; sie treten auch meistens so wenig selbständig auf, dass man glauben darf, sie hangen von einer der beiden anderen Symptomen-Reihen oder von beiden zugleich ab. Wir dürfen sie deshalb wohl für unseren gegenwärtigen Zweck fast ignoriren und hauptsächlich nur die Existenz eines katarrhalischen und eines nervösen Elements berücksichtigen.

2. Dass die Krankheit vorzugsweis bei nervösen Personen vorkommt (§ 39).

3. Dass — wie beim Keuchhusten — das nervöse Element in höherem Grade als bei anderen Katarrhen sich bemerklich macht und die Patienten peinigt, dass insbesondre auch unter den zunächst katarrhalischen Symptomen die deutlicher dem Nervensystem angehörenden (unangenehme Empfindungen, Schmer-

zen, Niesen, Husten) relativ stark — stark im Vergleich zu den Veränderungen in der Blutbewegung und den Secretionen — auftreten.

4. Dass die katarrhalischen Erscheinungen nach Art, Oertlichkeit und Umfang sehr variiren — sowohl bei verschiedenen Fällen, als auch successiv bei einem und demselben Falle [182] — während der allgemeine Charakter der Krankheit und insbesondre die Verstimmung des Nervensystems sich mehr gleich bleibt, — dass mithin diese Verstimmung als wesentlicher und charakteristischer denn die katarrhalischen Erscheinungen anzusehen ist.

5. Dass der Erscheinungscharakter der ganzen Krankheit als „stürmisch, aber oberflächlich" bezeichnet werden kann [183].

6. Der ausgezeichnete — z. Th. durch Intermittiren an das Wechselfieber und an verschiedene Neurosen erinnernde — Typus, welchen der Gang der Krankheit zeigt.

7. Das Nichtvorkommen der Krankheit bei Thieren (§ 128).

Die Puncte 2-7. sprechen so vorherrschend für eine im Nervensystem wurzelnde Ursache, dass man geneigt wird, die katarrhalischen Erscheinungen nur für etwas Secundäres und Symptomatisches, nur für eine vom Nervenleiden abhangende Symptomen-Reihe zu halten.

Dass jedenfalls die entzündlichen Symptome, welche wir beim tFSK antreffen, nicht auf eine echte Entzündung hinweisen, geht wohl sehr genügend aus dem katarrhalisch-milden Charakter dieser Symptome, dem (absolut und relativ) geringen, oft fehlenden, Fieber und daraus hervor, dass die fraglichen Symptome so stark und wiederholt remittiren und selbst intermittiren. [184]

---

182 Wenigstens dieses successive Variiren gilt auch von der sonst für die verschiedenen Fälle so constanten Nasengruppe.

183 Die Oberflächlichkeit spricht sich unter Anderm auch dadurch aus, dass die Accesse theils nie, theils fast nie, so bedeutende materielle und dauernde Veränderungen, als man sie nach den oft so heftigen Symptomen erwarten sollte (wie z. B. Schlagfluss, Lungenemphysem, chronische Augenentzündung) herbeiführen und hinterlassen.

184 **Marsh. Hall** *(Lancet f. 1837-38. Vol. II. 244)* und **Hastings** sprechen den tFSK sehr bestimmt als ein entzündliches Leiden an; Letzterer, weil „Hitze, Röthe, Anschwellung und Schmerz" auftreten. Aber diese Symptomengruppe kann als Beweis für eine echte Entzündung wohl schon im Allgemeinen nicht mehr ausreichen (sie verträgt sich auch

Das Asthma insbesondre erscheint beim tFSK als ein rein nervöses, an welchem auch nicht einmal die Ansammlung von Schleim erheblichen Antheil hat, da eine beträchtliche Ansammlung von Schleim nur in einer kleinen Zahl von Fällen vorkommt und mit der Symptomen-Gruppe des Asthma nicht nothwendig verbunden ist. —

Wenn wir die lange Reihe der in den §§ 6-11 aufgeführten Symptome auch nur flüchtig durchgehen, so bemerken wir alsbald dass — die übliche Eintheilung des Nervensystems in Hirn-, Rückenmarks- und Ganglien-Nerven zu Grunde gelegt — alle drei grossen Abtheilungen des Systems bei der Krankheit betheiligt sind. Ich enthalte mich eines näheren Eingehens auf die einzelnen betheiligten Nervenzweige, weil ich für jetzt keinen theoretischen oder praktischen Nutzen davon absehe.

Ich würde nämlich hier keine besseren Nachweisungen geben können, als die jeder Leser, etwa unter Benutzung eines anatomischen und eines physiologischen Handbuchs [185], sich selber zu verschaffen im Stande ist.

---

noch mit der Annahme einer blossen Hyperämie); beim tFSK aber wird nicht einmal in allen Fällen Röthe und Anschwellung der dem Auge zugänglichen Schleimhäute deutlich, und von Röthe und Anschwellung der Bronchial-Schleimhaut ist kaum etwas nachgewiesen [bei dem S. 70 mitgetheilten Sectionsbefunde darf man es nicht als bewiesen, sondern nur als wahrscheinlich, ansehen, dass gerade dem tFSK die (überdies nur hie und da bemerkte) Röthe und Anwulstung der Bronchial-Schleimhaut angehören]. **Bostock** und **King** vermuthen zwar, dass Anschwellung der Bronchial-Schleimhaut die Ursache der Dyspnöe sei; aber diese Vermuthung wird dadurch, dass die Dyspnöe oft rascher zurücktritt, als die Anschwellung schwinden dürfte, sogar unwahrscheinlich; die Czermaksche Erklärung der Dyspnöe (S. 28) ist gewiss weit wahrscheinlicher.

Am ersten hätte unter den örtlichen Gruppen des tFSK noch die Augengruppe auf das Prädicat „entzündlich“ Anspruch, weil bei ihr die objectiven Symptome der Röthe, Anschwellung u. s. w. stärker als bei den anderen Gruppen auftreten. Wie aber **Sichel**, i. a. W. 196, von der (gewöhnlichen) katarrhalischen Augenentzündung niederen Grades sagt: „*elle peut être regardée plutôt comme une irritation congestive de cette membrane, avec tendance à la sécrétion muqueuse (hyperémie et hyperdiacrisie), que comme une véritable inflammation. C'est un véritable catarrhe, semblable aux catarrhes bronchique ou nasal, maladies qui le plus souvent la précèdent, l'accompagnent ou lui succèdent.*“, so gilt dies sonder Zweifel auch hier.

185 Wobei die „Tabellar. Uebersicht der Vertheilung der Gefässe u. Nerven“ etc. in **Krause** Hdb. d. menschl. Anat. Bd. 1. Thl. 2. die Orientirung erleichtern kann.

Auch kann die Kenntniss der betheiligten grösseren, greifbareren Nervenzweige — welche Zweige doch wohl nur die vielfach verflochtenen Leitstränge zwischen den wichtigeren feinsten peripherischen und centralen Theilen sind [186] — hier, wie bei den meisten anderen Krankheiten, wohl so lange keinen erheblichen Nutzen gewähren als nicht die Vertheilung der feinsten Verzweigungen auf jene Leitstränge ansehnlich genauer bekannt ist wie gegenwärtig. Ja es würde hier (beim tFSK), um die Kenntniss der betheiligten Nerven zu weiteren Fortschritten benutzen oder überhaupt nur als recht werthvoll betrachten zu können, auch nöthig seyn zu wissen, welche Nerven mehr primär, welche mehr secundär — etwa durch Irradiation oder durch irgend eine andere Art der „Sympathie" — leiden; dies aber wird sich, auch ansehnliche Fortschritte der feinen Anatomie des Nervensystems vorausgesetzt, erst dadurch erreichen lassen, dass die Aufeinanderfolge, Dauer und Constanz der Symptome noch genauer beobachtet und dadurch die Abhängigkeit und Unabhängigkeit der verschiedenen Symptome von einander noch sicherer ermittelt werden als bisher. —

In obigen Andeutungen über die nächste Ursache des tFSK hoffe ich zugleich so viel über das Wesen dieser Krankheit beigebracht zu haben als gegenwärtig auf gut empirischer Basis sich erreichen lässt. Ohnehin ist ja der Unterschied zwischen nächster Ursache und Wesen schon im Allgemeinen so fein, dass es oft nicht gelingt ihn mit Worten scharf auszudrücken [187].

B. Ursachen der einzelnen Accesse.

§ 49.

Der Anfang des ersten Accesses braucht nicht zugleich der Anfang der ganzen Krankheit zu seyn. Denn so gut wir durch triftige Gründe zu der Ueberzeugung gelangen, dass in den Intervallen die Krankheit latent fortdauere (S. 68 Abs. 1, auch 78 Abs. 1), eben so gut können wir es als möglich annehmen, dass die Krankheit schon vor dem ersten Accesse latent vorhanden sei. Dieser Access wäre dann nur der Anfang Dessen, was wir von der Krankheit wahrnehmen, und wir wären veranlasst nach einer Ursache zu fragen, warum der Access gerade in diesem Jahre und nicht in einem früheren oder späteren ausbricht Leider scheint es gegenwärtig noch unmöglich, hier zu einer brauchbaren Antwort, zu irgend einem brauchbaren Resultate, zu gelangen.

§ 50.

Da auf den ersten Access unabwendbar oder fast

---

[186] Vgl. **Kölliker** mikrosk. Anat. Bd. 2. Hälfte 1. 1850. 458. — **Wilbrand** Lb. d. gerichtl. Psychol. 1858. 15 f.

[187] Vgl. **Kothe** in Encyclop. Wörterb. d. med. Ww. (Berl.) I. (1828.) 508 Z. 4 v. u.

unabwendbar (§ 31) die anderen Accesse folgen, so müssen wir annehmen, dass durch jenen Access, oder doch wenigstens während desselben, die Prädisposition — welche schon bis dahin vorhanden seyn musste, denn sonst könnte die Krankheit nicht so selten seyn (§ 36 unt. 1.) — so gesteigert werde, dass sie nun jene Unabwendbarkeit bedingt [188]. Wir können einen analogen Einfluss des ersten Anfalls bei manchen anderen Krankheiten des Nervensystems bisweilen, in einzelnen Fällen, nachweisen [189], aber wohl bei keiner einzigen Krankheit so constant, so gesetzlich wie hier!

Wir sehen ferner, dass die Accesse erst allmählich ihre für jeden einzelnen Fall vollkommene Ausbildung erreichen, (§ 30 unt. 1., § 33), müssen also annehmen, dass durch die ersten Accesse, oder doch wenigstens während derselben, die Prädisposition auch rücksichtlich ihres Einflusses auf Art und Grad der Krankheitserscheinungen fortgebildet werde.

Es erwächst uns hieraus die therapeutisch hoffnungsvolle Vermuthung, dass, je mehr es gelingt, die ersten Accesse durch ein zweckmässiges ärztliches Verfahren zu mässigen und abzukürzen, desto langsamer und in geringerem Maasse die Steigerung und Verlängerung der ferneren Accesse erfolgen werde. Es ist gewiss Pflicht, an dieser zu weiteren Studien und zu umsichtigem und unverdrossenem therapeutischen Experimentiren ermunternden Vermuthung so lange festzuhal-

188 Ich könnte kürzer sagen: „dass die Prädisposition zur Opportunität gesteigert werde", wenn das Wort Opportunität so, wie es **Stannius**, in **Schmidt's** Encycl. d. gesammt. Med. I. (1841.) 134, definirt („Erscheint aber das Auftreten einer besondern Krankheitsform fast unvermeidlich und bedarf es dazu nur irgend eines relativ schädlichen, an sich unbedeutenden Einflusses, so heisst die besondere Krankheitsanlage *Opportunitas ad morbum.*"), allgemein gebräuchlich wäre. Das ist aber nicht der Fall; auch empfiehlt sich das Wort nicht für diesen, seiner Bedeutung im Lateinischen fern liegenden Sinn. Es kann hier die Aetiologie sich das Verdienst erwerben, einen treffenderen Kunstausdruck einzuführen. Vielleicht findet man „Proclivität" geeignet; es hätte wenigstens den Neben-Vorzug, ciceronianisch zu seyn.

189 So z. B. bei Epilepsie, (gewöhnlichem krampfhaften) Asthma, Wechselfieber (welches man ja, wenigstens in einem gewissen Sinne, auch als ein Leiden des Nervensystems betrachten darf und wirklich betrachtet), u. s. w.

ten, bis etwa ihre Unrichtigkeit erwiesen wird. Am Ende bringt es die Medicin vielleicht sogar zu einer abortiven Heilmethode, so dass die schmerzliche Lebenslänglichkeit der Krankheit (§ 31) aufhört eine Wahrheit zu seyn. Vgl. § 91.

§ 51.

Wenn gleich wir der Prädisposition, oder mit einem andern Ausdruck: der im Innern des kranken Körpers liegenden Bestimmung, einen grossen Antheil an der Hervorrufung jedes einzelnen Accesses zuzuschreiben nicht umhin können (§ 50), so müssen wir uns doch auch noch nach Gelegenheits-Ursachen der Accesse umsehen; denn es muss doch auch eine Ursache stattfinden, weshalb ein Access gerade heute und nicht morgen ausbricht. Es ist zwar möglich, dass dies rein von dem inneren Bestimmenden abhange, wofür sogar (verschiedener physiologischen Vorgänge, z. B. der Menstruation, zu geschweigen) die Analogie des Wechselfiebers zu sprechen scheint, da wir bei diesem in den äusseren bestimmenden Momenten keine ausreichende Erklärung des regelmässigen und präcisen Wiederkehrens der Anfälle finden. Aber es ist auch möglich und mindestens eben so wahrscheinlich, dass äussere Bestimmende hinzutreten, und nach solchen zu forschen ist Pflicht. Schon bisher machte die Lösung dieser Aufgabe Schwierigkeiten [100]; diese erscheinen gegenwärtig durch den von mir charakterisirten Nachaccess (§ 26) noch vergrössert, wiewohl der Nachaccess auch wieder durch Warnung vor einseitiger Ausschliessung gewisser Ursachen lehrreich wird, wie wir in § 55 sehen werden.

Prüfen wir indess alle diejenigen Einflüsse, welche bisher als Gelegenheitsursachen der Accesse angeklagt worden sind, näher (1. – 3.: § 52 – 55).

[100] Autoren und Patienten beschäftigen sich viel mit diesen Gelegenheitsursachen, und begreiflich Diejenigen am meisten, welche irrthümlich jeden einzelnen Access als eine neue Erkrankung ansehen, anstatt, wie wir es thun, die Reihe der Accesse als ein Ganzes anzuerkennen (S. 77 Abs. 5). Jene irrthümliche Auffassung hat es möglich gemacht, dass Ursachen (namentlich der Graswelt angehörige — oder, allgemeiner: Gerüche und Staub) in den Vordergrund gestellt, als die alleinigen oder doch die wichtigsten verkündigt wurden, welche man als zur Hervorrufung sämmtlicher Accesse eines Patienten ausreichend schwerlich würde anerkannt haben.

§ 52.

1. Mehrere — in Gerüchen (hauptsächlich aus der Graswelt) und Staub (auch anderswo her) [191] bestehende — Schädlichkeiten, welche während der Accesse des tFSK ausgezeichnet stark wirken und, wie wir mit Bestimmtheit nachweisen können, Verschlimmerungen herbeiführen (§ 61 -68), werden von nicht wenigen, nichtärztlichen und selbst ärztlichen, Beobachtern auch beschuldigt, die ganzen Accesse hervorzurufen. Nicht ein einziger von jenen Beobachtern beschuldigt diese Schädlichkeiten allesammt; die Meisten greifen vielmehr nur Eine solche Schädlichkeit heraus (z. B. die allgemeine Grasblüthe, oder blühendes Ruchgras, Roggenblüthe, Heu, u. s. w.), Manche ein Paar. Jeder von ihnen hat eine solche Schädlichkeit speciell ins Auge gefasst, ihre Wirkung bei sich selber, z. Th. auch noch bei Anderen, beobachtet. Mit Roggenblüthe und Heu ist von manchen Patienten förmlich experimentirt worden — freilich immer nur sehr unvollkommen, denn das Experimentiren bestand immer nur darin, dass der Patient sich wiederholt, während des Accesses, absichtlich jener Schädlichkeit aussetzte und dadurch jedesmal alsbald eine Verschlimmerung herbeiführte, was natürlich nicht beweisen (sondern höchstens die Vermuthung begründen) kann, dass die Schädlichkeit auch den Access hervorzurufen im Stande ist. Mancher Pat. behauptet von einer solchen einzelnen Schädlichkeit, dass sie für seinen Fall eine nothwendige Bedingung des Accesses sei, dass also ohne sie es nicht zu einem Accesse kommen würde; aber nicht ein Einziger hat das unentbehrliche Gegen-Experiment angestellt — wenigstens hat es Keiner genügend, einigermassen beweisend, angestellt [192] —

191 Weshalb ich Gerüche und Staub hier zusammen besprechen muss, s. in § 61.

192 Am ersten könnte es noch bei Pat. 10 scheinen, als habe er ein solches Gegen-Experiment einigermassen beweisend angestellt. Denn er giebt an (vgl. S. 76-77), dass er in gewissen Frühsommern, wo er sich in südlichen Gegenden befunden habe, in denen kein Roggen gebaut wird, keinen Access erlitten. Er findet es hiernach wahrscheinlich, dass bei ihm die Roggenblüthe eine nothwendige Bedingung dafür sei, dass in einem gewissen Jahre es zu einem Access komme. Ich habe aber bereits S. 76-77 diese Folgerung mehrseitig entkräftet; und schon deshalb, weil bei jenen Aufenthalten in fremden Ländern gar mancherlei

zu sehen, ob durch Ausschluss einer solchen Schädlichkeit wirklich das Ausfallen eines ganzen Accesses erreicht werden könne. (Vgl. den zweitnächsten Absatz. — Wir müssen auch stark bezweifeln, ob ein solches Gegen-Experiment je gelingen werde.) — Die meisten von jenen Beobachtern (namentlich alle ärztlichen) erkennen die Schädlichkeit nur als Gelegenheits-Ursache, neben derselben also die Prädisposition als nothwendig, an, während einzelne nicht-ärztliche Beobachter die Prädisposition übersehen und die Schädlichkeit als die alleinige, ausreichende Ursache der Accesse hinstellen.

Schon die Widersprüche in den Modificationen, mit welchen die Anklage gegen jene Schädlichkeiten erhoben wird, verdächtigen ein wenig das Begründetseyn der ganzen Anklage. Indess dieses Argument ist nur schwach, denn es wäre möglich, dass die Widersprüche sich nur um Nebenpuncte drehten; es könnten unter der Schale von Differenzen sich Kerne von Wahrheit befinden.

Gewichtiger ist, dass bisher noch nie, wenigstens unter den gewöhnlichen europäischen Verhältnissen (§ 31), das Ausbleiben eines Accesses constatirt worden ist, während es doch manchen Patienten nahe lag und ein verhältnissmässig nicht zu grosses Opfer war, sich durch Zurückziehen in eine grosse Stadt und in ihre Behausung allen jenen Schädlichkeiten auf mehrere Wochen zu entziehen, etwa nur bei feuchtem Wetter, staubfreier Luft (nachdem es geregnet) auszugehen, u.s.w. Ganz besonders leicht hätten solche Patienten, die nur eine einzige Schädlichkeit als Ursache der Accesse anklagen, sich dieser einen auf mehrere Wochen entziehen können, indem sie z. B. nur die Nähe von blühenden Roggenfeldern oder von Wiesen vermieden.

Das gewichtigste Argument aber gegen die Anklage scheint mir folgendes zu seyn: allen jenen Beschuldigungen liegt die wiederholte Beobachtung eines Patienten zu Grunde, dass unmittelbar (strenger ausgedrückt: sehr rasch) nachdem bei

Einflüsse verändert waren, darf man das Experiment nicht als ein hinlänglich reines, beweisendes anerkennen. — Derselbe Pat. hat übrigens neuerdings erprobt, dass auch Heu bei ihm ähnlich nachtheilig wirke wie die Roggenblüthe, und dürfte deshalb gegenwärtig weniger Accent auf die ausschliessliche Schädlichkeit der letzteren legen.

ihm, und etwa auch noch bei anderen Patienten, eine jener Schädlichkeiten eingewirkt hatte, die Symptome des Hauptstadiums eintraten. Es ist dabei fast immer übersehen worden, dass die Symptome des Entwickelungs-Stadiums schon vorangegangen waren; man hat also die vollkommnere Ausbildung des Accesses fälschlich für den Anfang desselben gehalten. Wenn man in diesem Puncte künftig aufmerksamer verfahren und insbesondre mehr als Einen Patienten genau beobachten wird (denn bei Einem könnte das Entwickelungs-Stadium fehlen: S. 51), so zweifle ich nicht, dass man die Anklage gegen jene Schädlichkeiten meistens fallen lassen wird.

Für eine Minderzahl von Fällen halte ich es allerdings für möglich, dass jene Schädlichkeiten Gelegenheitsursachen der Accesse werden, namentlich die eine oder andere derselben für gewisse Patienten, welche gerade für sie besonders empfänglich sind. —

Wir müssen aber die einzelnen angeklagten Einflüsse noch specieller prüfen. Es sind folgende:

a. Die „allgemeine Grasblüthe“, die allgemeiner verbreitete Blüthe der Gräser überhaupt, der gesammten Graswelt. Ob an dieser Anklage etwas Wahres sei, ist sehr schwer zu ermitteln, weil „allgemeiner verbreitete Blüthe der Gräser“ ein relativer Ausdruck und zugleich ein Phänomen ist, dessen Anfang und Ende man nicht entfernt so scharf datiren kann, wie man es hier datirt braucht [193]. Auch durch

---

193 Wenn man die deutschen Floren von **Koch** und von **Kittel** durchgeht und die südlichsten und alpinsten Gräser ausser Acht lässt, oder wenn man die brittische Flora von **Hooker** u. **Walker-Arnott** durchgeht, so findet man mittelst kleiner Zusammenstellungen, dass die Blüthe der meisten Gräser auf Juli und Juni fällt, dass aber auch im Mai schon nicht wenige [und selbst im April und März schon einzelne] blühen. Dies passt zu der Jahreszeit, wo der Access des tFSK eintritt, und zu seiner Dauer. [Im August, wo der Access bei den Meisten schon beendigt ist, blühen auch noch ziemlich viele Gräser; aber es hindert nichts anzunehmen, dass diesen Gräsern die Kraft fehle, den Access noch länger zu unterhalten, ähnlich wie die spätere Sommerhitze für den tFSK nicht so bedeutend ist als die erste.] Ich brauche aber kaum zu bemerken, dass es gar keinen positiven Beweis für den Einfluss der Grasblüthen auf die Patienten liefert, sondern nur seine Möglichkeit offen lässt.

Nebenbei widerlegen solche Zusammenstellungen die leichtfertige und

die zahlreichsten Beobachtungen von Accessen würde sich die Anklage weder begründen noch verwerfen lassen. Wahrscheinlich liesse sie sich überhaupt nur durch Exclusion — durch den Beweis dass keine andere Gelegenheitsursache existiren könne — begründen; aber ein solcher Beweis wird gewiss nie geführt werden können, da wir bereits wenigstens Eine Gelegenheitsursache in der ersten Sommerhitze mit grosser Wahrscheinlichkeit positiv nachweisen können (§ 53).

b. Nur scheinbar etwas genauer, schärfer, bezeichnen einige Autoren den Anfang der „allgemeinen Grasblüthe" als Gelegenheitsursache. Es gilt hier von der Nicht-Beweisbarkeit Dasselbe wie bei *a.*

c. Jedes Zusammentreffen des Patienten mit einer, nicht gar zu kleinen, Masse blühenden Grases.[104] Gegen die Möglichkeit des Begründetseyns wüsste ich hier nichts zu erinnern; ich möchte sie sogar auf nicht blühendes Gras (da von nicht wenigen Gräsern das Kraut stärker riecht als die Blüthe) ausdehnen.

d. Die frische Blüthe des Ruchgrases (Synonyme s. § 64). So stark gravirt dieses Gras trocken, im Heu, als eine Ursache von Verschlimmerungen des Accesses ist (§ 62 unter 3. *b.*, § 64), so wenig bewiesen ist die Anklage, um welche es sich hier handelt; und wenn man erwägt, dass dieses Gras frisch nur sehr bescheiden riecht, dass es auch eines der kleinsten Wiesengräser ist (zumal so lange noch sehr klein als die Blüthe noch recht frisch ist), dass es also nicht etwa durch massenhaftes Vorkommen

---

kritiklose Behauptung einiger Autoren, dass die kritische Jahrszeit für die Patienten gerade so lange daure als die „Grasblüthe" — eine Behauptung, deren Unrichtigkeit unter Anderm schon daraus schlagend hervorgeht, dass die kritische Jahrszeit für verschiedene Patienten, auch unter gleichen klimatischen Verhältnissen, ja bisweilen an einem und demselben Orte, verschieden beginnt und sehr verschieden lang ist (§ 24, 25).

Einzelne Autoren drücken sich, sehr unvorsichtig, so aus, als wäre die „Zeit der Grasblüthe" und die „Zeit der Heuernte" identisch: aber Jeder, der sich nur ein wenig im Freien umgesehen hat, weiss dass das stark verschiedene Dinge sind; veranstaltet man doch, streng von einander geschieden, mehr als Eine Heuernte in Einem Jahre; gäbe es aber wohl zwei streng von einander geschiedene Zeiten der Grasblüthe?!

[104] Vgl. z. B. Note 101 (Patientin 45).

die Schwäche des Geruches compensirt, — so erscheint die Anklage ziemlich zweifelhaft. Ein förmliches Experimentiren hat auch hierbei m. W. noch nicht stattgefunden, nicht einmal so unvollkommen, wie ich es S. 113 Z. 16 f. erwähnte [195]. Die Möglichkeit aber, dass die Anklage begründet sei, muss ich anerkennen.

e. Roggen-Blüthe — und

f. Heu. Beide werden — unter denselben Bedingungen und Modificationen, wie sie als Ursachen von Verschlimmerungen anerkannt sind (s. § 62, 65) [196] — auch als Gelegenheitsursachen des ganzen Accesses angeklagt, und zwar von ziemlich zahlreichen, z. Th. auch gewichtigen, Stimmen, — die Roggenblüthe nur von norddeutschen Beobachtern [197], das Heu von zahlreichen englischen Beobachtern, ausserdem von Pat. 24 (Nordfrankreich), mit der „Grasblüthe" von einzelnen Schweizer Patienten, endlich, nicht recht bestimmt (vgl. Note 201) von einem oder sehr wenigen norddeutschen Patienten. Mit Roggenblüthe und Heu ist förmlich experimentirt worden (S. 113). Auch passt die Zeit der (Winter-) Roggen-Blüthe ziemlich gut zu den von der Temperatur und aus dem Kalender entnommenen Bestimmungen des Access-Anfanges, wie wir sie in § 14 ermittelt haben. [198] Die Zeit der Heumahd passt für

---

195 Das in Note 232 erzählte Experiment des Hrn. Dr. **Kirkman** darf nicht hieher bezogen werden.

196 Doch so, dass hier, wo es sich um Hervorrufung des ganzen Accesses handelt, nur der Winter-Roggen gemeint ist.

197 Zwar sagt auch **Cornaz** von einer (von französischen Eltern zu Neapel geborenen) Dame, dass bei ihr (zu Livorno und zu Lausanne) „*la floraison des céréales produit le même effet que celle de l'herbe*". Doch spricht er nicht bestimmt aus, dass die Blüthe der Cerealien hier auch als Ursache des ganzen Accesses, und nicht etwa bloss als Ursache von Verschlimmerungen, auftrete. Auch bezweifle ich, ob unter den „Cerealien" der Roggen mit gemeint ist, da dieser in den Gegenden, um welche es sich hier handelt, vermuthlich nicht oder kaum gebaut wird.

198 Sie dürfte, beiläufig bemerkt, auch für Pat. 23 (der Roggenblüthe und allgemeine Grasblüthe als Ursachen des Accesses beschuldigt) passen, obwohl für diesen ein ungewöhnlich spätes Eintreten des Accesses angegeben wird (s. S. 47 Textzeile 2 v. u., aber auch 48 Abs. 2, 49 Abs. 1); denn es soll in der Eifel auch der Roggen auffallend spät blühen. — Ich darf hierbei, der actenmässigen Vollständigkeit halber, nicht unerwähnt lassen, dass Hr. Dr. **te Kamp** von Pat. 23 noch Folgendes anführt: „Trat

Norddeutschland nicht oder kaum noch; denn die Heumahd fällt hier ansehnlich später als die Blüthe des Winterroggens, sogar die allgemeiner verbreitete [199], und später! als, wenigstens bei den bei weitem meisten Patienten, der Eintritt des Accesses. Für England scheint sie im Allgemeinen etwas besser zu passen, indem hier (wohl in Folge der milden Winter) die Heumahd durchschnittlich um ein Paar Wochen früher zu beginnen scheint [200], vielleicht auch der Access des tFSK im Durchschnitt (zwischen den verschiedenen Patienten) etwas später eintritt (S. 48-49). Wie es sich in andern Ländern verhält, weiss ich nicht. — Diese Bemerkungen über Passen oder Nicht-Passen der Termine haben natürlich nur einen provisorischen Werth und werden für die Folge zu ersetzen seyn durch Erkundigungen, welche für jeden einzelnen Patienten, bei welchem Roggenblüthe oder Heu gravirt erscheinen, in seiner Gegend angestellt werden. Ein Zusammentreffen, Passen, wird dabei natürlich noch nicht als ein positives Argument für die Anklage betrachtet wer-

---

der Access einmal früher ein als gewöhnlich, oder trat gegen Ende desselben eine Steigerung der Erscheinungen ein, so gab Pat., gestützt auf längere Beobachtung, im ersten Falle der Windrichtung aus der Rhein-Ebene, wo die Vegetation früher, im zweiten Falle der Windrichtung aus den höher und westlich gelegenen Eifel-Kreisen, wo die Vegetation später ist als an seinem Wohnort, die Schuld." Ich brauche kaum darauf hinzuweisen, dass der Wind ein sehr vielseitig Wirkendes ist, dass er auch Wärme und Kälte, Trockenheit und Feuchtigkeit u. s. w. bringt, dass mithin diese Beobachtung — welche überdies nicht etwa durch ein Tagebuch, sondern nur durch das Gedächtniss des (jetzt seit mehr als 3 Jahren todten) Pat. verbürgt war — eine sehr missliche ist, jedenfalls die in sie hinein gelegte Deutung auf Schädlichkeiten der Graswelt nicht als irgend bewiesen, oder auch nur als wahrscheinlich nachgewiesen, betrachtet werden darf, wenn gleich auch gegen die ganze Angabe nichts Positives spricht.

199 So z. B. giebt Prof. **Hoffmann** für die hiesige Gegend als mittlere Data nach mehrjährigen Beobachtungen an: (Winter-) Roggen, erste Blüthe 31. Mai, allgemeines Blühen 4. Juni, — Heumahd, Anfang 13. Juni, allgemein 29. Juni. (Botan. Zeitg. 1861. 190, 191 — u. mündl. Mitth.)

200 *„This will generally be about the middle of June. - - - It is much better to be too early than too late."* **Morton,** *Cyclop. of Agricult. II. (1855.) 14.* — Auch ist zu berücksichtigen, dass gerade in England besonders viele Verschiedenheiten in der Wiesencultur üblich sind.

den dürfen, so wie anderseits der für einen einzelnen Patienten geführte Beweis des Nicht-Passens begreiflich noch nicht ausschliesst, dass für andre Patienten die Anklage begründet seyn könne. — Es bleibt also denkbar, dass für einen Theil der Patienten die Roggenblüthe, für einen anderen Theil, besonders für englische Patienten, das Heu zur Gelegenheitsursache des Accesses werden könne. [201] — Die Anklage hat also bei *e.* und *f.* relativ viel für sich, mehr als bei *c.* und *d.*

Mehrere Autoren bringen Beweise dafür bei, dass diese oder jene von Gräsern ausgehende Schädlichkeit nicht die alleinige, die in allen Fällen obwaltende „Ursache der Accesse“ seyn könne [202]. Dergleichen Beweise waren früher sehr wünschenswerth, haben aber gegenwärtig sehr an Werth verloren, nun wir wissen, dass mehr als Eine solche Schädlichkeit mit gleich viel Grund angeklagt, die erste Sommerhitze aber (§ 53) stärker als alle Gras-Emanationen gravirt ist.

g. Die Rosenblüthe scheint in gewissen Gegenden Englands (s. Dr. **Maddock** in § 131) und Nordamerica's (s. S. 103) von Vielen beschuldigt zu werden.

h. **Gream** beschuldigt den Pollen aller Blüthen [daneben zugleich auch anderen Staub, s. *i.*]. Aber da hätte man wohl vor vielerlei anderem Pollen an den sehr copiösen der *Pinus*-Arten zu denken, der oft im Mai „Schwefelregen“ bildet. Und doch klagt kein Patient die Wälder an.

i. Staub überhaupt. **Gream** hält jeden Staub für geeignet, den Access hervorzurufen. Ein anderer College hat mir mündlich besonders den Strassenstaub beschuldigt. Aber Trockenheit und Staub sind zu anderen Zeiten, besonders auch im März, oft weit schlimmer.

k. Bei einem Falle zu Dortmund (welcher Hrn. R. M. R. Dr. **Eulenberg** vor mehr als 20 Jahren bekannt wurde) beschul-

---

201 Hr. G. M. R. v. **Ammon**, der mehrere am tFSK Leidende kannte und besonders des Augenleidens wegen behandelte, sagt in einem Briefe: „Es ist interessant, dass hier die Kranken getheilt sind in zwei verschiedene Klassen, in Heu-Ophthalmisten und Kornblüthen-Ophthalmisten.“ Er führt jedoch nur Einen „Heu-Ophthalmisten“ speciell an und hat auch vielleicht nicht bestimmt danach gefragt, ob das Heu als Ursache des ganzen Accesses oder nur als Ursache von Verschlimmerungen angeklagt werde.

202 So z. B. beweist **Bostock** (2. 442-444) — gegen die damals sehr verbreitete Ansicht, welche das Heu allein beschuldigte — dass in seinem Falle Heu nicht die Ursache seyn könne.

digte man den Höhrauch, doch ohne Beweis. [203]

§ 53.

2. Die erste Sommerhitze. Ich habe schon S. 45–46 nachgewiesen, wie die Annahme, dass der Access mit der ersten Sommerhitze eintrete, und dass sein Eintreten von derselben abhange, durch verhältnissmässig zahlreiche und gewichtige Autoritäten gestützt wird (weit mehr als die Anklagen unter 1. [§ 52]). Man wird dadurch genöthigt, die erste Sommerhitze, wenn nicht für die alleinige, doch jedenfalls für die gewöhnlichste und wichtigste, Gelegenheitsursache zu halten.

Es stehen freilich dieser Annahme gewissermassen entgegen die (ebenfalls schon, in § 14, besprochenen) Beobachtungen: *a)* dass die erste Sommerhitze den Eintritt des Accesses nicht immer gleich präcis zur Folge hat, vielmehr dazu bald mehr, bald weniger Zeit braucht; *b)* dass ausnahmsweise bei einzelnen Patienten [streng genommen kaum für Pat. 15 — s. Note 96 — bewiesen] der Access sich gar nicht an die Zeit der ersten Sommerhitze bindet. Aber die Annahme, dass jene Hitze den Access nur indirect hervorrufe — indem sie etwa zuerst gewisse unbekannte Veränderungen im Körper erzeugt, welche nun mit der Prädisposition gemeinschaftlich den Eintritt des Accesses bewirken — hebt das Bedenken *a)*, und gegen *b)* hindert nichts anzunehmen, dass für jene sehr wenigen Patienten eine andere Gelegenheitsursache obwalte.

Es bleibt sonach noch immer die Gewichtigkeit der ersten Sommerhitze als Gelegenheitsursache höchst wahrscheinlich.

§ 54.

3. Pat. 11 spricht mir mündlich die Vermuthung aus, dass in den längeren Tagen, also dem stärkeren Lichteinflusse, die Gelegenheitsursache zu suchen sei, sei es nun dass der

---

[203] Der Höhrauch (der Geruch und feinster Staub zugleich ist) soll nach **v. Halem** (s. Kosmos. 1860. 38 ***) bei engbrüstigen und zum Blutspeien geneigten Personen die Zufälle nicht verstärken, wenn sie sich auch stundenlang dem dicksten Dampfe aussetzen. Indess bei am tFSK Leidenden könnte sich dies anders verhalten, könnte er vielleicht wenigstens zu den verschlimmernden (wenn auch nicht zu den hervorrufenden) Einflüssen gehören (vgl. § 61).

Lichteinfluss direct als solcher oder dass er durch stärkere Entwickelung von Ozon [oder in beiderlei Weise zugleich] wirke. Pat. denkt hauptsächlich deshalb an Ozon, weil er bei dem heftigsten Grade des Leidens, wo namentlich ein fortwährender Reiz zum Husten sich dem Schnupfen beigesellt, entschieden das Gefühl des Ozongeschmacks auf der Zunge, im Schlunde und in den Choanen hat.

Zur Verstärkung der Vermuthung dient allerdings, so weit es sich um das Licht handelt, Das was wir über den Einfluss desselben auf die am tFSK Leidenden anderweitig anmerken (§ 58 unt. 2.); (rücksichtlich des Ozons vgl. Note 248). Jedenfalls scheint die Hypothese Beachtung und fernere Prüfung zu verdienen.

§ 55.

Für den Nachaccess (§ 26) ist es, wenigstens gegenwärtig, noch schwieriger als für den Hauptaccess, Gelegenheitsursachen nachzuweisen, weil die meisten in den §§ 52–54 besprochenen Einflüsse hier nicht mehr obwalten. Man könnte zwar denken an ein wiederholtes Zusammentreffen des Patienten mit einer, nicht gar zu kleinen, Masse blühenden Grases (da wenigstens einige Gräser noch bis in den Anfang des Herbstes blühen) oder auch nicht blühenden (vgl. S. 116 unt. *c*.), — an eine wiederholte Einwirkung der Hitze, oder der Trockenheit, des Strassenstaubes; — und eine solche Erklärung würde bei der geringeren Constanz des Nachaccesses ziemlich ausreichend erscheinen. Aber es fehlt hier jede positive Thatsache zur Motivirung der Beschuldigung. Nur für den Einfluss des Heues, also der zweiten Heuernte („Grummet“-Ernte) liegen positive Angaben vor (s. S. 66: **Travers** u. Pat. 11); aber sie sind noch so dürftig dass sie nichts beweisen. — Wir müssen deshalb vorläufig als das Wahrscheinlichste annehmen, dass der Nachaccess hauptsächlich durch etwas im Körper des Patienten selber Liegendes und zum Charakter der Krankheit Gehörendes, unter Mitwirkung m i n d e r als beim Hauptaccess s t a r k e r und deshalb minder leicht wahrzunehmender Einflüsse (Gelegenheitsursachen) hervorgerufen werde. Er warnt uns also, nicht einseitig unter den verschiedenen Einflüssen, welche als Gelegenheitsursachen d e r A c c e s s e ü b e r h a u p t beschuldigt sind, einen herauszugreifen und mit Nichtbeachtung der übrigen als die einzige Ursache der Art anzusprechen.

§ 56.

Aus dem Inhalte der §§ 52-55 glaube ich etwa folgende Resultate ziehen zu dürfen:

1) Gelegenheitsursachen der einzelnen Accesse mit Bestimmtheit nachzuweisen ist noch nicht gelungen.

2) Mit Wahrscheinlichkeit darf man folgende Momente als solche Ursachen annehmen (ich ordne sie nach der abnehmenden Stärke der Wahrscheinlichkeit):

a. die erste Sommerhitze (welche zwar vielleicht nur indirect als Gelegenheitsursache wirkt).

b. die längeren Tage (welche vielleicht durch den stärkeren Einfluss des Lichtes, vielleicht auch des Ozons, wirken).

c. dieselben (oder ungefähr dieselben) Gerüche und Staub-Arten, welche wir als Ursachen von Verschlimmerungen der Accesse mit Bestimmtheit kennen. Unter ihnen haben hier Roggenblüthe und Heu die meiste Wahrscheinlichkeit für sich.

3) Es wäre möglich, dass Eine von diesen Ursachen die allein wahre sei, dass die für die anderen Ursachen sprechenden Facta nur falsch aufgefasst seien. Weit wahrscheinlicher jedoch ist es, und besonders der Nachaccess spricht dafür, dass alle jene Einflüsse — eben sowohl wie als Ursachen von Verschlimmerungen, auch — als Gelegenheitsursachen der Accesse wirken. Einzelne Patienten aber dürften nicht für alle diese Ursachen, sondern nur für einen Theil derselben empfänglich (oder: hinlänglich empfänglich zur Erzeugung des Accesses) seyn.

Ich zweifle nicht, dass künftige genauere Beobachtungen, insbesondre Vergleichungen der Krankheits-Phänomene mit den meteorologischen und Vegetations-Vorgängen, hier Gewissheit an die Stelle der Wahrscheinlichkeiten und Möglichkeiten setzen werden.

C. Ursachen der Verschlimmerungen.

§ 57.

Prädisposition und sogar eine starke Geneigtheit zu Verschlimmerungen mannigfacher Art müssen wir jedem Patienten zuschreiben. Qualitativ verschieden zeigt sich dieselbe insofern, als die verschiedenen Schädlichkeiten auf die einzelnen Patienten sehr verschieden influiren; vgl. § 71, besonders unter 4.

§ 58.

Ich komme zu den Gelegenheits-Ursachen. Bei der Erörterung derselben muss ich manche Aussagen von solchen Autoren, welche zwischen Ursachen des Accesses und Ursachen der Verschlimmerungen nicht unterscheiden, ausschliesslich für die letztere Beziehung benutzen. Meine Rechtfertigung deshalb, wenn es einer solchen noch bedarf, s. S. 124 Abs. 5.

Als Gelegenheits-Ursachen werden von den Beobachtern bezeichnet:

1. Gewisse Schädlichkeiten, welche auch bei anderen katarrhalischen Leiden als verschlimmernd bekannt sind und zugleich auch im Frühsommer vorkommen: Witterungswechsel, überhaupt Temperaturwechsel, zumal rasch oder zum Kühlen hin erfolgend; jede unangenehm kühl empfundene Luft [204]; Gewitterluft; Wind, zumal kühler; Luftzug, zumal bei erhitztem oder gar schwitzendem Körper.

2. Gewisse Schädlichkeiten, welche auch bei anderen nervösen Leiden zu verschlimmern pflegen: psychische Eindrücke, zumal unangenehmer Art oder plötzlich kommend [vgl. S. 30]; helles Licht, namentlich Sonnenlicht, oder auch blendendes oder plötzlich einwirkendes Licht [205]; Alles was den Körper schwächt (knappe Diät, starke Abführmittel, Blutent-

---

204 Pat. 9 u. Patientin 47 finden sogar schon die Abendkühle nachtheilig und letztere vermeidet deshalb, Abends auszugehen.

205 Das Licht wirkt begreiflich auf diejenigen Patienten, bei denen die Augengruppe entwickelt ist, besonders stark ein, verschlimmert auch diese Gruppe mehr als die anderen.

Pat. 11 — in den Intervallen der Krankheit auch gegen sehr helles und blendendes Licht, z. B. das der Phosphor-Verbrennungen, gar nicht empfindlich — wird während der Accesse bisweilen schon durch einen Spiegel, der nur Tageslicht (kein directes Sonnenlicht) reflectirt, so gereizt dass, etwa binnen einigen Minuten, unter lebhafterem Thränen-Abfluss ein Nieseanfall ausbricht.

Für Pat. 1 giebt **Cazenave** helles Licht sogar als die einzige Ursache von Verschlimmerungen an — schwerlich mit Recht. — Noch paradoxer ist es, wenn in Lit. 17. ein anonymer Referent etwas der Art noch allgemeiner aussagt: „*We have seen cases of hay fever, so-called, which did not seem connected with hay-making at all. The attacks, consisting of running from the eyes and nose, incessant sneezing and cough, were brought on whenever the patients were exposed to the sun. In fact, in one of them who had been 30 years subject to the disease, it occurred whenever the sun shone at all. He was always comfortable in gloomy weather, and miserable on a fine sunshiny day.*“

ziehungen); schwüle Luft, oder dumpfe (z. B. ungenügend ventilirte Zimmerluft).

3. Gewisse Schädlichkeiten, welche beim tFSK eine, vielleicht der Art nach, jedenfalls aber dem Grade nach, ausgezeichnete Wirkung äussern: Hitze (§ 59), Trockenheit der Luft (§ 60), Gerüche und Staub (§ 61 f.), Bewegung (§ 70).

Alle diese Schädlichkeiten (1.–3.) pflegen, absolut oder verhältnissmässig, sehr rasch einzuwirken und hierdurch den Beweis ihrer Schädlichkeit zu sichern. So z. B. rufen gewisse Gerüche oder grelles Licht oft schon binnen wenigen Minuten oder selbst schon binnen wenigen Augenblicken verstärkte Symptome hervor. [Vgl. z. B. Note 46 (S. 23 Z. 7,8), 205 (Pat. 11), § 63 (Dr. Rowe).] Ungünstige Witterung dagegen oder Bewegungen können begreiflich nicht so rasch einwirken, sondern erlangen erst allmählich den vollen Einfluss.

Eine andere Sicherung des Beweises liegt in der häufigen Wiederholung der Beobachtungen — durch zahlreiche Patienten und durch zahlreiche Beobachtungen eines und desselben Patienten. Nicht wenige Patienten haben mit einzelnen Schädlichkeiten förmlich experimentirt, um sich selber ihren Einfluss aufs Unzweideutigste zu beweisen.

Von mehreren der obigen Schädlichkeiten haben wir in § 52–55 gesehen, dass sie als Gelegenheitsursachen, z. Th. selbst als alleinige Ursachen, der ganzen Accesse angeklagt werden; schon diese Anklagen als solche, wenn auch nicht vollgültig erhärtet, beweisen wenigstens den starken Eindruck, welchen die Schädlichkeiten auf die Patienten machen, sprechen also wenigstens für den hohen Grad ihres die Symptome verschlimmernden Einflusses.

Es scheint als sei bei den meisten Patienten die Einwirkung einer der in diesem § aufgeführten Schädlichkeiten nothwendig, um den höchsten Grad der Intensität und der Vollständigkeit der Symptome (die schlimmsten Stunden) hervorzurufen. (Durch künftige Beobachtungen noch sicherer zu ermitteln!)

Pat. 11, ein sehr gewichtiger Beobachter, giebt mir an dass, wenn eine und dieselbe ungünstige Witterung, z. B. trockene Hitze, einige Zeit, z. B. 8 Tage, anhält, schon hierdurch die Symptome gesteigert werden.

§ 59.

Wenn wir bisher die erste Sommerhitze als dasjenige Moment kennen gelernt haben, welches bei den meisten Patienten den Anfang des Accesses bestimmt, wenigstens zu bestimmen scheint, so müssen wir hier, wo es sich nur um Verschlimmerungen handelt, die heisse Witterung überhaupt anklagen, müssen das Anhalten, das Steigen und das, nach einer Unterbrechung durch kühlere Tage, erneuete Auftreten der Hitze als die gewichtigsten Momente der Verschlimmerungen, nach sehr zahlreichen Aeusserungen der Beobachter, anerkennen. Die Hitze scheint auch auf fast alle Patienten so nachtheilig zu wirken [206], während Gerüche, Staub und manches Andere es nur bei einem grossen Theile derselben thun. In heisseren Frühsommern befinden sich fast alle Patienten schlimmer. — Man kann übrigens nicht sagen, dass in jedem einzelnen Augenblick der Stand der Krankheit der Hitze proportional sei — sehr begreiflich, da ja auch noch gar manche andere Momente mitwirken.

Man könnte vermuthen, dass nur etwa Erkältungen, während der Hitze durch unvorsichtige Entblössung, kaltes Getränk od. dgl. veranlasst, das verschlimmernde Moment bildeten. Man könnte dies um so wahrscheinlicher finden, da man nicht gewöhnt ist, Katarrhe durch Hitze gesteigert zu sehen. [Vgl. übrigens Note 92 (S.44).] Aber es widersprechen dieser Vermuthung nicht bloss die Ausdrücke der meisten Beobachter, sondern auch und noch bestimmter, directe Angaben einiger Patienten, welche ich ausdrücklich danach gefragt. Wir müssen hiernach sowohl die Hitze an sich, als auch [§ 58 unt. 1.] Erkältung während der Hitze veranlasst, als schädlich anerkennen.

Die Hitze mag, ausser ihrem direct verschlimmernden Einfluss, auch wohl, schon durch Schwächung des Körpers, allmählich die Disposition zu den Symptomen der Krankheit erhöhen und dies an dem ansehnlichen Wachsen der Stärke des Accesses (und namentlich des Allgemeinleidens, s. § 17), welches man häufig in den ersten Tagen desselben, bisweilen sogar bis

---

206 Nur Ein Pat. giebt mit Bestimmtheit das Gegentheil an: Pat. 15, s. Note 96.

in die zweite Woche hinein, beobachtet, Antheil haben.

§ 60.

Trockenheit der Luft wird nur von wenigen Beobachtern direct als ein verschlimmerndes Moment beschuldigt, unter ihnen aber auch von Pat. 11, dem die Beobachtung des Hygrometers geläufig, dessen Anklage also gewichtig ist. Sehr viele Beobachter beschuldigen die Trockenheit wenigstens indirect, indem sie aufs Bestimmteste angeben, dass [eine Abweichung von dem, was bei gewöhnlichen Katarrhen als Regel gilt] feuchte Witterung — wenn sie nicht unangenehm kühl oder zugleich Gewitterluft ist — ansehnliche Verbesserung der örtlichen Gruppen und des Allgemeinleidens herbeiführt. [207]

§ 61.

Manche — wie es scheint, empfindlichere — Patienten geben an, dass alle nur einigermassen starke Gerüche verschlimmern [208] und eben so jeder einigermassen bemerkliche Staub. [209]

Man wird es wohl nicht missbilligen, dass ich, hier und an

---

207 Auffallend ist, dass **Macculloch** Gewächshäuser vorzugsweise beschuldigt, in denen man doch eine warm-feuchte Luft voraussetzen muss: „*There is something singularly periodical in the attacks of a catarrh which often comes on in summer, and, as it would appear, most commonly from exposure, not simply to heat it would generally seem, but to heat where vegetation is present. This well-known disorder is produced by hot-houses or green-houses; and, in the public estimation, it is particularly caused by hay-fields.*“ Aber die Krankheit war damals noch sehr wenig bekannt, **Macculloch** konnte leicht durch falsche Angaben getäuscht seyn, er giebt auch nicht sich selber als Urheber der Beobachtung an, und seine Ausdrucksweise lässt Ungewissheit bemerken (um dies zu zeigen, habe ich die Stelle so vollständig mitgetheilt). Die Gewächshäuser dürften nur dann schaden, wenn Gerüche (§ 61) in ihnen herrschen, deren nachtheiliger Einfluss den vortheilhaften der feuchten Luft überwiegt; sonst dürften sie sogar nützen. Die Anklage gegen sie hat sich auch später nirgends wiederholt.

208 Manche müssen deshalb Blumengärten, oder selbst das Freie überhaupt, vermeiden.

209 So z. B. beschuldigen Pat. 11 u. 16 jeden (nicht gar zu schwachen) Geruch oder Staub. Ersterer findet auch die Gasarten des chemischen Laboratoriums in der kritischen Jahrszeit ansehnlich schlimmer wirkend als in den Intervallen; insbesondre auch den Ozon-Geruch nachtheilig. Auch Pat. 6 sagt: „*by dust of any kind, ---, effluvium of new-made hay, and the odour of the bean-flower — perhaps, also, by other odours*“.

anderen Stellen dieser Arbeit, Gerüche und Staub-Arten fast immer zusammen, in Einem Athem, bespreche. Sie unterscheiden sich zwar begrifflich von einander ungefähr wie fein Zertheiltes von grob Zertheiltem, wie chemisches Agens von mechanischem, vielleicht auch wie (elastisch oder tropfbar) Flüssiges von Festem; aber der Unterschied ist, bei Licht besehen, so wenig absolut wie der zwischen Chemie und Physik, ist auch im einzelnen Falle oft, zumal aber in Beziehung auf die Fragen unseres Thema, nicht durchzuführen.[210]

Manche Patienten beschuldigen nur gewisse Gerüche[211] und sprechen kaum oder nicht vom Staube.

Wenige sind gegen Staub mehr als gegen Gerüche empfindlich[212].

Einzelnen sind gewisse starke Gerüche sogar erleichternd, und sie benutzen sie als Mittel zur Linderung der Nasengruppe (§ 117, insbesondre Note 364).

Sollten sich vielleicht Kategorien von Gerüchen nach der Einwirkung auf die am tFSK Leidenden unterscheiden lassen? Vorläufig ist das Material dazu zu fragmentarisch.

Wohl nur selten fehlt die Empfindlichkeit gegen Gerüche und Staub ganz[213].

---

210 Um für letztere Schwierigkeit auf einige, jedermann bekannte Analoga hinzuweisen, erinnere ich daran, dass der mindest ausgezeichnete Staub eines Zimmers beim Ausfegen zu riechen pflegt, und dass man sich oft nicht Rechenschaft darüber ablegen kann, ob er mehr durch mechanische Reizung der Luftwege oder mehr nach Art eines chemischen Agens (ähnlich wie schwach riechende Gasarten) unangenehm werde; — dass Schnupftaback chemisch und mechanisch zugleich zu reizen scheint; — dass starker Tabacksrauch neben seiner vorherschenden chemischen Wirkung auf Geruch und Geschmack auch die Augen (und die Athemwege?) mechanisch zu reizen scheint; — u. s. w.

211 Z. B. Rosen (§ 68), Ruchgras (§ 64), Bohnenblüthe (§ 68), Gewürze, od. a.

212 So z. B. Patientin 51, welche nur Heu- und anderen Staub beschuldigt, Gerüche aber gut verträgt; — Patientin 50, welche nur Staub und Tabacksgeruch beschuldigt, andere Gerüche aber verträgt; — Patientin 45, welche unter den Gerüchen hauptsächlich nur die Maiblumen anklagt, auch gegen Staub das ganze Jahr über empfindlich bleibt, während sie es gegen Gerüche mehr nur in der kritischen Jahreszeit ist.

213 Doch fehlte sie z. B. bei Pat. 27, ungeachtet er sogar sehr fein und mit scharfer Unterscheidung roch. — Die 3 Patienten des Hrn. Dr. Hervier vertragen, wie mir ausdrücklich angegeben wird, den Stein-

Sehr häufig werden gewisse vegetabilische Stoffe, deren in der Luft verbreitete Theilchen durch ihren Geruch und als feiner Staub zugleich wirken können, beschuldigt; namentlich die in den §§ 62–68 zu besprechenden. Die Frage aber, wodurch diese Stoffe schaden, ob durch den Geruch oder durch den Staub oder durch Beides, wird von den Beobachtern nur selten einigermassen gründlich erörtert, noch seltener entschieden beantwortet und dann in verschiedenartigem Sinne.

Für den Höhrauch vgl. S. 119 unt. *k*.

§ 62.

Bei weitem am häufigsten unter allen vegetabilischen Stoffen wird, zumal von englischen Beobachtern, das Heu beschuldigt, schon in geringen Massen (z. B. Bündeln), zumal das neue Heu (und im Frühsommer hat man es ja fast immer nur neu). Manche klagen nur den Staub, Mehrere nur den Geruch, des Heues, Wenige Beides an.

Die gegen das Heu empfindlicheren Patienten werden dasselbe gewöhnlich schon aus etwas grösserer Entfernung gewahr als andere Leute, und ohne es zu sehen; z. B. wenn sie sich in einem Zimmer bei offenem Fenster befinden, während draussen Heu vorbeigefahren wird — oder auf Gängen im Freien — oder selbst auf der Strasse einer Stadt, wenn um die Ecke herum sich Heu befindet. Sie werden es gewahr — zum Theil ohne dass sie es bestimmt röchen (also wohl durch den Staub) — indem alsbald eine Steigerung der Krankheitserscheinungen: ein Nieseanfall, stärkere Röthung der Augen, allgemeine Unbehaglichkeit, bisweilen Husten, od. dgl. [vgl. auch z. B. Note 46], erfolgt. Sie erdulden die Krankheitssymptome stark und anhaltend, wenn sie in Einem Hause, oder

kohlenstaub zu Rive-de-Gier [der sehr stark zu seyn scheint, denn **Richard**, *Guide class. du voyageur en France. Ed. 24. Par. 1856*, sagt: „*le sol est noir, et la figure des femmes est même couverte souvent d'une couche de poussière*"] gut; auch den Pat. 2. *a* (Steinkohlengruben-Ingenieur) nicht ausgenommen. — Bei Pat. 23 scheint erst in späteren Jahren Empfindlichkeit gegen den Mehl-Staub oder -Geruch seiner Mühle — während, und in geringerem Grade auch ausserhalb, der Accesse — eingetreten zu seyn, so dass er nun die Mühle nicht mehr betreten durfte, ohne eine Verschlimmerung des Accesses — oder während des Intervalles ähnliche Zufälle — zu erfahren.

selbst nur in Einem Gehöft, mit Heu sind, und bessern sich, oft sehr rasch, wenn sie einen andern Aufenthalt wählen. Wenn sie auf Gängen über Land oder auf Reisen im Wagen an Wiesen vorbeikommen, auf denen Heu gemacht wird oder Heuhaufen liegen, so reagiren sie alsbald sehr stark dagegen.[214] Leben sie auf dem Lande oder in einer kleinen Stadt, so befinden sie sich regelmässig zur Zeit der (ersten) Heuernte bei weitem am schlimmsten. — Bisweilen erfahren Patienten schon dadurch sofort eine Verschlimmerung, dass andere Personen ihnen nahe kommen, die so eben mit Heu in Berührung gewesen sind.[215]

Bei weitem die Meisten werden in den Intervallen der Krankheit nicht vom Heu afficirt. Manche aber werden es, jedoch in weit geringerem Grade als während des Accesses und nicht stärker als viele andere, nicht am tFSK leidende, Personen. In der That können, wie ich von einigen Aerzten, aufmerksamen Landwirthen u.s.w. höre, viele Personen das Heu, wegen seines Geruches, seines Staubes, oder beider, nicht vertragen, sondern bekommen davon Kopfweh, Niesen, leichte Augenentzündungen, Husten, vielleicht selbst bisweilen einen förmlichen Bronchialkatarrh, u.s.w.[216] Man darf diese Er-

214 Pat. 24 erfährt dies sogar schon in dem so rasch vorbei eilenden Eisenbahn-Wagen: *„Par exemple, je quitte Paris pour me rendre au Mans. Jusqu' à l'entrée de la vallée de L'Huine, rien. Mais de Bretoncelles à la Ferté-Bernard, où l'on fait les foins, je fais pitié aux voyageurs; le soir l'accès“* [soll nur heissen: die Verschlimmerung] *„était passé.“*

215 So z. B. erzählt Patientin 58: *„My children, in approaching me after being in the hay field, have often brought on a fit of sneezing, or a spasm of my breath; and this was once effected by their sitting down by me to tea, after playing in the barn where the new-made hay was stacked, some time after the season was over“* (die letztere Zeitbestimmung wohl nur so zu verstehen, dass das Nachstadium vorhanden und nur noch sehr schwach war). Dieselbe Patientin giebt auch eine besondere Empfindlichkeit ihrer Hände gegen Heu an: *„In packing baskets with hay I have frequently had fits of sneezing, and tingling in my hands“*; sie sagt aber nicht, ob ihr dergleichen nur während des Accesses oder auch während des Intervalls begegnet sei.

216 Bei Asthmatikern ruft, gleich so mancherlei Anderem, auch Heu bisweilen Anfälle hervor: **Salter, Percy.** — **Longueville** theilt von sich selber mit, dass er — an Asthma leidend und gegen Staub sehr empfindlich — Heu ganz besonders fürchte, indem er davon wiederholt entweder sofort

scheinungen [217] sonder Zweifel nicht als einer besonderen Krankheit angehörend betrachten, vielmehr nur als Zeichen einer individuellen, idiosynkratischen Empfindlichkeit gewisser Schleimhäute, auch etwa einer besonderen Reizbarkeit der **Moleschott**schen Faserzellen; und sie geben einen neuen Beweis, neben anderen [§ 74, 80], dafür dass zur Erzeugung des tFSK

Athembeschwerde bekommen habe oder *„dans la nuit un étouffement violent pendant plusieurs heures avec accélération du pouls et fièvre, que je pouvais du reste considérer comme suite de la gêne respiratoire"*.

Anderseits ist es bekannt, dass die meisten Menschen und darunter auch viele, bei denen man zarte Nerven voraussetzen muss, die Nähe und selbst die Berührung von Heu sehr gut vertragen. Eine interessante Probe hiervon habe ich einmal auf einer Reise im Riesengebirg erlebt, indem ich in der Wiesenbaude mit einer Fürstin, ihrem Sohne, 2 Damen und mehreren Cavalieren ihres Gefolges zusammentraf und (da kein besseres Nachtlager zu erlangen war) auf Einem Heuboden schlief; die Damen hatten nur Das voraus, dass ihnen ein besonderer Verschlag eingeräumt und mitgebrachtes saubreres Linnen über das Heu gebreitet wurde; am Morgen darauf klagte niemand von den hohen Herrschaften.

Hr. G. M. R. v. **Ammon** machte mich — kurz vor seinem Tode, so dass ich genauere Auskunft von ihm mir nicht mehr erbitten konnte — darauf aufmerksam, dass in den Alpen Tyrols, der Schweiz u. s. w. eine eigene Heukrankheit bekannt sei, über welche in der nicht-medicinischen Literatur etwas zu finden seyn müsse. Ich habe vergebens zahlreiche Werke deshalb durchsucht, vergebens an eine Anzahl sehr erfahrener Aerzte, Naturforscher u. s. w. mich gewandt. Ich habe insbesondre von den Herren Dr. v. **Kappeller**, **Kohl**, R. M. R. Dr. **Laschan**, Dr. **Rossi**, Dr. **Russegger** u. A. nur die Antwort, dass ihnen keine solche Krankheit bekannt sei, erhalten. Hr. Dr. **Meyer-Ahrens** hat mich — doch auch nur nach fremder, nicht-ärztlicher Beobachtung — auf Nachtheile von schlechtem Heu — etwa aus moorigem Boden kommendem oder feucht eingebrachtem (bei letzterem vielleicht an Fermentole oder an Pilz-Sporen zu denken) — aufmerksam gemacht; indess dies liegt meinem Thema zu fern. Hr. Dr. **Gillhuber** und Hr. Dr. **Hechenberger** weisen mich auf Krankheiten hin, welche man vom Heu herleiten könnte (z. B. Hr. Dr. **Hechenberger** auf eine eigenthümliche Krankheit der Futterer); aber die Mittheilungen selber bezeichnen auch zugleich andere Ursachen (Schleppen des Heues über steile Anhöhen, Witterung, Diät-Schädlichkeiten u. s. w.), welchen man, zumal nach den gewichtigen negativen Erfahrungen der vorher genannten Herren, jedenfalls einen weit grösseren Antheil zuschreiben muss als dem Heu, wenn dieses überhaupt dabei eine Rolle spielt.

217 Den Fall ausgenommen — welcher bei manchen kurzen, unvollkommenen Mittheilungen denkbar bleibt — dass sie dem Nachaccess des tFSK (§ 26) angehören.

noch etwas mehr, noch ein anderer und gewichtigerer Factor, als eine Idiosynkrasie erforderlich ist. —

Wenn nach den Stoffen gefragt wird, von denen die Schädlichkeit des Heues abhange, welche man also gleichsam als nähere Ursachen der schädlichen Wirkung zu betrachten habe, so dürfen wir nicht vergessen, dass neben den Gräsern immer auch mannigfache andere Kräuter [218] in nicht unbedeutender Menge zum „Heu" (zu Dem, was gehauen wird) gehören. Das Ganze giebt Emanationen, deren chemische Kraft sich — ausser den besprochenen Symptomen, welche sie bei vielen, auch nicht am tFSK leidenden, Personen hervorrufen — auch z. B. dadurch verrathen soll, dass sie die Dachziegel angreifen [219].

In diesen Emanationen findet sich Dreierlei, was wir — da den Patienten im Allgemeinen Staub und Gerüche zu schaden pflegen (§ 61) — als schädlich anzusprechen haben:

1. Pollen der Gräser und Nebenkräuter.

2. Gemeiner Staub, theils und hauptsächlich von den Gewächsen selber gebildet (diese Bildung kann begreiflich auf allen Schnitt- und Bruch-Flächen von dem Augenblick an, wo sie lufttrocken geworden sind, beginnen, wenn irgend ein mechanisches Moment sie begünstigt), theils auch aus der Luft abgelagert.

Gleich anfangs, nachdem das Heu gemacht worden, waltet begreiflich der Pollen vor, später mehr und mehr der gemeine Staub [220].

3. Riechstoffe. Man kann dieselben dem Staube (1. u. 2.) nicht streng gegenüber stellen, da auch dieser sonder Zweifel riecht; sie werden aber ohne Frage [221] in grös-

---

218 Sehr belehrende Uebersichten derselben bei **Ratzeburg**, d. Standortsgewächse u. Unkräuter Deutschlands u. d. Schweiz. Berl. 1859. 346 f.

219 Sie sollen dieselben allmählich mürb, brüchig machen. Zwei Dachdecker haben mir auf Befragen gesagt, dass über einem Heuboden die Ziegel höchstens 30 Jahre lang brauchbar bleiben, während sonst gut gebrannte Ziegel wohl 300 Jahre lang und länger aushalten.

220 Man kann sich hiervon, zum Ueberfluss, leicht durch einige mikroskopische Beobachtungen überzeugen.

221 Man kann sich sehr leicht durch eine Anzahl vergleichender Beobachtungen überzeugen, dass der Geruch des Heues bei weitem nicht in dem Maasse durch Bewegung der Luft verstärkt wird, wie es der Fall seyn müsste, wenn uns die Riechstoffe hauptsächlich nur durch den Staub zugetragen würden.

serer Menge entsendet von den unversehrten, nicht stäubenden, Theilen der Gewächse. Sie sondern sich für unsere Betrachtung in drei Reihen:

a. solche, die von den frischen Kräutern und Blüthen der Gräser und Nebengewächse in demselben oder (wohl häufiger?) stärkerem Maasse ausgehaucht werden als von den getrockneten: ätherische Oele, und zwar sehr verschiedene.

Von anderen Riechstoffen ist hier, glaube ich, — wenn man von einzelnen flüchtigen Bestandtheilen einzelner Nebengewächse, welche Bestandtheile für unser Thema keine erhebliche Rolle spielen können, absieht — noch nichts mit Bestimmtheit nachgewiesen. Wenn **Millon** *(J. de Pharm. et de Ch. 1856. Déc.)* gewisse, nach ihm eigenen Vorschriften gewonnene, „Parfums" den nach älteren Vorschriften gewonnenen ätherischen Oelen gegenüber stellt, so hat er wohl nur Stearoptene (also doch auch ätherische Oele), gemengt mit anderen, für den Geruch ausserwesentlichen, Stoffen, vor sich gehabt?

b. solche, die von den [normal] getrockneten Kräutern und Blüthen der Gräser und Nebengewächse in stärkerem Maasse als von den frischen ausgehaucht werden. Es ist hier nur Ein Stoff näher bekannt [222], das Stearopten Cumarin, welches von hier in Frage kommenden Pflanzen im Ruchgras *(Anthoxanthum odoratum:* § 64), vermuthlich auch in den *Hierochloa*-Arten [223], dann in *Melilotus*-Arten (welche bisweilen einen kleinen Gemengtheil des Heues — namentlich von trockneren, nur mehr ausnahmsweise gemähten, Wiesen — bilden) vorkommt. [224] Bekanntlich entwickelt sich der angenehme Cu-

---

222 Ob noch andere sich eben so verhaltende Riechstoffe existiren, mögen künftige Untersuchungen ermitteln.

223 Es wird wenigstens angegeben [Wörterb. d. Naturgesch. Bd. 7. Weim. 1831. 45; — **Kunth,** *enum. plantar. I. (1833.) 36*], dass sie alle den Geruch des Ruchgrases *(Anthoxanthum)* besitzen. Uebrigens kommt für den tFSK wahrscheinlich nur *H. borealis* **R. e. S.** *(H. odorata* **Wahlenb., Koch** d. Fl., *Holcus odoratus* **L.**; — starker Cumarin-Geruch; Nord-Europa u.-Asien) in Betracht, und auch diese wohl kaum erheblich, da sie im Ganzen — zumal aber in denjenigen Ländern, in denen bis jetzt der tFSK recht bekannt ist — wenig verbreitet zu seyn scheint. (Nicht aber *H. australis* **R. e. S.**, die den Wäldern angehört, u. a.)

224 **J. F. W. Johnston** [in seiner „Chemie d. täglichen Lebens". Ich benutze nicht das Original, sondern die deutsche Bearb. v. **Wolff,** Bd. 2. Brl. 1855. 201, und die französische in *Rev. Britann. 1855. Nov.* S. 18] verdächtigt speciell den Pollen der Cumarin enthaltenden einheimischen

marin-Geruch dieser Pflanzen beim Trocknen besonders stark, bleibt dann eine Zeitlang so stark, wird aber bei monatelanger Aufbewahrung wieder schwach. So lange er stark ist, pflegt er in dem Geruche des Heues vorzuherrschen; wenn er schwach wird, nimmt das Heu mehr den gemeinen, minder angenehmen Geruch an, welcher ihm schliesslich bleibt, und welchen Heu, in dem das Ruchgras fehlt, von Anfang an hat. Dies passt dazu, dass von den am tFSK Leidenden hauptsächlich das neue Heu angeklagt wird. Man muss deshalb, so wie auch, weil der Geruch des Cumarins in der Regel ansehnlich stärker ist als der der unter *a.* bezeichneten ätherischen Oele, von ihm, bis auf fernere Untersuchung, einen weit bedeutenderen Einfluss auf den tFSK mit grösster Wahrscheinlichkeit annehmen als von jenen.

Den Cumarin-Geruch, den das neue Heu in der Regel [wenn nämlich die bezeichneten Pflanzen darin nicht ganz oder fast ganz fehlen; Ruchgras fehlt aber nicht selten, und die anderen finden sich vollends nur ausnahmsweise] besitzt, kennt fast jedermann, den Geruch der frischen Wiesen-Gräser und -Nebenkräuter beachten nur etwa die Aufmerksameren.

Wenn von dem Cumarin-Geruche der Tonkabohnen und des mit ihnen behandelten Schnupftabacks, des Waldmeisters *(Asperula odorata)*, Maiweins, Schabziegers (Kräuterkäses mit *Melilotus caerulea)* u. s. w. keine Nachtheile für die am tFSK Leidenden bisher bekannt geworden sind, so kann man sich dies vielleicht dadurch erklären, dass diese Substanzen nicht in solchen Massen wie das Heu einwirken, — dass auch verhältnissmässig wenige Menschen mit ihnen in Berührung, zumal eine etwas längere Berührung, kommen. Doch bleibt es einigermassen auffallend, dass hier noch gar keine Anklagen vorliegen, da doch der Waldmeister nicht selten in Wäldern sich durch seinen Geruch bemerklich macht, so wie auch beim Oeffnen von Schränken, wenn die Damen ihn zwischen die Wäsche gelegt

---

Pflanzen *(Anthoxanthum odor.*, *Asperula odorata*, *Melilotus*-Arten): man glaube, dass dieser Pollen narkotisch sei wie der der *Kalmia*- und *Rhododendron*-Arten. [Es ist nicht bewiesen, dass es gerade der Pollen ist, der — worauf hier sonder Zweifel angespielt wird — den Honig giftig mache, wenn die Bienen die Blüthen gewisser Rhodoreen besuchen; ja das Giftigwerden des Honigs überhaupt dürfte noch nicht bewiesen seyn: **Rebling**, s. **Cannstatt**'s Jahresber. üb. Pharmacie in 1858. Abth. I. 155.] Wir dürfen uns bei einer solchen durch nichts gestützten Vermuthung kaum aufhalten. Die Massen der hier in Frage kommenden Pollen-Arten bleiben immer sehr gering [im Vergleich mit dem gesammten Pollen des Heues (S. 131 unt. 1.), oder auch mit dem Pollen von ganzen Wiesen (§ 63) oder Roggenfeldern (§ 65)] und es liegt kein Grund vor, sie für besonders schädlich zu halten.

haben. Ueberhaupt ist es auffallend, dass die Wälder nicht ebenso wie die Wiesen angeklagt werden, da auch das Ruchgras in den Wäldern bisweilen ziemlich copiös (in manchen Gegenden copiöser als in der Regel auf den Wiesen) zu finden ist [225]. Es müssen uns die hier einander scheinbar widersprechenden Erfahrungen — so wie auch der Umstand, dass noch niemals ein gegen Heu Empfindlicher einen Unterschied zwischen Heu und Heu angemerkt hat — warnen, vorschnell dem Cumarin die Schädlichkeit des Heues fast ausschliesslich zuzuschreiben; vielleicht wirkt es in sehr vielen Fällen weniger als die minder bedeutenden, dafür aber in weit grösseren Massen verdampfenden, anderen Gras-Riechstoffe (und der Staub). Es wäre zu wünschen, dass einmal ein und der andere am tFSK Leidende, der fein riecht und die Cumarin liefernden Pflanzen kennt, das Opfer brächte, durch Versuche zu ermitteln, ob die Schädlichkeit verschiedener Proben Heu dem Gehalt an jenen Pflanzen und an Cumarin ungefähr proportional bleibt.

c. dürften auch Fermentole, welche sich, wenn das Heu bei feuchter Witterung nur sehr langsam trocknet, entwickeln, hier mit aufzuführen seyn. Doch ist ihre Rolle schon für den Geruch wahrscheinlich immer nur eine untergeordnete; noch bestimmter aber kann man sie in Beziehung zum tFSK als unerheblich bezeichnen; denn erst wenn das Heu ganz oder fast ganz trocken geworden — wodurch die etwa eingeleitete Bildung von Fermentolen unterbrochen seyn muss —, wird es den Patienten recht schädlich [226].

Wahrscheinlich hängt die ansehnliche Schädlichkeit des Heues von dem Zusammenwirken mechanisch reizenden Staubes und chemisch wirkender Riechstoffe ab.

§ 63.

Frisches Gras — in ganzen Wiesen oder selbst schon in geringen Massen (z. B. Bündeln) — wird von einer kleineren Anzahl von Beobachtern beschuldigt als das Heu.

Patientin 45 erfährt sogar bisweilen eine Verschlimmerung, namentlich der Nasengruppe, wenn nur Personen zu ihr ins Zimmer kommen, welche draussen mit frischem Grase so eben in Berührung waren. (Zu vergleichen mit S. 129 Z. 8-11 u. Note 215.)

---

[225] Nur Patientin 45 beschuldigt ein gewisses Waldgras, welches jedoch nach ihrer, wenn auch sehr unvollkommenen, Beschreibung nicht das Ruchgras seyn kann. (Welches Gras gemeint sei, kann ich, da mir die Anklage erst in diesen Tagen, im November, ausgesprochen worden, nicht ermitteln.)

[226] Letzterer Punct ist von Pat. 11 genau beachtet worden, und auch die Wahrnehmungen anderer Patienten scheinen fast durchaus damit übereinzustimmen.

Einige beschränken die Anklage auf blühendes Gras; ich möchte aber, aus dem schon S. 116, unter *c.*, Z. 4-6, angegebenen Grunde diese Beschränkung für nicht gerechtfertigt halten, wenn gleich bei manchen Gräsern die Blüthe [227] verhältnissmässig (im Verhältniss zum Volumen, zur Masse) stärker riecht als das Kraut. Eine reichlich blühende Wiese muss freilich schon deshalb weit stärker riechen als eine noch nicht so weit vorgeschrittene, weil bei der ersteren auch die Masse des Grases ansehnlicher geworden ist. Und auch schon deshalb werden begreiflich blühende Gräser und blühende Wiesen von den Beobachtern am meisten beschuldigt, weil zu Anfang der kritischen Jahrszeit (wenigstens so wie sie sich für die meisten Patienten begrenzt) bereits ein reichliches, sehr in die Augen fallendes, Blühen stattfindet. [228]

Besonders beweisend lautet die Anklage des Hrn. Dr. Rowe: „*So long as I can keep away from grass in flower, I am free*“ [d. h. relativ frei]. „*I have verified this fact most thoroughly. I may give one instance. Several years since when confined to my room from the asthma, I received a visit from two gentlemen who were sceptical as to the cause of the disease. Prior to calling upon me one of them had gathered a bunch of grass in full flower, and immediately before I entered the apartment where they were seated, he freely waved and shook the grass, so as to impregnate the air with the pollen. No sooner did I enter the room than I began to sneeze most violently, and this was followed by an attack of asthma which lasted 18 hours. I may remark that prior to seeing these gentlemen I had nearly recovered from a previous seizure.*“

Dass die Effluvien des frischen Grases (oder strenger: der Wiesen) manchem Patienten schädlicher sind als andere, ebenfalls beschuldigte vegetabilische Effluvien, dafür scheint folgende Angabe von Gordon (4. 267) zu sprechen: „*I have known a patient wander about his flower garden for several hours, or ride through corn-fields or plantations, and yet not experience one disagreeable sensation; but as soon as he arrived at the vicinity of a meadow, the sneezing and ophthalmia have instantly appeared.*“

Dass einzelnen (wenigen) Patienten das frische blühende Gras schädlicher sei als das Heu, dafür sprechen Beobachtungen, die Hr. Dr. Simpson

227 Botanisch strenger ausgedrückt: der Blüthenstand, die Inflorescenz.

228 Letzteres Argument zu gebrauchen würde nicht gestattet seyn, wo es sich um Gelegenheitsursachen des Accesses handelt; hier aber, wo wir nur die Gelegenheitsursachen von Verschlimmerungen untersuchen, hat die Logik nichts dagegen zu erinnern.

an sich selbst gemacht. Auch Angaben der Patientinnen 45 u. 57 [229] scheinen dafür zu sprechen; doch hat man hier freilich (ausser an Ungenauigkeit der Beobachtung) auch daran zu denken, dass in einer späteren Periode des Accesses die Empfindlichkeit gegen Schädlichkeiten sehr verringert seyn kann, zumal bei einzelnen Patienten.

Ein Theil der Beobachter macht keinen Unterschied oder kaum einen Unterschied zwischen verschiedenen Gräsern [230], während Andere gewisse Gräser (§ 64–66) speciell beschuldigen, noch Andere Kategorien aufstellen (s. Note 230 u. § 67). Diejenigen, welche keinen Unterschied zwischen verschiedenen Gräsern machen, betrachten jedes Zusammentreffen mit einer nicht gar zu kleinen Masse Grases — wenigstens doch blühenden Grases — als die ausreichende Ursache einer Verschlimmerung, und sonder Zweifel, für gewisse Patienten, mit Recht.

Manche klagen mehr den Geruch, Andere [231] mehr den Pollen der Gräser an; sehr wahrscheinlich wirken beide schädlich, aber bei dem einen Patienten jener, bei dem ande-

---

229 S. Lit. 6. 167, Spalte 1, Abs. 4, letzte 9 Zeilen.

230 Bei manchen Beobachtern erklärt sich dies sehr einfach dadurch, dass der Nicht-Botaniker die meisten Gräser kaum von einander zu unterscheiden pflegt. Dies gilt aber nicht von der, deshalb gewichtigeren, Angabe des Dr. **Kirkman**, welcher für seinen eigenen Fall die höhere Schädlichkeit des Ruchgrases zurückweist [wiewohl zunächst nur als Ursache des ganzen Accesses; auch mit einem gewiss nicht ganz richtigen Argument, s. unten] und sagt: „*I refer to the whole family of the graminaceae, rather than to any individual plant.*" Doch beschränkt derselbe Gewährsmann letztere Ansicht 7½ Jahre später in einem Briefe an mich folgendermassen: „*I do not think rye or the cereals have so much to do with it as the other gramineous plants.*" — Eine 49jährige Schweizerin beschuldigt die Blüthe der Cerealien eben so sehr als die Blüthe der übrigen Gräser, während eine 2 Jahr jüngere Schwester (Patientin 49) nur die letztere anklagt: **Cornaz**, 9, 10.

Wenn **Kirkman** (Lit. 15.) sagt: „*because I am always attacked at least three weeks before the anthoxanthum is in blossom*", so hat er sonder Zweifel die frühen Blüthen des kleinen Grases übersehen. Denn **J. Lindley**, also eine botanische Autorität, sagt (in **Morton**, *Cyclop. of Agric. I. 87*): „*may usually be found in full ear in the beginning of May*", und **W. Gorrie** (ebd. 88): „*may occasionally be seen in flower early in April; it, however, blooms most profusely in May, and less frequently as the season advances, in the succeeding months of June, July, and August.*" **Kirkman's** Access beginnt aber erst gegen Ende Mai.

231 Z. B. Hr. Dr. **Simpson**, auch (für den Roggen, s. S. 139) Pat. 16.

ren dieser, in stärkerem Maasse.

Die Effluvien der Wiesen wirken besonders bei heissem und trockenem Wetter nachtheilig, während bei feuchtem, oder wenn auch nur das Gras vom Thau nass ist, die Patienten oft ungestraft über Wiesen gehen können. Es erklärt sich dies durch Dasjenige, was wir über den Einfluss verschiedener Witterung auf die Patienten und den Nutzen der Feuchtigkeit bereits beigebracht haben (S. 58, bes. Note 114, u. § 60).

§ 64.

Von den englischen Beobachtern wird häufiger als alle anderen Gräser das Ruchgras, *sweet-scented (spring-* oder *vernal-) grass*, *Anthoxanthum odoratum L.*, beschuldigt, und zwar sowohl frisch, blühend [232] als auch, und mehr noch, trocken, im Heu. Die Schädlichkeit des Grases im trockenen Zustande erklärt sich durch seinen ansehnlichen Cumarin-Gehalt (S. 132). Dass aber frisch es schädlicher sei als andere Gräser, scheint mir noch nirgends bewiesen. Allerdings kann, wer nur ein wenig fein riecht, schon das frische Gras auf der Wiese öfters durch den Geruch entdecken; aber hier bleibt der Geruch doch immer sehr bescheiden; stark wird er erst nach dem Mähen. [233] Und dass etwa der Pollen

---

[232] Hr. Dr. **Kirkman** theilt mir brieflich folgende, freilich nicht zum Frühsommer-Katarrh gehörige, aber doch parallele Beobachtung mit: „*a day or two before Christmas I noticed in our hothouse for flowers one single plant of the Anthoxanthum odoratum in blossom louded well with pollen. I thought it would be a capital opportunity for trying this particular grass; so I plucked it, rubbed the pollen off into my hand and sniffed it up my nose; almost immediately it brought on sneezing etc. and all*“ (?) „*the symptoms of hayfever which continued for an hour and then left me.*“ Sollten aber nicht andere Gräser, und andere Pflanzen überhaupt, so tentirt, auf Hrn. Dr. **Kirkman** eben so wirken?

[233] **Gordon** (4. 267) behauptet von diesem Grase (welches er sogar für die Hauptursache des Accesses hält): „*as soon as it begins to flower, and* not till then, *the asthma commences; as the flowers arrive at perfection, the disease increases; and after they have died away, I have remarked that patients could pass through the most luxuriant meadow with total impunity.*“ Die Unrichtigkeit der Termine geht schon aus dem letzten Absatz der Note 230 hervor. Ausserdem muss ich die richtige Deutung des Beobachteten auch deshalb bezweifeln, weil ich mich durch verschiedenartige Versuche sorgfältig überzeugt habe, dass das blühende *Anthoxanthum odor.* frisch nur sehr mässig, bisweilen kaum merklich und

des frischen Grases besonders schädlich seyn sollte, ist nicht wahrscheinlich, da seine **Masse** (Menge) gering ist gegen die Pollen-Masse der grösseren Wiesengräser, **höchst** gering gegen die Pollen-Masse eines Roggenfeldes (§ 65).

Vgl. noch S. 132–134. [234]

§ 65.

Von mehreren **norddeutschen** Beobachtern (Patienten, auch Aerzten) wird die **Roggenblüthe** (d. h. von ganzen Feldern) vorzugsweise beschuldigt. [235]

Ich habe, da die englische Literatur des tFSK. über die Schädlichkeit der Roggenblüthe ganz schweigt, zahlreiche Anfragen nach **England** gerichtet, ob man nicht auch dort die Roggenblüthe als schädlich kenne, aber nur negative Antworten erhalten; mehrere meiner Correspondenten nehmen

---

fast gar nicht charakteristisch, getrocknet (und nicht zu alt) dagegen sehr stark, nach Cumarin riecht, und zwar das Kraut weit stärker als die Blüthen. [Hiermit seien zugleich Widersprüche über seinen Geruch, welche sich bei den Schriftstellern finden, ausgeglichen.] Es **könnte** freilich das Gras **auf dem Halm** trocknend schwächer riechen als (wie es im Heu ist und wie ich es bei den vergleichenden Riechversuchen vor mir gehabt habe) **abgeschnitten** oder abgerissen trocknend; aber sollte wohl auf den englischen (oder auch anderen) Wiesen das *Anthoxanthum od.* wirklich zum Trocknen auf dem Halm kommen?? Sehr wahrscheinlich ist die **Gordon**sche Beobachtung so zu deuten, dass Patienten in der **späteren** Zeit des Accesses ungestraft über Wiesen gehen konnten, während sie in der **früheren** eine Verschlimmerung dadurch erfuhren.

234 *Anthoxanthum odoratum* (franz. *flouve*) wird in Frankreich auch angeklagt, durch seine Emanationen Wechselfieber hervorzurufen (was aber nicht bewiesen scheint), so wie bei manchen empfindlichen Personen Schwindel oder dumpfen Kopfschmerz. Vgl. **Heusinger**, *Recherches de pathol. comparée. I. (1853.) 453.*

235 Auch Pat. 30, Schweizer, bekam einmal zu Baden im Aargau, als „*au moment où il suivait un champ de seigle en fleur, un fort coup de vent en fit lever un nuage de pollen*“, unmittelbar einen heftigen Schnupfenanfall. Aber derselbe Patient, ein, wie **Cornaz** versichert, guter Beobachter, klagt hauptsächlich die Blüthe der gemeineren Gräser, die allgemeine Grasblüthe, als die für ihn bedeutendste Schädlichkeit an; er erlitt auch plötzliche Nieseanfälle, „*pour s'être trouvé dans un grenier où l'on remuait de la* **graine**, *ou pour avoir respiré de la poussière de* **riz** *au moment où l'on en transvasait un sac*“; und seinen **ersten** Access bekam er, wie es scheint, durch Heu; er scheint also gegen **verschiedene** Staub- (und Geruch-) Arten empfindlich zu seyn, so dass sein Fall kaum für eine **ausgezeichnete** Schädlichkeit gerade des Roggen-Pollens etwas beweisen kann.

die Roggenblüthe ausdrücklich in Schutz. Es kann dies indess noch nichts für ihre Unschädlichkeit — oder auch nur dafür, dass sie in England weniger schädlich sei als in Deutschland — beweisen; denn Roggen wird in England wenig und nur in manchen Gegenden, zum Theil auch nur zum Grünfuttern, gebaut, so dass wohl nur verhältnissmässig selten die am tFSK Leidenden mit der Roggenblüthe in Berührung kommen. — Eine briefliche Mittheilung des Hrn. Travers [*„This last summer rye was cultivated in two fields on opposite sides of the L. road, where there is no hay; the P. road has hay on one side (the other is common). The most direct road to B. is the latter road, but W. invariably during the summer took the former, to avoid the hay. It is true that he had no suspicion of the rye.“*] beweist noch kaum etwas für die Unschädlichkeit oder geringe Schädlichkeit der Roggenblüthe, denn es wird nicht ausdrücklich angegeben, dass W. auch während der Blüthe jenen Weg nahm; und wäre dies auch der Fall gewesen, so könnte eine günstige Richtung des Windes geschützt haben oder es könnte dieser Patient ausnahmsweise, individuell, minder empfindlich gegen die Roggenblüthe seyn.

Manche Beobachter geben an, dass die Verschlimmerungen (Andere sagen: „der ganze Access“) mit der beginnenden Roggenblüthe, Andere: dass sie mit der allgemeiner verbreiteten Roggenblüthe erfolgen [236].

Pat. 29 giebt an, dass er „eher mit der Nase das Erscheinen der Roggenblüthe in seinen Feldern wahrnehme als mit den Augen“. Ob die Empfindung in der Nase aber die einer mechanischen Reizung oder vielmehr ein Riechen sei, sagt er nicht; und eben so schweigen hierüber die anderen Beobachtungen, nur Pat. 16 giebt mir an, er schreibe den Einfluss der Roggenblüthe mehr der wirklichen Berührung des Pollens mit der Nasen-Schleimhaut zu als dem Geruche [sehr glaublich, da der Geruch der Roggenblüthe wenig ausgezeichnet ist; vgl. S. 140 unt. 1.].

---

236 Wenn man eine Roggenähre, die so eben zu blühen angefangen hat, aus der erst eines einzigen Blüthchens Staubbeutel heraushängen, abgerissen aufbewahrt, so ist es sehr gewöhnlich, dass nach einigen Stunden oder einem halben Tage von einer weit grösseren Anzahl Blüthchen die Staubbeutel herausgetreten sind, so dass dann die Aehre so aussieht, wie man sie draussen nur bei weiter vorgeschrittener, mehr allgemeiner, Blüthe findet. Es kann dies zu einer kleinen phänologischen Irrung Anlass geben. — Uebrigens scheint doch die Angabe, dass nur die allgemeiner verbreitete Roggenblüthe erheblich schade, mehr für sich zu haben (denn nur viel wirkt viel); erst bei dieser, giebt z. B. Pat. 16, ein sehr intelligenter Landwirth, an, bekomme er seinen Access [„recht deutlich“, glaube ich hinzufügen zu müssen: der Fall dieses Pat. ist im Ganzen leicht, so dass vermuthlich die ersten Anfänge der Accesse wiederholt nicht beachtet oder auch später vergessen wurden].

Ich finde in verschiedenen Briefen, welche sich jedoch sämmtlich nur auf eine und dieselbe Untersuchung beziehen, die Angabe, dass man in Speichel und Auswurf eines (oder mehr als eines?) Patienten Roggen-Pollen mittels des Mikroskops gefunden habe. Dies ist — bei der grossen Leichtigkeit der Pollen-Körnchen, welche schon durch geringe Luftbewegungen in die Nase oder den Mund geweht werden können und unter Umständen müssen, ohne dass der Mensch es gewahr werde — ganz glaublich; aber es wäre ein *„post hoc, ergo propter hoc“*, daraus etwas für die Schädlichkeit der Roggenblüthe zu folgern, die übrigens anderweitig bewiesen genug erscheint.

Ich nehme hier noch von folgenden drei Puncten Act:

1. Blühende Roggenfelder sind den am tFSK Leidenden mehrfach unangenehm und nachtheilig: *a.* weil sie, wenigstens für den Kopf, keinen Schatten bieten; *b.* weil das Wogen die krankhaft empfindlichen Augen sehr angreift; *c.* durch den stäubenden Pollen; *d.* den feiner Riechenden auch durch den süsslich-aromatischen, wenn auch nur sehr mässigen, Geruch der Blüthe [237].

2. Die Pollenkörnchen des Roggens haben keineswegs etwa eine rauhere Oberfläche als die von Waizen-, Gerste-, Hafer-Arten oder von Gräsern überhaupt, wie dies eine vor mir liegende Reihe mikroskopischer Präparate mir nachweist. Mikroskopische Rauhigkeiten könnten überdies wohl kaum mechanisch reizen.

3. Der Roggen-Pollen scheint den meisten Menschen, wenn er ihnen ins Gesicht geweht wird — selbst in grösster Menge, in förmlichen gelben Wölkchen, wie nicht selten beim Gehen durch ein blühendes Roggenfeld oder auch nur neben einem solchen — ganz unschädlich zu seyn (Erfahrung des Hrn. Prof. **Hoffmann** und Anderer). — Innerlich genommen ist er vielleicht nicht so unschädlich; wenigstens theilt mir Hr. Dr. **Lersch** für die arzneiliche Wirksamkeit der *Antherae Secalis* und *Flores Secalis* folgende Citate mit: **Lange**, *remedd. transsylv. p. 30;* **Busch**, in **Behrend** Repertor. *1833;* — **Crantz** *mat. med.;* — ich verfolge indess dieselben nicht weiter, weil von der innerlichen Wirkung der Antheren und Blüthen wohl nichts für den tFSK gefolgert werden darf.

In allen diesen Beziehungen hat der Roggen nichts vor unseren andern Getraidearten voraus als 1) den, sehr mässigen, Geruch der Blüthe — und 2) die Jahrszeit. Wir wer-

237 Waizenblüthe riecht ähnlich, aber schwächer, Gersten- und Hafer-Blüthe dagegen nicht oder so gut als nicht mehr.

den also — wenn wir es uns zu erklären suchen, warum fast allein der Roggen angeklagt wird [238] — wieder mit Wahrscheinlichkeit darauf hingewiesen, dass die Blüthe des (Winter-) Roggens, wahrscheinlich in den meisten Theilen Norddeutschlands, auf Ende Mai und Anfang Juni fällt, d. h. auf diejenige Zeit, wo die, in der Regel erst kurz zuvor eingetretene, erste Sommerhitze den Anfang des ganzen Accesses oder des Hauptstadiums herbeigeführt hat, so dass nun die Roggenblüthe sehr leicht eine starke Verschlimmerung hervorrufen und so die schlimmsten Tage des Accesses herbeiführen kann.

§ 66.

Von anderen Gräsern finde ich Folgendes angemerkt.

Hr. **Downs** bemerkt, dass Patientin 53, wenn auf einem gewissen Felde in ihrer Nähe *Lolium perenne* [„englisch Raigras“, bekanntlich in England, auch Deutschland, zu künstlichen Wiesen und Rasen viel benutzt] cultivirt wurde, den Access weit schlimmer hatte als in anderen Jahren, wo Waizen, Gerste, Rüben oder Anderes an die Reihe kam. Es ist dies eine Beobachtung von misslicher Deutung, da sie sich auf so grosse Zeiträume erstreckt, dass füglich auch andere Momente stark influiren, die Individualität der Patientin ändern konnten, und da sie schwerlich oft genug wiederholt worden ist, um auch nur einigermassen beweisend für besondere Schädlichkeit jenes einen Grases zu werden. Hr. **Downs** fügt auch selber hinzu, er glaube nicht, dass *Lolium perenne* schädlicher sei als die anderen Wiesengräser. Es kann mithin jene Beobachtung höchstens vermuthen lassen, dass *Lol. p.* jener Patientin — und vielleicht auch anderen am tFSK Leidenden — gefährlicher sei als Waizen und Gerste.

Ein in England lebender Arzt beschuldigt (briefl.) vorzugsweise das blühende *Lolium perenne*, doch ohne Beweis. (Gerade da, wo dieses Gras allein oder fast allein gesäet wird, auf Rasenplätzen nämlich, lässt man es nicht leicht zum Blühen kommen; und wo es, auf Wiesen, neben anderen Grä-

---

238 **Cornaz**'s Anklage der Cerealien überhaupt, ohne nähere Bestimmung welche von ihnen gemeint seien, s. Note 197. — Pat. 29 beschuldigt auch die Waizen-Blüthe, doch leide er von ihr weniger als von der Roggenblüthe.

sern blüht, hat wahrscheinlich noch niemand mit ihm eigens experimentirt.)

Pat. 38 brachte einmal eine Nacht in einem Hause zu, um welches herum ein Gras — *„Nardus stricta, I think“* — in Menge wuchs und blühte; er erlitt in der Nacht einen sehr heftigen asthmatischen Anfall, und glaubt dass die *Nardus* diesen veranlasst habe. Es ist aber weder bewiesen, dass das Gras *Nardus stricta*, noch dass es Schuld an dem Anfall, ja nicht einmal dass dieser Anfall ein dem tFSK angehörender war (und nicht vielmehr ein Anfall gewöhnlichen krampfhaften Asthmas; die kritische Jahrszeit pflegt für diesen Pat. nach seiner Angabe ungefähr nur bis zum 12. Juli zu reichen und jener Anfall ereignete sich spät im Juli, so dass Pat. auch selber sagt: *„past the usual time for hay-asthma“*; doch könnte wohl einmal das Nachstadium sich so weit ausgedehnt haben). Wir müssen also *Nardus stricta* von der Instanz entbinden.

Für Waizen-Blüthe und Cerealien-Blüthe überhaupt s. Note 237. 238.

§ 67.

Pat. 4 (Arzt) bemüht sich, eine Regel für die relative Schädlichkeit verschiedener Gräser aufzustellen, indem er sagt (b. Salter, 287): die Gräser *„that are most obnoxious are meadow grasses, such as Holcus, Anthoxanthum, Alopecurus, Phleum, etc.; whereas the grasses that grow on heaths and sandy places (Agrostis, Aira, Festuca, etc.) are less potent. On walking over such places as --- — regions of the „Bagshot-sand“ formation, inimical to the growth of meadow, and pasture grasses — I suffer nothing comparatively.“* Diese Regel leidet an folgenden Mängeln: 1) Die Gattungsnamen ohne Hinzufügung des Autors geben z. Th. nicht hinlänglich bestimmte Begriffe. 2) Der Urheber der Regel hat offenbar die ansehnliche Schädlichkeit des Roggens (der ja auch auf sandigem Boden wächst) noch nicht gekannt. 3) *Alopecurus* und *Phleum* als besonders schädlich auszuzeichnen, ist durch keine vorliegende Thatsache gerechtfertigt. 4) Bei *Holcus* könnte man zwar an *H. odoratus L.* (*Hierochloa borealis R. e. S.*; vgl. Note 223) denken; aber dieses Gras ist in Grossbritannien so selten [239], dass vielleicht noch nie ein am tFSK Leidender mit ihm in Berührung gekommen ist. — Wenn man eine Regel aufstellen will, so kann sie für jetzt nicht anders lauten als: Besonders schädlich wirken solche Gräser, welche entweder sehr reichliche Mengen Pollen verstäuben (Roggen) oder sehr stark riechen (trocknendes Ruchgras), **und** jenes oder dieses gerade in der ersten Sommerhitze thun.

§ 68.

Von anderen Gewächsen finde ich Folgendes angemerkt. Die Patienten 10 u. 29, welche vorzugsweise die Roggenblüthe [auch als Ursache des ganzen Accesses] beschuldigen, schreiben der Bohnenblüthe ähnliche, doch geringere Schädlichkeit zu. Auch Pat. 6 beschuldigt den Geruch dieser Blüthe.

Hr. Dr. **Simpson** beschuldigt den Pollen nicht bloss der Grasblüthen, sondern auch vieler anderen Blüthen; er sagt z.B.: „*I have had it most severely from nettles, when in flower, and other common weeds, from roses and other flowering shrubs;*" hier folgt eine bereits S. 103 mitgetheilte Stelle, welche zu beweisen scheint, dass in Nordamerica die Rosenblüthe von Vielen beschuldigt wird. — Nach **Gream** (s. S. 119 unter *h.*) wäre sogar jeglicher Pollen zu beschuldigen.

Ueber *Mangifera*- und *Melia*-Blüthen s. Note 99 (S. 49).

Auch die Algen am Seestrande [240] werden beschuldigt. Hr. Dr. **C. A. Gordon** nämlich schreibt mir: „*The*

---

239 **Hooker** *a.* **Walker-Arnott,** *British Flora. 7. Edit. (1855.) 544: „In a narrow mountain valley, called Kella, in Angushire* (**G. Don**)*; near Thurso, Caithness.* - - - **Don's** *station has not been verified; but the plant is, we believe, abundant in Caithness.*" Sicher bekannt also nur im nördlichsten Schottland. — Auch **W. Gorrie,** i. a. W. II. 40, sagt: „*in Britain it has only been discovered in one district of the Scotch Highlands*".

240 Man hat hierbei wohl hauptsächlich nur an die Tange, wohl kaum an die der Masse nach bei weitem geringeren Florideen, zu denken.

same train of symptoms are well known to arise in persons from inland districts of Great Britain visiting the sea side, and are in these cases believed to be caused by the odor[241] *of the algae on the beach.*“ Wahrscheinlich gilt diese Erfahrung nicht bloss von am tFSK leidenden, sondern auch von anderen Personen; man bleibt sogar bei der Kürze der Mittheilung ungewiss, ob überhaupt je die beobachteten Symptome dem tFSK angehörten. Dass wenigstens in der grössten Regel die an dieser Krankheit Leidenden nichts Unangenehmes von den Strand-Algen erfahren, geht schon daraus hervor, dass sie den Seestrand so gern aufsuchen (§ 101) und dass keiner von ihnen über die Algen klagt. Vgl. den Schluss des § 80.

§ 69.

Von einer mikroskopischen Untersuchung der Luft, so wie gewisser Excretionen (Thränen, Nasenschleim, Mundflüssigkeiten, Auswurf) der am tFSK Leidenden, wäre vielleicht etwas zur besseren Kenntniss der vegetabilischen Effluvien, welche Verschlimmerungen des Accesses veranlassen (§ 61-68) zu erwarten. Vorläufig verspreche ich mir jedoch sehr wenig davon. Denn die eigentlich riechenden Theilchen der Gewächse (ätherische Oele u. s. w.) hat noch niemand in der Luft oder in jenen Excretionen ertappt; — minder feine, dem Mikroskop noch zugängliche, Körperchen (namentlich Pollenkörner oder Theilchen gemeineren Staubes) zahlreichst zu ertappen hat keine Schwierigkeit[242]; aber ihre Mannigfaltigkeit würde verwirrend wirken[243], man würde nicht wissen was nun eigentlich unter dem Vielerlei das Schädliche wäre, und das „*post hoc, ergo propter hoc*“ könnte nur gerechtfertigt

241 Dass die Tange am Strande nicht selten stark, und zwar iodähnlich, riechen, ist bekannt. Man hat neben diesem Geruche wohl eben so wenig nöthig, vermuthungsweise an eine spontane Bildung von Fucusol zu denken, als bei dem Heu neben dem Cumarin an Fermentole (S. 134).

242 Für die Luft braucht man nur Glastäfelchen, zweckmässig etwas befeuchtet, auszulegen und nach einer oder einigen Stunden unter das Mikroskop zu bringen.

243 Man vgl. z. B. **Pouchet**, *Recherches s. les corps introduits par l'air dans les organes respirat. des animaux. In: Compt. rend. 1860. T. L.* 1121-1126 (†) oder daraus in **Canstatt** Jahresber. üb. 1860. I. 135.

werden durch eine äusserst grosse Zahl von Beobachtungen.

Vgl. Note 220 u. S. 140 Abs. 1.

§ 70.

Auch Bewegung, zumal anstrengende, verschlimmert oft. Ob bloss dadurch dass sie erhitzt [244] — oder auch vielleicht dadurch, dass sie durch die Erhitzung Anlass zur Erkältung giebt — oder dass sie abspannt, vorübergehend schwächt? Vermuthlich wohl bald durch das eine, bald durch das andere dieser Zwischenglieder.

Auch Lachen verschlimmert bisweilen, namentlich wo die Brustgruppe asthmatisch entwickelt ist. [245]

§ 71.

Die verschiedenen Schädlichkeiten: § 58-70 ordnen sich rücksichtlich ihrer relativen Stärke bei den verschiedenen Patienten auffallend verschieden.

Es gilt dies schon von den Gräsern, unter einander verglichen [246]. Es gilt aber auch von dem grösseren Kreise, dem Gesammtkreise, der Schädlichkeiten: ein Patient klagt vor Allem über die Hitze, ein Anderer nur über die Gewitterluft, ein Dritter über eine Gras-Schädlichkeit, ein Vierter über (alle oder nur gewisse) Gerüche, ein Fünfter über Staub, ein Sechster über helles Licht, u. s. w. Andere Patienten dagegen fin-

---

244 So scheint es z. B. bei Pat. 21, der überhaupt Erhitzung während des Accesses sehr fürchtet. Er schreibt: „Die Hitze hat entschieden den grössten Einfluss, und ebensoviel heftige Bewegung, oder auch, wenn das Uebel seinen Höhepunct erreicht hat, jede Bewegung; doch tritt es weniger während derselben als unmittelbar nachher, nach eingetretener Ruhe, auf. Ich fühle dann, wie mir das Blut zu Kopfe steigt, und nachdem erfolgt der Nieseanfall, der sich oft von Viertel- zu Viertel-Stunde, dann auch in längeren Pausen, wiederholt."

245 Dass es bei manchem an gemeinem Asthma Leidenden Anfälle, wenigstens leichtere, hervorruft, ist bekannt.

246 So z. B. klagen die Meisten mehr über Heu als über frisches Gras, Einige aber mehr über letzteres, und mehrere norddeutsche Patienten mehr nur über die Roggenblüthe. — Speciellere Angaben sind schon in den früheren §§ beigebracht.

den diese oder jene der bezeichneten Schädlichkeiten für ihren eigenen Fall ganz unerheblich oder selbst wirkungslos.

Wir finden, um uns diese Verschiedenheit zu erklären, hauptsächlich folgende Momente:

1. Das verschiedene Vorwalten einzelner Symptomengruppen (welches freilich seinerseits ebenfalls der Erklärung bedarf: §72).

2. Die Gewöhnung oder Nichtgewöhnung an gewisse Einflüsse.

3. Das Hinzutreten eines zweiten, begünstigenden Moments zu einer gewissen Schädlichkeit. Am häufigsten wird solches Moment ein mit der Jahreszeit in Zusammenhang stehendes seyn.

4. Idiosynkratische Eigenthümlichkeit. Dieses Moment ist das bei weitem gewichtigste und häufigste unter allen. Wir müssen es als solches anerkennen nicht etwa bloss deshalb, weil die ganze Krankheit an eine Idiosynkrasie stark erinnert (obwohl sie nicht darauf hinausläuft: §74), sondern auch und hauptsächlich, weil in sehr vielen Fällen die drei vorhergehenden Momente uns ohne Erklärung lassen, und weil die Aeusserungen der meisten und der intelligentesten Patienten positiv auf solche Eigenthümlichkeit hinweisen. Ich bin hauptsächlich durch das mündliche Examen bei meinen Patienten (wobei Zweifel und Einwendungen mir oft durch Berufung auf vielfältigste Wiederholung einer Beobachtung zurückgewiesen wurden) zu meiner Annahme von der Gewichtigkeit dieses Moments gezwungen worden, bin aber freilich ausser Stande, dem g. Leser das Gehörte hier speciell niederzulegen. Wir wissen ja aber auch anderweitig, wie verschieden (wie sehr gegen specielle Eindrücke und Einflüsse quantitativ und selbst qualitativ verschieden) die Nervensysteme reagiren. — Dieser Verschiedenheit gemäss bildet jeder einsichtsvollere Patient sich seine eigenen Vorsichtsmassregeln, um die Accesse gelind zu halten.

Keineswegs darf man etwa annehmen, dass die ganze Verschiedenheit nur, oder in der Hauptsache nur, eine scheinbare, in Ungenauigkeit der Beobachtungen beruhende, sei; denn es sprechen ausser mittelmässigen Beobachtungen (an denen es allerdings auch nicht fehlt) auch zahlreiche recht gute dafür.

§ 72.

D. Ursachen der Gruppen- und sonstigen Verschiedenheiten.

Dass die Symptomen-Gruppen sich rücksichtlich ihrer Existenz und Stärke bei den verschiedenen Patienten so verschieden verhalten (dass z. B. bei Manchen die Brustgruppe so bedeutend wird, während sie bei Anderen ganz fehlt) haben wir — ich muss diese Ansicht aus der Musterung zahlreicher Krankengeschichten entnehmen — gewiss hauptsächlich von Modificationen der Prädisposition herzuleiten, seltner und in geringerem Maasse [am häufigsten wohl noch bei stark und namentlich asthmatisch entwickelter Brustgruppe; s. unten] von äusseren (auch relativ äusseren) Ursachen; denn letztere reichen sehr oft zur Erklärung nicht aus. Auch schon die Regel, dass bei jedem Patienten die individuellen Symptomen-Verschiedenheiten sich Jahre lang sehr ähnlich zu bleiben pflegen, sich nur allmählich mit den Jahren ändern (§ 34), — weist auf den überwiegenden Einfluss der Prädisposition hin. Doch bleibt es in jedem einzelnen Falle Pflicht, auch nach dem hiehergehörigen (gegenwärtigen und vorhergegangenen) Einflusse der äusseren Ursachen zu forschen, da dies therapeutisch sehr wichtig werden kann. (Vgl. § 125 unter 6. u. 7.)

Aehnliches wie von den Haupt-Verschiedenheiten der Symptomengruppen darf man wohl auch von allen sonstigen Verschiedenheiten behaupten, welche beim tFSK beobachtet werden. Diese Krankheit scheint durchgehends das Eigene zu haben, dass die äusseren Einflüsse stärkere Wirkungen in dem Nervensystem und den Schleimhäuten (und von dem Nervensystem aus in andern Systemen) hervorrufen als man es nach ihrer (der Einflüsse) Beschaffenheit und nach der Analogie ihrer Tragweite bei anderen Krankheiten erwarten würde, — so dass man immer von neuem zu der Annahme einer besonderen Disposition im Nervensystem und den Schleimhäuten gedrängt wird.

Für den vorherschend asthmatischen Charakter, den die Brustgruppe bei manchen Patienten annimmt, dürfte, wie überhaupt für Asthmen, die Prädisposition nicht selten auch in anderen Krankheiten zu suchen seyn; vgl. § 87. —

§ 73.

Eines der grössten Desiderate für die Aetiologie des tFSK ist noch, wie wir bereits hie und da gesehen haben, die Vergleichung des Ganges der Krankheit mit den atmosphärischen Veränderungen, also mit meteorologischen Beobachtungen. Wir können von Vergleichungen der Art sowohl rücksichtlich der Gelegenheitsursachen des Accesses als rücksichtlich der verschlimmernden und verbessernden Einflüsse die lehrreichsten Winke fast mit Sicherheit erwarten, rücksichtlich jener Gelegenheitsursachen sogar vielleicht einmal vollkommene Aufklärung.

Den starken Einfluss der Temperatur und der Feuchtigkeit der Luft kennen wir zwar bereits grossentheils; aber es wird von Werth seyn, ihn noch genauer, schärfer, darzulegen — und vom grössten Werthe, die Frage sicher zu beantworten, wie weit die Hitze als Gelegenheitsursache des Accesses anzuerkennen sei (§ 53).

Von der Beobachtung des Luftdrucks ist vorläufig wohl wenig zu erwarten, da bis jetzt nichts auf seinen Einfluss hinweist.

Ist es ein zufälliges Zusammentreffen, dass in der kritischen Jahreszeit des tFSK die Luft-Electricität [247] besonders niedrig steht?

Selbst das Ozon wird man wohl beachten müssen, zumal da Pat. 11, ein ausgezeichneter Chemiker, darauf hinweist. [248]

---

247 Nach Beobachtungen von **Schübler**, von **Lamont**, von **Quetelet**. Vgl. z. B. **Joh. Müller**, Lb. d. kosm. Physik. 2te. Aufl. 1861. 499; — **Reslhuber** in: Sitzungsber. d. k. Akad. d. W. Math. nat. Cl. Bd. 21. Wien 1856. 371.

248 Man kann zwar vorläufig für die Kenntniss der Krankheit kein grosses Resultat von ozonometrischen Beobachtungen erwarten, wenn man an die noch so unvollkommene Kenntniss des Ozons, an die Schwierigkeiten einer genaueren Ozonometrie und an die bisherigen geringen und unsicheren Resultate für die Pathologie denkt. Indess bei einer in so manchen Beziehungen paradoxen Krankheit scheint es Pflicht zu seyn, auch diesen Punct nicht zu verabsäumen, zumal da Beziehungen des Ozons zu anderen Katarrhen vielfach (auch von **Schönbein**) wenigstens behauptet (wenn auch m. W. nirgends streng nachgewiesen) worden sind. — Ich finde in Beobachtungen, welche 1859 zu Dresden angestellt wurden [**C. Tr. Sachse** in: Jahresberichte f. 1858-60 v. d. Gesellsch. f. Nat.- u. Heilkde. in

Welche Qualitäten der Atmosphäre man auch ins Auge fasse, immer wird man die Vergleichung mit dem Gange der Krankheit in verschiedener Weise anstellen können:

a. so, dass man, aus einzelnen Krankheitsfällen, zunächst nur mittlere Zahlen für Anfang und Ende des Accesses und seiner verschiedenen Stadien zu gewinnen sucht und diese mit aus Mittleren gewonnenen meteorologischen Curven vergleicht, — die zweierlei Mittleren entweder nur von einzelnen Jahren oder von mehreren genommen;

b. so, dass man für einzelne Krankheitsfälle die Curven einzelner Accesse (§ 35) mit den nach Oertlichkeit und Zeit entsprechenden, individuellen meteorologischen Curven vergleicht.

Das Verfahren *a.* scheint nur mässige Opfer an Zeit zu erheischen, und es können fast von jeder nicht gar zu entfernten und nicht zu ausgezeichnet (zu exceptionell) gelegenen meteorologischen Station die Beobachtungen dazu verwendet werden; die Schwierigkeiten sind also gering. Aber es leuchtet auch ein — da die Krankheit sonder Zweifel von mehreren Qualitäten des Luftkreises influirt wird (wenn auch von den verschiedenen in verschiedenem Grade; — die Abhängigkeit von Temperatur, Feuchtigkeit, Luftzug, Staub, u.s.w. ist ja bereits nachgewiesen) — dass das Auffinden eines sehr genauen Parallelismus zwischen irgend einer Curve des Accesses und irgend einer meteorologischen, demnach auch irgend ein recht scharfes und sicheres, streng beweisbares, Resultat nicht zu erhoffen ist, vielmehr nur eine oder die andere approximative und wahrscheinliche Regel in Bezug auf die Grenzpuncte des Accesses und der Stadien, nichts oder fast nichts in Bezug auf die Verschlimmerungen und Verbesserungen.

Das Verfahren *b.* erfordert, dass ein Access ungemein genau verfolgt, die symptomatologische Beobachtung desselben ungemein häufig angestellt werde, nicht etwa bloss in von vorn herein festgesetzten Stunden, sondern auch und hauptsächlich bei jedem bemerkbaren Wechsel — also vom Patienten selbst! —, dass die Veränderungen sehr zuverlässig, detaillirt und übersichtlich notirt oder (besser) in Curven verzeichnet und entweder mit eigens deshalb angestellten gleichzeitigen meteorologischen Beobachtungen oder doch wenigstens mit den Zahlen einer dem Patienten sehr nahen — also im Wohnorte desselben befindlichen — und öfters täglich beobachtenden

---

Dresden. (1861.) 59 f.], dass die Monate Mai bis Sept., also diejenigen in welchen sich der tFSK sammt dem Nachaccess hauptsächlich bewegt, vorherschend Tag-Ozon zeigten, und vom 25. Mai bis zum 14. Sept. eine Ozonperiode ununterbrochen dauerte. Dieses einmalige Zusammentreffen des Ozon-Reichthums mit der kritischen Jahrszeit des tFSK kann freilich noch kaum etwas beweisen, zumal gegenüber anderen Beobachtungen, welche sehr abweichend, z. Th. fast entgegengesetzt lauten [vgl. z. B. **Schiefferdecker** in d. in Note 247 cit. Sitzungsber. Bd. 17. (1855.) 230 f.; — **Boehm**, ebd. Bd. 29. (1858.) 409 f.]; aber es muss uns doch auf die Möglichkeit aufmerksam machen, dass auch in diesem Puncte, wie so häufig, sehr viel auf die Formulirung der Fragen ankommen könne, welche wir an die Natur richten.

meteorologischen Station verglichen werden. Kaum aber wird eine meteorologische Station so häufig an Einem Tage beobachten, wie es für diesen Zweck wünschenswerth ist; es wird also in der Regel der Patient selber auch die meteorologischen Beobachtungen, wenigstens einen ansehnlichen Theil derselben, anstellen müssen. Auch würde, da der Einfluss, welchen bei einem Einzelnen andere Momente als die atmosphärischen üben, oft allen Einfluss der Atmosphäre überschreien wird, die Beobachtung Eines Accesses gewiss nicht entfernt hinreichen, um zu sicheren und hinlänglich vielseitigen, alle oben besprochenen Qualitäten des Luftkreises berührenden, Resultaten zu gelangen, vielmehr eine Anzahl Accesse so verfolgt werden müssen; auch nicht bloss an Einem Patienten, sondern, damit auch der Einfluss der Individualität corrigirt werde, an mehreren. Alle diese Schwierigkeiten werden sich schwerlich anders überwinden lassen als wenn ein und der andere wissenschaftlich gebildete, in der Kunst des Beobachtens überhaupt geübte, Patient, mit den zu zuverlässigen meteorol. Beobachtungen nöthigen physikalischen Kenntnissen und brauchbaren Instrumenten [249] ausgerüstet, das grosse Opfer nicht scheuet, die Sache in die Hand zu nehmen. Gross wahrlich würde das Opfer durch die stete Aufmerksamkeit, den Zeitaufwand und den Zwang, sich nie sehr weit von den meteorologischen Instrumenten entfernen zu dürfen, also auf grössere Spaziergänge Verzicht leisten zu müssen. Wo in Einem Orte 2 oder mehrere Patienten wohnten, brauchten die meteorologischen Beobachtungen wohl nur von Einem angestellt zu werden, und das Opfer würde dadurch um so lohnender. Dass aber durch ein solches Verfahren jedenfalls sehr belehrende, theoretisch und praktisch (auch für die Behandlung) werthvolle Resultate würden gewonnen werden (auch die negativen Resultate — die Nachweise von fehlendem Parallelismus — würden nicht viel weniger werthvoll seyn als die positiven), ist wohl nicht zu bezweifeln.

Differentielle Diagnose.

§ 74.

Die Krankheit hat es verhältnissmässig häufig erlebt, dass man sie nicht sah, wo sie war, und sie sah, wo sie nicht war.

Bald nachdem **Bostock** sie in England zur Sprache ge-

---

[249] Mit dem Hygrometer dürfte man hier nicht, wenigstens nicht immer, streng seyn. Beobachtungen mit dem **Daniell**schen Hygrometer oder dem **August**schen Psychrometer würden, als zu zeitspielig, von den Patienten nicht leicht zu erhalten seyn. Es würde aber auch ein **Saussure**sches Haarhygrometer, von welchem nur abgelesen zu werden braucht, für den hier obwaltenden Zweck ziemlich ausreichen, da es ja weniger auf eine genaue Kenntniss des jedesmaligen Wasserdampfgehalts der Luft ankommt als auf die Ermittelung der Fristen seines Zu- und Abnehmens.

bracht hatte, wurden dort Zweifel an ihrer Existenz rege (Gordon, 4. 266). Auch fanden in England und anderswo die ersten Beschreibungen wenig Beachtung; und manchen Fällen — sogar mitunter solchen, wo ein Arzt der Leidende war — wurde erst spät die rechte Diagnose zu Theil: man begnügte sich Jahre lang, sie als Katarrhe oder Asthmen abzufertigen, und nahm bisweilen kaum von der regelmässigen Wiederkehr der Accesse Notiz; ausserhalb Englands geschieht es auch gewiss noch jetzt häufig so. — Auch mir haben einige Collegen 1859 und bis zum Herbst 1860 auf meine mündlichen und schriftlichen Rundfragen geäussert [250], dass sie an der Existenz der Krankheit überhaupt zweifelten [251], dass dieselbe vielleicht mit der *Furia infernalis*, dem Dresdener Auswischer, dem Wackelkopf u. dgl. m. zu den Producten unvollkommener Beobachtung zu zählen sei. Einzelne andere Collegen haben, noch bis vor Kurzem, mir wenigstens darüber Zweifel geäussert, ob man den tFSK wohl als eine besondere, eigenthümliche, Krankheit oder Krankheitsform anerkennen dürfe, ob die von ihm angezeichneten Eigenschaften wohl hinlänglich dazu berechtigten, ob er nicht vielleicht bloss eine unerhebliche Modification gemeineren Katarrhs sei, auf eine Idiosynkrasie hinauslaufe, od. dgl. Mit anderen Worten: Manche haben gezweifelt, ob die Facta gehörig beglaubigt, Andere, ob sie treffend nosologisch gewürdigt seien.

Der erstere Zweifel, die Beglaubigung der Facta betreffend, war erlaubt — wenigstens für den einzelnen Arzt subjectiv gerechtfertigt —, so lange die characteristischen und überzeugenden Schilderungen fast nur in englischen Zeitschriften, nicht Jedem zugänglich, niedergelegt waren; er war

---

250 Später ist kein solches Bedenken mehr zu meiner Kenntniss gekommen; vermuthlich, weil unterdess meine Rundfragen in zahlreichen Zeitschriften (s. d. Vorwort), mehr aber noch die dadurch hervorgerufenen Abhandlungen (s. S. 7 Z. 1) vielfache Beachtung des Gegenstandes veranlasst hatten.

251 So namentlich ein hochberühmter klinischer Lehrer, der hauptsächlich deshalb zweifelte, weil Engländerinnen ihm falsche „Heufieber" (s. S. 154 Abs. 3) producirt hatten, welche vor dem geübten Auge alsbald in ihr Nichts zerfielen. — Ich weiss auch durch Hrn. Prof. O'Leary, dass zwei ausgezeichnete Pariser Kliniker noch vor wenigen Jahren das *hayfever* der englischen Schriftsteller für ein Phantasiestück erklärten.

sogar geboten gegenüber der Paradoxie der in den §§ 23, 31, 40, 41, 58 u. a. besprochenen Eigenthümlichkeiten. Ich selber habe diesen Zweifel stark gehegt, aber glücklicherweise nicht lange, weil sehr bald, nachdem ich die erste Kunde vom „Heufieber“ erhalten hatte, Pat. 11, dann Pat. 9, zwei gewiegte Naturforscher und letzterer zugleich Arzt, mir ihre eigenen Fälle — zwar nicht sofort *ad oculos* demonstrirten, denn ich sprach sie während des Intervalls, aber doch — so kritisch und überzeugend erzählten und dabei meine zahlreichen Scrupel und Bedenken so schlagend beseitigten, dass ich jeglichen Zweifel aufgeben musste.

Was den letzteren Zweifel, wegen der nosologischen Würdigung, betrifft, so kann, glaube ich, die medicinische Logik deshalb beruhigen. Jeder wissenschaftliche Arzt weiss heutzutage, dass die bisher von den Nosologen und insbesondre von den Handbüchern der speciellen Pathologie unterschiedenen „Krankheiten“ oder „Krankheitsformen“, mit dem Auge der Physiologie angesehen, sich als sehr zusammengesetzte, verzweigte Vorgänge zeigen, die nie scharf begrifflich umschrieben, umgrenzt, werden können, weil sie 1) so wenig stillstehen wie die Geschichte und 2) immer Uebergänge zu ähnlichen, nicht minder (aber etwas anders) complicirten, Vorgängen theils wirklich wahrnehmen theils voraussetzen lassen. Man muss aber auch anerkennen, dass für eine beträchtliche Anzahl solcher complicirten Vorgänge das Bedürfniss vorlag und stets vorliegen wird, sie in Auffassung und Darstellung bestmöglich zu umschreiben, weil ohne eine solche Umgrenzung die an jenen Vorgängen beobachteten Thatsachen nicht gehörig wiederfindbar aufbewahrt und verständlich und benutzbar vorgetragen werden können. Die Umschreibung wird in einem gewissen Maasse allerdings immer künstlich seyn; aber man wird, dessen ungeachtet, sie nicht als eine willkührliche oder ontologische tadeln dürfen, sobald sie sich nur vor unphysiologischer Auffassung wahrt und die — theils nachweisbaren, theils vorauszusetzenden — Uebergänge zu ähnlichen Krankheitsvorgängen nicht ignorirt. Ein complicirter Krankheitsvorgang verdient aber, schon aus rein wissenschaftlichem Grunde, besonders abgehandelt zu werden, wenn er 1) sich ungezwungen umschreiben lässt und in dieser Umschreibung leicht wiedererkannt und von ähnlichen Vorgängen unterschieden werden kann; 2) in seiner Umschreibung so reich an factisch nachweisbaren und ihm mehr oder weniger eigenthümlichen Einzelvorgängen, Theilvorgängen, ist dass er die besondere Abhandlung wissenschaftlich lohnt oder sogar fordert. Er verdient es auch aus praktischem Grunde, wenn von eigenthümlichen Behandlungsmaximen bei ihm Nutzen zu erhoffen oder gar schon erwiesen ist. Dass ein unter solchen Vorbedingungen umschriebener Vorgang als etwas „Besonderes“ anerkannt zu werden verdiene, bedarf keines Wortes weiter. Ob man ihn eine „besondere Krankheit“ oder eine „besondere Krankheitsform“ nenne, darauf kommt wohl in der Regel wenig an; doch wird man zweckmässig bei dem alten Gebrauche bleiben, „Krankheit“ als den weiteren, „Krankheitsform“ als den engeren Begriff zu nehmen und demgemäss jenes Wort vorzuziehen, wo es aus den gleichen Gründen, wie sie überhaupt die gesonderte Darstellung empfahlen, zweckmässig erscheint, auch noch Modificationen des Vorgangs besonders zu besprechen. — Dass der tFSK sich ungezwungen umschreiben lässt, glaube ich in § 1 bewiesen zu haben; dass er in dieser Umschreibung leicht wieder erkannt und von ähnlichen Vorgängen unterschieden werden kann, geht theils schon aus den bisherigen Abschnitten dieser Arbeit hervor, theils soll es, schärfer noch, in dem gegenwärtigen diagnostischen Abschnitte nachgewiesen werden. Dass er reich genug ist an ihm eigenthümlichen und nachweisbaren Theilvorgängen, um die besondere Abhandlung wissenschaftlich zu fordern, wird der g. Leser nach den Abschnitten über Verlauf und Ursachen gern anerkennen. Dass von besonderen Behandlungsmaximen bei ihm Nutzen theils bereits erwiesen, theils noch zu erhoffen ist, und dass schon um der Behandlung willen es wünschenswerth ist auch Modificationen von ihm noch besonders zu besprechen, wird der Abschnitt „Behandlung“ zeigen. Es wird sonach der g. Leser sonder Zweifel dem tFSK das Prädicat einer „besonderen Krankheit“ ebensowohl und in demselben Sinne zuerkennen, wie er Blattern, Scharlach, Masern, Typhus, Wechselfieber, Keuchhusten und manches Andere als besondere Krankheiten sich gefallen lässt. (Den besten Beweis von der Eigenthümlichkeit des zusammengesetzten Vorgangs, den wir tFSK nennen, würde eine durchgreifend genetische Schilderung desselben geben; aber zu einer solchen ist das Material, namentlich die Kenntniss der Ursachen, noch zu unvollständig.)

Die gewichtigsten Ursachen, weshalb der tFSK bisher so oft im Einzelfalle nicht erkannt, und weshalb seine Eigenthümlichkeit bisher nicht immer anerkannt worden ist, waren sonder Zweifel: 1) dass bei ihm die objectiven Symptome im Verhältniss zu den subjectiven weniger als bei vielen anderen Krankheiten hervortreten, auffallen; 2) dass die ausgezeichnetste unter allen seinen Eigenschaften, die alljährliche Wiederkehr der Accesse, erst nach einer Reihe von Jahren erkannt und dem Arzte oft nur historisch bewiesen werden kann. — Es sind indess doch auch die objectiven Symptome, wenigstens im Hauptstadium und namentlich bei Nasen-, Augen-, Schlund- und Brust-Gruppe, zahlreich und nicht unbedeutend. Es wird sich hoffentlich durch Auscultation und durch chemische und mikroskopische Untersuchung der Ausleerungen künftig noch mehr Objectives nachweisen lassen. Einstweilen müssen wir allerdings auch die subjectiven Symptome für die Diagnose mitbenutzen; sie sind aber auch, hier wie überall, nicht so werthlos, wie, etwas einseitig, mancher Neuere glaubt; sie können freilich, hier wie überall, simulirt werden, aber Das dürfte doch hier bisher selten geschehen seyn (es liegt nichts der Art vor); und wo kein Verdacht der Simulation obwaltet, sind sie als der Widerschein objectiver Veränderungen, welche uns z. Th. noch nicht zugänglich sind, immerhin — ähnlich einer „Spectralanalyse“, möchte man fast sagen — sehr belehrend.

In England sind die früheren Zweifel an der Existenz der Krankheit gewissermassen in das Gegentheil umgeschlagen: gewiss kein Arzt mehr leugnet jene Existenz; im nichtärztlichen Publicum aber ist es bei Vielen, besonders Damen, fast zur Mode geworden, jeden nicht ganz unerheblichen Katarrh Heufieber zu nennen, und von sich selber zu erzählen, dass man daran leide oder gelitten habe. Solche falschen Heufieber werden von reisenden Engländerinnen und Engländern den Aerzten des Continents nicht selten vorgeführt (s. Note 251), und zwar *bona fide*, ohne die Absicht, irgendwie zu täuschen.

Ich hoffe, dass die folgenden §§ etwas dazu beitragen werden, Irrungen nach einer und der andern Seite hin seltner zu machen; ich hoffe auch, dass man künftig den tFSK zu denjenigen Krankheiten zählen werde, über deren Seyn oder Nichtseyn in einem concreten Falle fast immer sehr leicht und sehr sicher entschieden werden kann [252]. —

Man kann irrthümlich als Fälle des tFSK ansprechen: 1. Krankheiten, die nur ähnliche Symptomengruppen bilden (§ 75-81); 2. Krankheiten, die zugleich einen Jahrestypus zeigen (§ 82—85).

§ 75.

1. Krankheiten, welche ähnliche Symptomengruppen bilden, aber den für unsere Krankheit charakteristischen Jahrestypus nicht besitzen. Namentlich solche, die unserer ersten, zweiten und fünften Symptomengruppe ähnlich auftreten; also: andere Schnupfen, andere katarrhalische oder den katarrhalischen ähnliche Augen-Reizungen und Entzündungen, andere Brustkatarrhe und Asthmen. [253] Dagegen dürften nicht leicht

[252] Versteht sich, wenn es an dem nöthigen diagnostischen Material nicht fehlt. Bei ungenügenden Wahrnehmungen oder Angaben wird freilich mancher einzelne Fall, hier wie bei allen anderen Krankheiten, unklar bleiben. So z. B. ein in § 129 aus **Théry**, *de l'asthme. Par. 1859.*, anzuführender.

[253] So z. B. gehört es wohl hieher, wenn **King**, indem er von unserer Krankheit spricht, sagt: „*I think I have known of its occurrence in masked and aggravated forms*" [?], „*which I attribute to difficulties and exposures of a severer kind to which the poor are subject. I make very little doubt also that these same catarrhal disturbances of summer are of more frequent occurrence under a less distinct form; namely, that of aggravation of affections which in some degree the sufferer considers as habitual and almost natural to him. One cannot travel without incurring ophthalmia, another asthma. Many suffer in particular localities, or seem to require very peculiar circumstances to ensure tolerable ease.*"

Ich glaube hieher auch gewisse mittel-italienische Asthmen rechnen zu müssen, über welche Hr. San. R. **Alfter** mir Folgendes mittheilt: „Ich entsinne mich, bei einem halbjährigen Aufenthalte in Italien (1843) von Dr. **Alertz** gehört zu haben, dass es zur Zeit, wo die meisten Blumen blühen, also Mai, Juni, in der Gegend von Rom und auf den Apenninen viele Asthmatische gebe. Ich erinnere mich deutlich, dass diese Form des Asthma in Verbindung gebracht wurde mit den Exhalationen der Pflanzen

verwechselt werden solche, die einer unserer drei übrigen Symptomengruppen ähnlich sind, weil diese drei bei unserer Krankheit minder ausgezeichnet und charakteristisch, auch gewiss immer nur in Begleitung wenigstens Einer der charakteristischeren Gruppen, auftreten und deshalb keinem Arzte als Anhalt dienen, um daran das „Heufieber“ zu erkennen.

Ganz besonders nahe liegt die Verwechselung, wenn ein anderer Katarrh mehrere der auch beim tFSK betheiligten Schleimhäute ergreift, was ja nicht selten [254], — ferner wenn

---

und die Symptomatologie der Fälle viele Aehnlichkeit mit der des *hayfever* hatte.“ Man könnte zwar bei dieser Schilderung auch an den tFSK selber denken, an welchen der (wenigstens angenommene) Einfluss der Pflanzen-Exhalationen erinnert; man könnte wenigstens für jetzt an den tFSK denken, so lange über den, für die Diagnose wichtigsten, Punct der alljährlichen Wiederkehr bei demselben Menschen nichts feststeht; doch spricht das Wort „viele“ dagegen, da eine solche Ausbreitung beim tFSK nicht bekannt ist.

254 So z. B. schildert in einem mir vorliegenden Briefe ein englischer Arzt an sich selber eine ungewöhnlich grosse Empfindlichkeit der gesammten beim tFSK betheiligten Schleimhaut-Ausdehnung und seine Geneigtheit zu heufieberähnlichen Symptomencomplexen, die aber sehr rasch vorübergehen, — folgendermassen: *„My case I regard not as hayfever, as it comes on at any season of the year, but more especially in the spring; and my father and uncle were both affected with it to a greater degree than myself. They never sat in a room without a cap or hat on, and I cannot suffer a draught of cold air upon the bare head, face, or neck without a sudden attack of coryza or running cold. — The symptoms are smarting and itching of the eyes & nose, tickling in the fauces & the larynx, accompanied with the most profuse discharge from all them. — This attack used to last for some hours, rarely however outliving the night, except what I consider to be a „genuine cold“, which this is not. — The first contact of the frosty air at a spring morning, or passing through a wood, or other place where exhalations of vegetable aroma are abundant, is very often to produce it, or does the fresh air blowing through an open window in summer and that instantly. — I can generally cut it short now in half an hour, by having prompt recourse to the acetic acid“* [etwas in die Hohlhände gegossen, diese unter die Nase und den geöffneten Mund gehalten, die Dämpfe etwa 1-2 Minuten lang lebhaft eingeathmet]. *„I look therefore upon these cases, as an exaggerated sensibility to common causes acting upon these mucous membranes; and, as we do not seem to be possessed of the knowledge of any means of lessening that morbid sensibility, I am glad of remeding for the symptoms when they arrive.“*

Auch drei von **Mackenzie**, 641, einzeln vorgeführte Fälle — beson-

er im Frühsommer auftritt, — endlich und ganz besonders, wenn er mehrere Jahre nach einander in dieser Jahreszeit erscheint, also dasjenige Kriterium nachahmt, welches wir schon als das beste für unsere Krankheit angedeutet haben, — zumal wenn keine äusseren, alljährlich wiederkehrenden Ursachen nachweisbar sind [255].

Wie oft muss aber ein Katarrh wiederkehren, damit wir anerkennen dürfen, dass er jenes beste Kriterium des tFSK besitze? Es wird diese Frage erst künftig mit einiger Sicherheit beantwortet werden können, wenn nach längerer und vielseitigerer Beachtung der Krankheit sich eine kleinste Zahl von Jahren herausstellt, nach welcher ein Aufhören (Nicht-wiederkehren) eines mit guten Gründen als „Heufieber" angesprochenen Katarrhs beobachtet worden. Wollte man schon jetzt eine solche Zahl auch nur vermuthungsweise aussprechen, so würde man der unparteiischen Prüfung der in § 31 von mir ausgesprochenen Behauptung von der alljährlichen und lebenslänglichen Wiederkehr schaden, es sei denn dass man die Zahl verhältnissmässig sehr gross und dann sonder Zweifel zu gross griffe (wie etwa 10).

§ 76.

Da wir sonach auf das beste Kriterium (§ 75) gegenwärtig noch in vielen — und künftig wenigstens in manchen — Fällen Verzicht leisten müssen, so haben wir, zum Unter-

ders der mittlere, der auch noch einigermassen unserer kritischen Jahrszeit angehört — können als Beispiele hier angeführt werden; — desgleichen der von **Hastings**, 142-144, beschriebene, chronischere, Fall der Mutter von Patientin 54; — und jedem Arzte kommen ähnliche Fälle vor. (Vgl. auch z. B. den Schluss der Note 184.)

255 Wo solche Ursachen nachweisbar sind, und namentlich wo sie endemisch oder epidemisch oder in beiderlei Weise zugleich wirken, da wird freilich, indem der tFSK höchst sporadisch ist, die Unterscheidung leicht. So z. B. hat Hr. Dr. **J. Braun** mir brieflich eine sehr lehrreiche, nach eigenen Beobachtungen entworfene, Schilderung von fieberhaften Katarrhen gegeben, welche zu Venedig im Frühjahr herschen. Diese Katarrhe sind dem tFSK darin ähnlich, dass sie viele, freilich nicht alle, Patienten alljährlich befallen, dass sie sich, unter Steigerungen und Nachlässen, Monate lang hinziehen, dass Sonnenschein ungünstig, feuchtwarme Luft (feuchter Sirocco mit Regen oder Nebel) günstig wirkt, u. s. w. Es verhütet hier aber schon das zugleich endemische und epidemische Vorkommen die Verwechselung mit dem tFSK.

schiede gegen die gemeineren Katarrhe und Asthmen, hauptsächlich folgende Puncte in der Art und den Zeit-Verhältnissen der Symptome zu beachten:

a. Bei der Krankheit als Ganzem und bei sämmtlichen 6 Symptomen-Gruppen:

Dass die Krankheit, soviel wir wissen, nur im Alter zwischen 5 und 40 Jahren eintritt. (Beim gewöhnlichen Asthma — der Katarrhe zu geschweigen — existirt solche Beschränkung nicht. [256])

Die charakteristische Jahrszeit des Accesses.

Den Gang der Erscheinungen (§ 35).

Insbesondre die lange Dauer des Accesses, welche zumal im Verhältniss zu dem Grade der objectiven Symptome ansehnlich erscheint.

Dass die Gruppen meistens zusammen vorkommen, wenigstens doch einige.

Dass sie in der Regel auf beiden Seiten des Körpers gleich stark und gleichzeitig auftreten. (Die wenigen bisher bekannt gewordenen Ausnahmen hiervon s. in den Noten 40, 54, 60 [Pat. 22], 77 [Patientin 49].)

Den verhältnissmässig starken Antheil des Nervensystems, welcher sich, ausser der allgemeinen Verstimmung, auch dadurch ausspricht, dass die unangenehmen örtlichen Empfindungen weit stärker sind, von dem Patienten weit mehr beklagt werden, als man es nach den objectiven Symptomen erwarten sollte; so insbesondre bei der Brust- und der Schlund-Gruppe [257].

Insbesondre die grosse Empfindlichkeit gegen äussere, auch relativ äussere, Schädlichkeiten.

Zumal die auffallend starken und raschen, oft ganz plötzlichen, Verschlimmerungen, welche gerade durch die in § 58 unt. 3. besprochenen Schädlichkeiten (die bei gewöhnlichen Katarrhen und Asthmen einen so ausgezeichneten Einfluss nicht besitzen) hervorgerufen werden.

Die auffallende Zuträglichkeit feuchtwarmer Luft.

Das Fehlen aller bedeutenden Folge-Erscheinungen nach dem Access, also die reine Intermittenz.

b. Bei der Nasengruppe: Das Vorherschen des Nie-

---

[256] Vgl. **Théry**, i. a. W. 195; **Salter** 106.

[257] Letztere erinnert in dieser Beziehung fast an die neuralgische Gaumenbräune.

sens. Oft auch die Heftigkeit der Symptome im Allgemeinen.

c. Bei der Augengruppe: Die (nur selten undeutliche oder fehlende) Abhängigkeit von der Nasengruppe, welcher entsprechend sie steigt und fällt. Dann, dass die Gruppe, wenigstens zum Theil, auch des Morgens exacerbirt (die katarrhalische Augenentzündung mehr nur Abends).

d. Bei der Schlundgruppe: Die, wahrscheinlich nie fehlende, Abhängigkeit von der Nasengruppe.

e. Bei der Brustgruppe: Die mehr negativen Resultate der Percussion und Auscultation [258]. — Gegen gewöhnliches Asthma insbesondre unterscheiden noch: dass die Exacerbation schon Abends eintritt, — dass die Dyspnöe in der Regel noch durch eine tiefere Einathmung vorübergehend erleichtert werden kann, — der nicht leicht fehlende Husten, — die nicht auffallend langen Exspirationen, — und das Fehlen einer ungewöhnlich starken Harnausleerung [259]. —

Ich zweifle nicht, dass der Arzt mit Hülfe dieser, wenn auch grossentheils nur relativen, Kriterien in der Regel schon den ersten Access oder doch einen der ersten als dem tFSK· angehörig wird diagnosticiren, wenigstens doch errathen können. [260] Wo er es nur bis zum Errathen bringt, mag er sich damit trösten, dass ähnliche diagnostische Schwierigkeit nicht selten bei den best-charakterisirten Krankheiten im Anfange obwaltet [261]. Sollte nach Wochen, nach Beendigung des ganzen Accesses, die Diagnose noch nicht fest seyn, so muss er begreiflich seinen weiteren Rathschlägen die Möglichkeit oder Wahrscheinlichkeit zu Grunde legen, dass er es mit

258 Diese unterscheiden zugleich gegen viele andre Lungenkrankheiten, mehr noch gegen Herzkrankheiten.

259 Während beim gewöhnlichen Asthma der Anfall meistens am Frühmorgen eintritt, den Kranken weckend, — Erleichterung durch tiefes Einathmen wenigstens bei schwereren Fällen nicht mehr möglich ist, — Husten zu fehlen pflegt, — die Exspirationen meistens auffallend lang gezogen werden, — und eine ungewöhnlich starke Ausleerung blassen Harns wenigstens oft (bei vielen Patienten) im Anfang des Anfalls eintritt.

260 Ich möchte bitten, in solchem Falle das genaue Notiren der Einzelnheiten nicht zu verabsäumen; vgl. S. 74 Abs. 5 und § 33.

261 So z. B. beim Wechselfieber, indem man oft nicht weiss, ob ein neu entstandenes Fieber, welches man vor sich hat, ein erster Wechselfieber-Anfall oder nur eine Ephemera ist.

dem tFSK zu thun habe, indem dieser Maassregeln für die Zukunft erheischt (Behandlung während des Intervalls; bisweilen selbst Beachtung bei der Berufswahl: § 90 unt. 3. *c.*), welche bei einer gemeineren, nicht typisch wiederkehrenden Krankheit nicht oder kaum nöthig wären.

§ 77.

Unter mancherlei epidemischen Katarrhen mit, auch ohne Fieber — alle schon durch das epidemische Auftreten und durch das Fehlen der anamnestischen Momente vom tFSK zu unterscheiden — können besonders solche einem Accesse des tFSK vorübergehend ähnlich werden, bei denen die nervösen Symptome sehr vorwalten, und die man deshalb durch die Benennung Grippe oder Influenza auszeichnet [262]. Aber schon Das wird gewöhnlich unterscheiden helfen, dass bei der Grippe nicht bloss die Schleimhäute in Kopf, Hals und Brust leiden, sondern auch die Darmschleimhaut, dass also gewöhnlich auch ansehnliche gastrische Symptome vorhanden sind; auch Schlund und Mund (Mandeln, Gaumensegel, Zunge, selbst wohl das Zahnfleisch) pflegen mehr zu leiden. Zu geschweigen, dass bisweilen auch mehr entzündliche Brust-Symptome auftreten, nicht selten auch die Ausleerungen der Harn- und Geschlechts-Organe alienirt sind, u.s.w. Ueberhaupt sind die Erscheinungen, im Ganzen genommen, gewöhnlich allseitiger über den Körper verbreitet, und sie remittiren weniger deutlich, als bei einem Access des tFSK. Sollte man dennoch im Anfang der Epidemie bei einem Kranken, den man noch nicht kennt und bei dem etwa das Examen Schwierigkeiten macht, ungewiss bleiben, so könnte dies wenigstens nicht auf die Behandlung influiren; denn man würde die Indicationen aus dem gegenwärtigen Zustande entnehmen, und mit dem weiteren Verlaufe würde sehr bald die Diagnose sich unzweideutig ergeben.

§ 78.

Larvirte Wechselfieber mit katarrhalischen Symptomen können vielleicht bisweilen vorübergehend einige

[262] „*I think that common Influenza is frequently mistaken for it in this country by persons who are not familiar with the symptoms practically*", schreibt mir Hr. Dr. **Kirkman.**

Aehnlichkeit mit dem tFSK zeigen [263]; aber die Aehnlichkeit wird wohl nie gross werden, und der Verlauf muss natürlich sehr bald aufklären, wo dies nicht schon die, ohne Frage auch hier zulässige, Benutzung verschiedener andern von den in § 76 empfohlenen Kriterien gethan hat.

§ 79.

Auch das vesiculäre Lungen-Emphysem kann vielleicht bisweilen mit dem tFSK verwechselt werden. Einige Collegen, namentlich zwei in Gebirgsgegenden (in denen es bekanntlich besonders häufig ist) practicirende, Hr. Dr. **Fioinus** und Hr. Dr. **Rossi**, machen mich darauf aufmerksam, dass die Emphysematiker oft gerade im Sommer eine ansehnliche Steigerung ihrer Leiden erfahren. Ich glaube dies auch selber schon wiederholt gesehen zu haben, wenn auch hauptsächlich nur bei windigem, staubigem Wetter. Eine solche Steigerung könnte, zumal wenn etwa auch eine der bekannten „Heufieber"-Schädlichkeiten eingewirkt hätte — und Staub und Wind gehören ja auch zu diesen Schädlichkeiten —, vielleicht, wenigstens vorübergehend, für einen Access des tFSK gehalten werden. Die Unterscheidungskriterien sind übrigens so gross und so von selbst einleuchtend, dass ich sie nicht erst in Erinnerung zu bringen brauche.

Eher könnte man glauben, es könne, ja müsse das Emphysem sich zum tFSK, wenn dessen Brustgruppe stark entwickelt ist, hinzugesellen, ihn compliciren. Und dennoch ist dies nur sehr selten der Fall; vgl. S.29, insbes. Note 68.

§ 80.

Unter den Krankheiten, welche ähnliche Symptomengruppen bilden wie der tFSK, müssen wir noch besonders besprechen die, meistens nur sehr einfachen (wenige Symptome zeigenden) Erkrankungen, welche durch mancherlei Gerüche und Staub-Arten hervorgerufen werden, — zumal die sporadischen (da bei pandemischen, wie z.B. den in Note 253 besprochenen mittel-italienischen, schon die Verbreitung gegen

---

263 So z. B. hat **Arloing** (in: *Recueil gén. de méd. T. 58. Par. 1816. 14, 19, 21, Obs. 8. 10. 12.*) Fälle, wo Kopfschmerz, Röthung eines oder beider Augen, Thränen, Lichtscheu, Anschwellung der Lider u. s. w. — also auch einige objective Symptome — an den tFSK gewissermassen erinnern.

Verwechselung mit dem tFSK schützt).

Die schädlichen Wirkungen von Gerüchen oder Staub erscheinen

theils mehr örtlich, als Reizungen — auch Hyperämien und bisweilen sogar Entzündungen — der der Luft zugewandten Schleimhäute, mit katarrhalischen, auch asthmatischen, Symptomen,

theils mehr allgemein, in Folge der Absorption, als verschiedenartige Störungen, mit gastrischen, nervösen, narkotischen u. a. Symptomen.

Die ersteren (örtlichen) Erscheinungen werden bisweilen denen des tFSK, und namentlich Symptomen der Nasen-, Augen- und Brust-Gruppe — selten Symptomen der Mund- und Schlund-Gruppe — einigermassen ähnlich. Sie bestehen nämlich bekanntlich in Niesen oder förmlichem Schnupfen (selten Nasenbluten), — Thränenfluss, Injection und leichter Anschwellung der Bindehaut, auch wohl der Thränencarunkel und der halbmondförmigen Falte, — Husten ohne oder mit Auswurf, (selten Heiserkeit), Brustbeklemmung, Dyspnöe, — seltner: unangenehmen Empfindungen im Munde und Schlunde, — u. s. w.

Von den letzteren (allgemeinen) Erscheinungen können einige (wie z. B. Kopfschmerz, Verstimmung oder andre nervöse Symptome), indem sie sich zu den örtlichen Erscheinungen hinzugesellen, das Krankheitsbild dem eines Accesses des tFSK (welcher ja in der Kopfgruppe und dem Allgemeinleiden Aehnliches zeigt) noch mehr annähern. Gerade die bedeutenderen und gefährlicheren allgemeinen Erscheinungen aber, die gastrischen, narkotischen u. s. w., zeigen nichts dem tFSK Aehnliches und beschäftigen uns deshalb hier nicht weiter.

Jene örtlichen Erscheinungen nun treten nicht bloss bei sehr starken Gerüchen (wie z. B. denen von mancherlei Gasarten des chemischen Laboratoriums) und bei dem Staube sehr scharfer Substanzen (wie z. B. des Veratrins, des Euphorbium) auf; sondern manche Personen besitzen als Idiosynkrasie eine ungewöhnliche Empfindlichkeit gegen gewisse minder starke Gerüche, gewisse minder scharfe Arten von Staub, so dass diese ihnen schon bei einem mässig starken Auftreten nachtheilig werden, bei welchem sie auf die meisten Menschen noch gar nicht erheblich wirken, — also auch ohne dass eine sehr massenhafte Einwirkung die Schädlichkeit ansehnlich erhöhte. Gerade solche Fälle geben, wie wir alsbald näher besprechen werden, zu (begrifflichen oder diagnostischen) Verwechselungen mit dem tFSK Anlass (während bei den heftigeren Erscheinungen, welche auf sehr starke Gerüche, sehr scharfen Staub unverzüglich und mehr oder weniger stürmisch einzutreten pflegen, niemand an diese Krankheit denkt).

So z. B. macht Terpenthinöl, von frisch angestrichenem Holzwerk verdampfend, Manchem Schnupfen und Bindehaut-Injection. Der Geruch der Rosen macht nicht bloss allgemeine Störungen (was nicht hieher gehört), sondern auch örtliche in Nase, Augen und Brust, bisweilen sogar auf 1-2, ja einige, Tage [264]. Aehnliche örtliche Wirkungen werden von anderen Blumen [265], vom Pollen der Pinus-Arten [266], von Moschus [267], sogar von Leinsamen-Abkochung [268], u. s. w. berichtet; auch von Hasen [269], Kaninchen [270], Kälbern [271], Katzen [272]; und sogar, in einer etwas paradox klingenden Weise, von Menschen [273].

---

264 **Rhode**, *Obss. medic. Cent. 3. Patav. 1657. Obs. 99;* — **C. V. Schneider**, *de catarrhis L.* V. *Witteb. 1662. 125* f.*;* — **Rob. Boyle**, *Exercitatio de insigni efficac. effluvior.*, Ende d. Cap. 6; — *Ephem. nat. cur. Dec.* II. *Ann.* II. *Obs. 140*; *Ann.* V. *Obs. 22;* — **Riedlin**, *Lineae med. Ann. 1695. 177,178;* — **Triller**, *Opuscula*, *ed.* **Krause**. *Vol.* I. *1766. 273,274;* — u. A. — Bisweilen besänftigt der Geruch auch Schnupfen und Niesen.

265 **Schneider** u. **Triller** *l. l.* (s. Note 264). — **Barton** bekam, als er *Dracontium foetidum L.* (*Symplocarpus* od. *Pothos* Neuerer) nach der Natur malte, von dem scharfen Knoblauchgeruch der Blüthen „*une ophthalmie violente, qui le priva, durant un mois, de la vue que jusqu' alors il avait conservée inaltérable*“. *J. compl. du Dict. d. sc. méd. 1819. Mars. 91.*

266 Mündliche Mitth. d. Hrn. Prof. **Suringar**.

267 **Odier**, s. **Hufeland** J. 1811. Nov. 73; — **H. Cloquet**, Osphresiol. A. d. Frz. Weim. 1824. 50-51, 58-59.

268 **Orfila**, *Toxicol.* II. *Des plantes odorantes*, *Obs. 1.;* — **H.Cloquet**, i. a. W. 50.

269 Und Hasenfell. **Elliotson**, **S.** 169.

270 **Elliotson**, **S. a.** 372, 373 („*a running at the nose and eyes, and soreness of the upper lip*“); — **Salter**, 342.

271 **Ramadge**, 441.

272 **Salter**, 116; 340, 341.

273 Ich muss hier gewisse Krankheiten, obwohl sie pandemisch sind (vgl. den ersten Abs. dieses §), dennoch behufs vollständiger Nachweisung alles Dessen, was dem tFSK ähnlich werden kann, besprechen.

Es gehört hieher der in medicinischen Werken schon mehrfach (aber nicht immer streng actengemäss) besprochene Katarrh von St. Kilda.

11 *

— Unter mancherlei Arten von **Staub**[274] wird besonders der von Ipe-

---

Dieser besteht — nach der Angabe mehrerer Gewährsmänner, deren *bona fides* keinem Zweifel unterliegt, während ihre Untersuchungs-Kritik schwerer zu verbürgen seyn möchte — in Folgendem. Die Bewohner (gegen 250, nach anderer Angabe nur gegen 100, an Zahl) der kleinen schottischen Insel St. Kilda (ungefähr 9° L., 58° N. Br.) werden, wenn Fremde bei ihnen eintreffen (was selten), binnen einigen Tagen sämmtlich (die Kinder an der Mutterbrust nicht ausgeschlossen) von Husten mit (bisweilen blutigem) Auswurf, Schnupfen mit Niesen, bisweilen auch Heiserkeit, Kopfweh und Fieber, befallen; die Krankheit dauert 10-14 Tage; sind fremde Waaren ans Land gebracht worden, so ist sie weit hartnäckiger [also doch auch ein Einfluss, der nicht, wenigstens nicht direct, von Menschen ausgeht]. Eine auf der Insel Sky (Hebriden) geborene Predigers-Frau blieb, nach St. Kilda versetzt, 3 Jahre hindurch frei von dieser Heimsuchung, war aber später, nachdem sie gewissermassen naturalisirt war, ihr ebenfalls ausgesetzt. Ein schottischer Schulmeister, nach St. Kilda geschickt, war schon nach 2 Jahren den Eingeborenen hierin ganz gleich. Vgl. **M. Martin** (der 1697 dort war), *Voyage to St. Kilda*, etwa in **Pinkerton**, *Collect. of Voyages a. Travels. Vol. 3. Lond. 1809. 714;* — **K. Macaulay**, Reise durch Schottl. u. d. Hebrid. Inseln. A. d. Engl. v. **Ebeling**. Thl. 2. Lpz. 1780. 287; — Med. Beyträge. Thl. 1. Gött. 1785. 74 f.

Manicus, *Annotationum in hist. et aetiol. morbor. quorund. borealium particula prior. Hal. 1832. 19, 20*, berichtet von den Färöer: „*tempore vernali plerumque simul cum navium Danicarum adventu influenza jam mitior, jam gravior existere, omnesque insulas permeare solet, non sine magna latentis contagii suspicione. — Et hoc quidem memoratu haud indignum duxi, quod influenza illa (Kruim) non solum una cum navibus venire soleat, quam ob rem eam subinde Skuiba-Kruim (i. e. influenza navalis) appellant incolae, sed etiam cum itinerantibus, morbo non afflictis, modo e loco infecto veniant, ab una insula in alteram transportetur, id quod non semel ipse vidi. — Huic morbo tam in Faeroensibus quam in Antillis insulis proprium est, quod peregrinis et coelo nondum assuetis pepercerit (vid.* **Barclay** *om vestindiske Sygdomme p. 80.). Immunitas illa advenarum in Faeroensibus insulis plerumque ad spatium 3 vel 4 annorum extenditur.*“ Dazu bemerkt mir Hr. Prof. **Manicus** brieflich, dass eine von ihm verfasste ausführlichere Beschreibung jener Influenza sich in *Bibl. for Laeger 1824.* finde, und fügt noch hinzu: „Da ich mich auf jenen Inseln 8 Jahre als Arzt aufgehalten, so kann ich das Factum freilich bekräftigen, dass die erwähnte Influenza alljährlich im Frühjahr auftritt, und zwar meistens im April, zu der Zeit, wo die ersten dänischen Handelsschiffe zu erscheinen pflegten. (Der Handel ist jetzt frei, war aber damals königl. Monopol.) Ob aber eine directe, causale Verbindung zwischen der Ankunft der Fremden und dem Ausbruche der Epidemie stattfindet, wie die Eingebornen damals glaubten, ist wohl schwer zu entscheiden.“ [Dieser Zweifel muss ähnliche rücksichtlich des Katarrhs von St. Kilda etc. wach rufen!] „Einmal ausgebrochen, wanderte die Seuche ge-

cacuanha [275] beschuldigt. Ein 34jähriger College ist ungewöhnlich empfindlich gegen den Strassenstaub [276]. Dass gar mancher, anscheinend unbe-

---

wöhnlich im April und Mai langsam von einer Insel zur andern, und zwar, wie es schien, durch den Menschenverkehr, indem jährlich mehrere Inseln, die mit inficirten Ortschaften keinen Verkehr gehabt, verschont blieben. Die Epidemie kam oft schnell zum Ausbruch, wenn Böte von andern Inseln ankamen, wo die Krankheit herrschte oder neulich geherrscht hatte, wenn auch die Bootsleute selbst gesund waren. Das Fieber dauerte mehrentheils 8 bis 12 Tage, mit rheumatischen Gliederschmerzen und heftiger Affection der Schleimhäute, namentlich der Lungen. Der spätere kritische Auswurf zog sich bei alten Leuten sehr in die Länge, stockte oft zuletzt, und so erfolgte der Tod der meisten Greise. Die Schleimhäute der Nasen- und Mundhöhle waren so afficirt, dass Geruch und Geschmack oft für Wochen so gut als ganz verschwunden waren, jedoch blieb der Geschmack für gesalzene, saure und süsse Sachen. Fremde bleiben, während der ersten 3-4 Jahre ihres dortigen Aufenthalts, von der Krankheit verschont. Inwiefern diese Influenza, die, soviel ich weiss, auf allen Inselgruppen im Norden Schottlands vorkommt, mit dem englischen Heufieber verwandt ist, darf ich nicht entscheiden."

Schnurrer, Allg. Krankheits-Lehre. Tüb. 1831. 266, sagt von den Indianern in der Provinz Maynas: „wenn nur christliche bereits bekehrte Indianer, die einen längern Umgang mit Europäern gehabt hatten, sich mit diesen Wildlingen vermischten,* oder gar Christen zu ihnen in ihre Wildnisse kamen, so entstanden gleich heftige Catarrhe, wie auf der Insel Kilda, und Durchbrüche" [Durchfälle], „welche grosse Verheerungen unter ihnen anrichteten."

Das Paradoxe dieser Angaben wird nur einigermassen dadurch gemildert, dass auch noch manche andere Krankheiten durch Zusammentreffen von Menschen verschiedener Racen entstehen sollen; vgl. z. B. **Schnurrer**, Geogr. Nosol. Stuttg. 1813. 323; **Manicus** i. a. W. 20; **Stark**, Allg. Pathol. Lpz. 1838. 354.

274 Ich übergehe hierbei absichtlich die längere Zeit dauernden Einwirkungen von Staub bei Steinmetzen, Maurern, Kohlenabladern, Müllern, Bäckern, u. s. w.

275 Der bekanntlich vielen Personen Niesen, Schnupfen, Bindehaut-Injection, Thränenfluss, Husten (bisweilen selbst Blutspeien), Dyspnöe (und andere, nicht hieher gehörende Symptome) verursacht. — Dagegen bemerkt **Kirkman** ausdrücklich, dass auf ihn der Ipecacuanha-Staub keine ausgezeichnete Wirkung habe: „*Ipecacuanha has no further effect upon me than the application of any other pulverulent matter would be supposed to have. On several occasions a pinch has been taken, the same as one would take a pinch of snuff, without producing any effect. I need hardly state that this was done merely by way of experiment.*"

276 Er schreibt mir nämlich, dass er sehr häufig im Sommer durch den Staub (also besonders nach längerer Trockenheit und bei windigem Wetter) sich einen Katarrh zuzieht, welcher Nasen-, Kehlkopfs- und Bron-

deutende, Staub (z. B. der von der Strasse, der aus Zimmern, Betten, Teppichen, Kleidern, schmutziger Wäsche, u. s. w.) bei manchen Personen bloss Niesen oder Schnupfen, oder bloss eine leichte subinflammatorische Augenreizung veranlasst, ist bekanntlich nicht selten. — Sehr beträchtlich ist die Zahl der (mässig starken) Gerüche und (mässig scharfen) Staub-Arten aus allen 3 Naturreichen, welche nur Brust-Symptome (selten mit leichtem Fieber) hervorrufen (und nicht auch die für den tFSK noch charakteristischeren Nasen- und Augen-Symptome) [277].

Indem Effluvien wie die vorher beispielsweise angeführten, welche noch nicht zu den stärksten gehören, dennoch bei einzelnen, wenig zahlreichen, Personen ansehnliche Reizungszustände der zunächst berührten Schleimhäute erzeugen, weisen sie auf eine starke Prädisposition, auf eine besondere Empfindlichkeit, des Individuums hin, also darauf dass bei den Erkrankungen neben der äusserlichen und in die Augen fallenden Aehnlichkeit mit dem tFSK (Aehnlichkeit der Symptome) auch eine innerliche, nur erschliessbare (Aehnlichkeit der Disposition) stattfinde. Diese zwiefache Aehnlichkeit könnte zu der Annahme verleiten, dass das „Heufieber" nur eine Art, eine Modification oder ein specieller Fall der durch gewisse Gerüche oder Staub-Arten hervorgerufenen Erkrankung sei, — dass die in § 52 besprochenen Effluvien nur leichter als andere gerade die Form des „Heufiebers" hervorzurufen im Stande seien, — oder dass sie auch vielleicht ausschliesslich (andere Effluvien aber nicht) im Stande seien das „Heufieber" zu erzeugen. In der That haben wiederholt ärztliche Collegen mündlich solche Ansichten gegen mich geäussert; aber es waren dies nur Aerzte, welche noch nicht Gelegenheit gehabt hatten, das „Heufieber" irgendwie näher kennen zu lernen. Für den g. Leser jedoch, welcher mir bis hieher treu geblieben ist, bedarf es keines Beweises mehr, dass eine so vielseitig verzweigte, so dauernde und so typische Krankheit wie der tFSK

chial-Schleimhaut ergreift, ohne fieberhafte Erscheinungen. „Bei starkem Nasenkatarrh war die Respiration etwas erschwert, und nur dann trat Harnsäure im Ueberschuss und selbst oxalsaurer Kalk im Harn auf."

277 Ich verweise für diese Schädlichkeiten auf die Schriftsteller über Asthma, z. B.: D. med. Prax. d. bewährtesten Aerzte uns. Zeit. 3. Aufl. Thl. 3. 1844. 413. — **Ramadge**, 437. — **Bergson**, d. krampfh. Asthma. Gekr. Preisschr. Nordh. 1850. 114. — **Trousseau**, in *Courrier médical. 1858.* Nr. 25. S. 257 f. — **Théry**, i. a. W. 6, 34, 232, 236 f., 239. — **Salter**, 115, 126 f., u. a. — Vgl. auch S. 93 Z. 13; S. 103 Z. 9-11; Note 216, 253 (**Alfter**).

zwar mancherlei Aehnliches oder Gemeinsames haben kann mit den weit einfacheren und vorübergehenden Erkrankungen, wie wir sie in diesem § besprechen, — dass sie ihnen aber begrifflich durchaus nicht gleichgestellt werden darf.

Minder leicht als begrifflich kann diagnostisch, in einem concreten Falle, die Erkrankung durch einen Geruch oder Staub mit dem tFSK verwechselt, für einen Fall desselben angesprochen werden. Denn solche Erkrankungen bei nicht am tFSK Leidenden sind fast immer sehr einfache und rasch vorübergehende, sie dauern bisweilen kaum viel länger als die Schädlichkeit einwirkt, andremal doch höchstens einige Tage; dies, so wie die fast immer leicht erkennbare, von dem Leidenden bestimmt angeklagte, Schädlichkeit, schützt gegen Verwechselung. Wenn ausnahmsweise die Erkrankung indirect, durch secundäre Folgen, länger unterhalten wird, so sind dann diese Folgen wohl immer anderer Art, als die Erscheinungen des tFSK, und leicht von ihnen zu unterscheiden.—

Ich brauche wohl kaum noch zu sagen, dass zu den vorher besprochenen mässig starken Gerüchen und nicht sehr scharfen Staub-Arten auch die in den §§ 62 - 66 u. 68 behandelten gehören; auch sie können bei nicht am tFSK Leidenden einfachere und vorübergehende Erkrankungen bewirken, wie ich dies für das Heu insbesondre schon S. 129 besprochen habe. Es ist also nicht jede Symptomengruppe, welche durch Heu [vgl. Note 171, 216], Ruchgras, Roggenblüthe, Strand-Algen [vgl. § 68], od. dgl. hervorgerufen wird, ein Stück vom tFSK.

§ 81.

Zu den Krankheiten, welche ähnliche Symptome bilden wie der tFSK, rechnet Hr. **Thom. Wilson** auch das „*larch-fever*“, über welches er mir Folgendes brieflich mitgetheilt hat: „*Mr. ... came to shoot with me in the woods of Sussex (England), and after following the pheasants in the woods for a few days his face began to swell to such an extent that he was obliged for some time to avoid society. His lips and cheeks were much swollen with black blotches. He informs me that he has had this disease before since seven years he lived in the country near Louvain in Belgium. — I saw a woman at church yesterday (15. July 1860) with the larch-fever, and last year a girl who came to school through a larch-wood had the disease severely. In Holland they use for this disease a watery infusion of Quassia. It was of use to the girl, but her face continued inflamed* *until the frost.*“ Ich gestehe, dass ich die (nur in Gesichtsgeschwulst mit oder ohne Fieber bestehende) Aehnlichkeit mit unserer Krankheit nicht gross finden kann; doch muss ich es als möglich annehmen, dass das Ansehen eines *larch-fever*-Patienten an das eines *hay-fever*-Patienten, wenn lezterer, wie nicht selten, auch Gesichtsgeschwulst hat, erinnere. Die Unterscheidung kann aber keinem Arzte Schwierigkeiten machen.

Obwohl es über mein Thema hinausgeht, bemerke ich doch noch, damit es für die Acten der Medicin nicht verloren gehe, Folgendes zum *larch-fever.* (Möge es namentlich in denjenigen Kreisen, in welchen auf meine Veranlassung dieser Gegenstand besprochen worden, zu neuen Untersuchungen, wenn sich Gelegenheit darbietet, anregen.)

Hr. **Wilson** setzt das *larch-fever* mit einer neuerdings in England beobachteten Krankheit des Lärchenbaums in Beziehung, indem er vermuthet, dass Sporen eines (und desselben) Kryptogams die Krankheit des Baums und die Krankheit bei Menschen veranlassen. Es ist mir nicht klar, welche Krankheit der Lärche Hr. **Wilson** im Auge habe; denn in dem Werke, welches er mir dafür citirt: **C. M'Intosh,** *The Larch Disease a. the present Condition of the Larch Plantations in Great Britain. Edinb. a. Lond., W. Blackwood a. Sons, 1860.* — finde ich, was der Singular *disease* auf dem Titel nicht ankündigt, sehr verschiedenartige Krankheiten des Baumes, darunter auch solche von Pilzen und Algen, besprochen (nicht allzu eingehend, obwohl auch einige Untersuchungen des trefflichen Kryptogamen-Kenners **Berkeley** angeführt werden). Prof. **Ratzeburg**, dem ich diese Stelle im Manuscript vorlege, bemerkt dazu: „In Deutschland sind dergleichen von Kryptophyten herrührende Krankheiten der Lärche nicht bekannt, obgleich der Baum, da er in unseren Ebenen nicht das geeignete Klima findet, bei uns viel kränkelt, besonders von *Chermes Laricis* leidet. Die Nadeln krümmen sich und vergelben, und man könnte bei flüchtiger Betrachtung wohl glauben, es seien hier Sporen von Kryptophyten (mit welchen die haufenweise liegenden Eierchen von *Chermes* einige Aehnlichkeit haben) im Spiele. (Forst-Insecten. Thl. 3. Taf. XIII. Fig. 6FE*, auch 5FE*.) Es ist mehr als einmal vorgekommen, dass man so kleine Insecten mit Pflanzenschmarotzern verwechselte. *Chermes* kann aber nicht als giftig betrachtet werden.“

Man hat für das bei Menschen beobachtete *„larch-fever“*, welches ich oben besprochen habe, sonder Zweifel weniger an die nur vermuthete Schädlichkeit unbekannter Kryptogamen-Sporen als an folgende, bereits factisch durch zahlreiche und gute Beobachtungen nachgewiesene Schädlichkeiten zu denken:

1) an ätherische Oele und Ameisensäure, die in allen Nadelwaldungen massenweis vorhanden sind und unter Umständen noch reichlicher als gewöhnlich sich in der Luft verbreiten könnten.

2) an herumfliegende Raupenhärchen, von denen man längst weiss, dass sie ähnliche, auch noch mannigfaltigere und schlimmere, zuweilen sogar bis zur Lebensgefährdung sich steigernde, Erscheinungen hervorrufen [vgl. **Nicolai**, d. Wander- od. Prozessionsraupe. Berl. 1833. — **Ratzeburg**, d. Forst-

Insecten. Thl. 2. Berl. 1840. 57 f., 127. Ders. in: Entomol. Ztg. 1846. 35 f. (Jahrbb. d. Med. 1847. Juli. 89 f.) Ders., die Waldverderber. 5. Aufl. 1860. (Stellen unten citirt.) — **Pappenheim**, Beiträge z. Sanitätspolizei. H. 1. 1860. 74, 75. (Die Processionsraupe nicht immer gleich gefährlich.) — **Champouillon**, Wirkung d. Processionsraupe (nach *Gaz. d. Hôp. 1860. 107)* in Jahrbb. d. Med. 1861. Febr. 175.], und von denen **Friedr. Will** (Erlangen) nachgewiesen hat [s. **Pfeil's** krit. Blätter f. Forst- u. Jagdw. Bd. 26. H. 2. 1849. 221], dass auch in ihnen Ameisensäure das Schädliche ist. — Aber an was für Raupen? Zu dieser Frage verdanke ich der Freundschaft **Ratzeburg's** folgende Antwort, welche man freilich nur als eine vorläufige, zu weiterer Forschung anregende, Lösung der Aufgabe zu betrachten hat. Man kann vermuthungsweise an folgende Raupen denken:

a) die von *Phalaena Bombyx pudibunda.* Ihr Vorkommen auch auf Lärchen (obgleich die Raupe eigentlich heimisch nur auf Laubholz und namentlich Buchen) ist bekannt. „Die verschiedenen Arten von Haaren, mit welchen die Raupe bekleidet ist, sind brüchig und werden unbemerkt durch den Wind in die Luft geführt. Empfindliche Subjecte bekommen dann im Walde Jucken und Ausschlag, wenn auch lange nicht so stark wie in einer durch Processionsraupen verpesteten Atmosphäre.“ **Ratzeburg**, Waldverderber, 141.

b) die von *Phalaena Bombyx fascelina,* welche schon einmal auf Lärchen beobachtet worden (**Ratzeburg**, ebd. 287, Note). Es gehört dieselbe, wie die *pudibunda*, der **Ochsenheimerschen** Gattung *Orgyia* (Europ. Schmett. Bd. 2. S. 208) an, und man darf auch von ihr, da sie dieselben Bürstenhaare hat, erwarten, dass sie unter Umständen auf empfindliche Subjecte nachtheilig wirke.

c) die von *Phal. Bombyx pinivora,* welche vermuthlich auch auf Lärchen vorkommt. „In der Gegend, wo *pinivora* stark frisst, erfahren Menschen und Thiere bald die (zuweilen bis zur Lebensgefährdung sich steigernden) Wirkungen der Raupen und es hält schwer, auf den, den inficirten Reviertheilen benachbarten Feldern Leute (zur Erntezeit) zu bekommen.“ **Ratzeburg**, ebd. 117.

d) vielleicht auch die von *Phal. Bombyx pityocampa,* welche nicht unwahrscheinlich auch auf Lärchen vorkommt; sie ist freilich in Belgien, Holland und England noch nicht, vielmehr nur südlicher, bekannt. Ihre Giftigkeit „ist so gross wie bei den anderen Processionsraupen“ *[Phal. Bomb. processionea* und *pinivora].* **Ratzeburg**, ebd.

e) wenn, wo das *larch-fever* beobachtet worden, unter den Lärchen auch Eichen waren, so darf man an die vorzugsweis so genannte Processionsraupe selbst, *Phal. Bomb. processionea,* die berüchtigtste unter allen Raupen, denken. „Der Schaden, welchen die Raupen der Gesundheit der Menschen und Thiere zufügen, besteht darin, dass sie feine Haare ausstreuen, welche auf feinen Hautstellen heftige Entzündungen erregen. Da es sogar nicht zu vermeiden ist, dass in raupenfrässigen Orten dieser Staub eingeathmet und mit Speisen heruntergeschluckt wird, so sind auch die gefährlichsten innerlichen Krankheiten zu fürchten. Bei dem Vieh, wenn es in solche Orte getrieben wird, erregt die Entzündung oft einen Grad von Wildheit und Wuth, dass Menschen auch dadurch in Gefahr kommen.“ Ratzeburg, ebd. 138. — Die *black blotches* bei Hrn. Wilson erinnern stark an die blaurothen Papeln bei Champouillon.

Man darf aber wohl nicht oder kaum denken an die, auch auf Lärchen vorkommende, Raupe von *Phal. Bomb. dispar*, welche zwar schon bei einzelnen Personen Hautjucken erregt hat — vielleicht nur bei unmittelbarer Berührung? —, aber gewiss noch nie auffallendere Krankheiten, selbst nicht bei dem in jüngster Zeit stattgefundenen grossen Frasse im Thiergarten bei Berlin.

Noch gebe ich folgende Stelle aus einem Briefe Ratzeburg's wörtlich wieder: „Das Verzeichniss der Raupen, welche möglicherweise durch ihre Haare und Exhalationen eigenthümliche Entzündungen hervorrufen können und die zugleich auf der Lärche vorkommen, scheint noch keineswegs abgeschlossen zu seyn. Man kann noch nicht sagen, was Alles auf Lärchen leben kann, noch dazu wenn man die weite geographische Verbreitung dieses Baumes, die in der Ebene gewöhnlichen Misshandlungen durch unpassenden Boden etc., wodurch zu Insectenfrass disponirt wird, berücksichtigt. So viel ist gewiss, dass die gewöhnlichsten Insecten dieses Baumes, welche überall und immer darauf leben, wie *Tinea laricinella, Chermes Laricis, Nematus Laricis,* so wie die erst kürzlich in der Schweiz massenhaft auf der Lärche beobachtete *Tortrix pinicolana*, auch die empfindlichste Haut nicht reizen.“ —

Ratzeburg's grosse Autorität giebt der Vermuthung, dass die von Hrn. Wilson zur Sprache gebrachten Krankheitserscheinungen bei Menschen von Raupen herrühren, besonderes Gewicht. Es sind dieser Vermuthung auch andere gute Kenner von Wald und Raupen — auf mein Befragen, so wie auf Das von Collegen, welche mit mir sich der Sache annahmen — beigetreten.

Nicht aber darf man annehmen, dass die Lärchenbäume als solche unter allen Umständen so schädlich werden; denn sonst müssten die Erscheinungen schon weit häufiger beobachtet worden seyn; ich habe mich aber vergebens bemüht, durch mündliche, schriftliche und gedruckte Nachfrage bei Forstmännern und Aerzten in Deutschland, Holland und Belgien neue Thatsachen zur Erweiterung der Kenntniss des Gegenstandes zu erhalten.

§ 82.

2. Krankheiten, welche ähnliche Symptome und einen ähnlichen Jahrestypus zeigen wie der tFSK.

Es kommen jedem Arzte ab und zu Fälle von Katarrhen einer oder mehrerer der beim tFSK betheiligten Schleimhäute, oder auch von lebhafteren Entzündungen dieser Häute (Bräunen, Bindehaut-, Kehlkopfs-, Luftröhren- oder Bronchien-Entzündungen), vor, welche — theils anscheinend zufällig, theils auch in Folge erkennbarer äusserer Veranlassungen — mehrere

Jahre hinter einander ungefähr zu einer und derselben (für die verschiedenen Fälle aber verschiedenen) Jahreszeit wiederkehren. In der Regel wird hierbei weder in den Symptomen noch in dem anscheinenden Typus die Aehnlichkeit mit dem tFSK erheblich. Aber bisweilen wird sie es allerdings. Ich will einige Beispiele geben und dabei mit minder ähnlichen Fällen beginnen, mit ähnlicheren (§ 83, 84) enden.

J. J. Cazenave, in *Gaz. méd. de Par. T.* V. *1837. 630,* erzählt: Ein 36jähriger Buchdruckerei-Factor (*prote*), früher Militär-Wundarzt, „*vint me consulter dans la première quinzaine de mars 1833 pour une conjonctivite aiguë de l'oeil gauche qui le faisait horriblement souffrir, et qui se renouvelait annuellement à une époque à peu près fixe, depuis le printemps de 1829. --- son ophthalmie périodique était toujours précédée, pendant une quinzaine de jours, d'une douleur profonde et très-aiguë du globe de l'oeil gauche, qui le rendait furieux, et dont il n'était soulagé que lorsque la conjonctive commençait à s'injecter. Cette inflammation avait été combattue chaque fois par une copieuse saignée du bras, par des applications de sangsues faites sur l'apophyse mastoïde gauche ou sur la tempe du même côté, par des pédiluves sinapisés, par des lotions émollientes et belladonisées sur l'oeil malade, par le repos de cet organe, par quelques purgatifs salins; mais on ne s'était jamais occupé d'empêcher le retour de cette affection. Ce traitement, d'ailleurs très-rationnel pour combattre une conjonctivite aiguë ordinaire, n'enrayait jamais la marche de cette inflammation d'une manière subite, car ce n'était guère qu'après avoir enduré la douleur et la maladie pendant un mois que l'oeil revenait à son état normal. — Le mal existant déjà lorsque je fus consulté, je dus me borner à combattre l'ophthalmie, comme plusieurs --- confrères --- l'avaient déjà fait, et je recommandai instamment à M. M. · · · de me venir voir dans le mois de février 1834, environ 3 semaines avant l'époque présumée du retour de sa maladie que je voulais empêcher. Il ne manqua pas au rendez-vous. — L'administration de 12 grains de sulfate de quinine pris tous les 3 jours avant le début de la conjonctivite, et toutes les 24 heures pendant les 8 jours suivants, prévint le retour de l'ophthalmie, qui n'a plus reparu les années suivantes en prenant les mêmes précautions.*" — Der Fall unterscheidet sich hinlänglich vom tFSK durch die frühere Jahreszeit, das Fehlen der meisten Symptomengruppen, das Leiden nur Eines Auges [vgl. jedoch Note 40], das lange Vorangehen des lebhaften Schmerzes vor den objectiven Erscheinungen, die Heilung, u. s. w.

Dupuy de Bellegarde, im *J. de méd. T. 55. 1781. 223* f., erzählt (in einer sehr unvollkommenen Weise), wie er selber seit 1768 (wo er im 18. Lebensjahr stand) alljährlich an einer Bräune mit Schnupfen (*rhume de cerveau*) gelitten habe und zwar 11 mal im Mai, das 5te Mal aber (auf einer Seereise, „*quand j'eus gagné le pays chaud*") im Januar, das letzte (13.) Mal im August. Die Entzündung habe jedesmal mit dem Bersten eines grossen Abscesses (in der rechten Mandel?) geendet. — Auch dieser Fall unterscheidet sich hinlänglich vom tFSK durch das Fehlen der meisten Symptomengruppen, die Abscess-Bildung, die nicht immer gleiche Jahreszeit, u. s. w.

Théry, l. a. W. 316: *„Je connais une femme qui, pendant dix-huit ans, a eu une crise“* [einen Asthma-Access] *„vers la Noël; si cette dernière manquait, elle venait à Pâques“* [also ein starkes Schwanken des Typus]; *„jamais aucune autre n'est survenue.“*

v. Castner, in: Leo, Mag. f. Heilkd. u. Naturw. in Polen. Jahrg. 1. H. 1. (1828.) 17-33, erzählt (in sehr unvollkommener Weise, weshalb ich nur das Wesentlichste excerpire), wie er selber in einer Reihe von Wintern, meistens Monate oder doch Wochen lang, an einem Asthma mit Fieberbewegungen gelitten habe, welches täglich mehrere Anfälle machte. Der Access dauerte

1810-11	vom	24. Dec.	bis	22. Mai,	also	149	Tage
1811-12	—	—	—	29. März,	—	96	—
1812-13	—	—	—	3. —,	—	69	—
1813-14	—	28. —	—	16. Apr.,	—	109	—
1814-15	—	—	—	26. Febr.,	—	60	—
1815-16	—	30. —	—	1. —,	—	33	—
1816-17	—	—	—	14. —,	—	46	—
1818	—	1. Jan.	—	18. Apr.,	—	107	—
1819	—	—	—	9. Febr.,	—	39	—
1820	—	—	—	25. Jan.,	—	24	—
1821	—	—	—	10. März,	—	68	—
1822	—	2. —	—	8. Jan.,	—	6	—.

Am 23. Dec. 1822 trat unter Fieberbewegungen ein Pseuderysipel beider Unterschenkel ein, welches später einem „Flechtenausschlage“ Platz machte, der mit Variationen bis zum März dauerte, dann einer innerlich-äusserlichen Behandlung wich; ein darauf folgender Ausschlag an Rücken und Unterleib dauerte nur einige Tage. Das Asthma blieb 1822-23 und 1823-24 aus. Am 15. Dec. 1824 trat Hüftweh ein, welches bis in die 2te Hälfte des Juni (oder länger?) dauerte. Seitdem (bis 1828?) jedes Jahr von um Weihnachten bis Mitte März „eine vollkommene“ (?) „Schlaflosigkeit“. — **Cornaz** hat schon, mit Recht, auf diesen Fall als einen dem tFSK einigermassen analogen hingewiesen.

Salter (93, 94) spricht nicht bloss von einem Winter-Asthma, welches freilich kein selbständiges, vielmehr nur eine Complication der Bronchitis sei, — sondern er macht auch für gewisse selbständige Asthmen (gemeine) einen Jahrestypus geltend: *„I find there is a third form of annually-recurring asthma besides these two, the winter and the hay asthma, it is asthma whose severe attacks are confined to the hot weather of the late summer and early autumn. It is not at all uncommon for asthma to be so much worse at this time of the year — about August, and a little before or after — that it may be almost said to be confined to this period; the manifestations of the asthmatic tendency at other times of the year being so slight as hardly to attract any at-*

tention. I possess the notes of several cases in which this autumnal recurrence of the disease was well marked. Why asthma should be worse in hot weather I think would be difficult to explain; of the fact there is no question. Even in cases that exist all the year round it will frequently be found to be worse in sultry July weather than at any other time, and more especially if the weather is thundery as well as hot."

Einen ansehnlich höheren Grad der Aehnlichkeit in Symptomen und Typus finden wir in folgenden Beispielen: § 83, 84.

§ 83.

In Nord-Amerika kommen — ausser Fällen welche, soviel wir wissen, ganz dem tFSK entsprechen (S. 103) — auch Spätsommer-Katarrhe vor, die ihm in Symptomen und regelmässig jährlicher Wiederkehr mehr oder weniger ähnlich, z. Th. fast gleich, sind. [278]

G. B. Wood, *Treat. on the Practice of Med. 2. Ed. Vol. I. Philad. 1849. 753, 754*, sagt, nachdem er unmittelbar vorher das Heu-Asthma der englischen Schriftsteller besprochen hat: „*Bronchitis occurs periodically in some individuals once a year, and at the same time of the year, without any assignable cause. Among my patients, for a long time, was an elderly gentleman, who was attacked with the disease regularly at a certain time in August. He resided in the city of Philadelphia, and, so far as could be learned, was never exposed at that season to the influence of any peculiar cause. He died ultimately of phthisis at an advanced age, and had probably for 30 years been subject to occasional attacks of haemoptysis. Another gentleman, of a gouty family, has occasionally consulted me for a similar affection, occurring about the same time every summer. I think it not improbable, that such cases are often gout affecting the respiratory passages.*" Diese oberflächlichen Angaben gewähren freilich nicht die Möglichkeit einer genaueren Beurtheilung der Fälle.

Drake, *Principal Diseases of the interior Valley of North Amer. Ed. by* S. H. Smith *a.* F. G. Smith. *Second Series. Philad. 1854. 803,*

---

[278] Beiläufig: man darf sich durch den Ausdruck *summer-complaint* bei nordamerikanischen Schriftstellern nicht etwa zu einer (Namens-) Verwechselung mit unserem *summer-catarrh* führen lassen, wie dies einem und dem anderen Arzte, mit dem ich über den tFSK sprach, nahe lag. Jener Ausdruck wird von den Aerzten in der Regel als gleichbedeutend mit Sommer-Cholera (od. Sommerfieber) der Kinder genommen (vgl. Jahrbb. d. Med. 1857. Apr. 73; — Hexamer; d. Kinder-Chol. od. „*summer-complaint*" i. d. Vereinigten Staaten. New-York 1858), während er im gewöhnlichen Leben für jede Sommer-Diarrhöe gebraucht wird, bisweilen aber auch Sommer-Cholera oder -Ruhr der Kinder einschliesst (Dunglison, i. a. W.).

804, 838-840, sagt, indem er vom Heu-Asthma der englischen Schriftsteller spricht: „*I have seen but two cases of it, and both had annual returns, not at the time of* o u r *hay harvest, but in August, when our Indian corn*“ (Mais), „*remarkable for the amount and strong odor of its pollen, is in full flower. These patients, however, were not agriculturists, but inhabitants of towns; and I am not at liberty to ascribe their disease to such a cause, for in a country where Indian corn may be said to have replaced the forest, the annual impregnation of the atmosphere with pollen would, if it were the cause of that malady, be likely to occasion a greater number of cases than occur, even admitting the necessity of a remarkable idiosyncrasy, as the predisposing cause. I have mentioned that, as a physician, I have seen but two cases; and may add, in further evidence of its rarity, and as strengthening the conclusion just expressed, that during my corn-field labors for many years in early life, I never saw a case. --- Taking its elements from what I have seen,* c o r y z a *and asthma would be a better expression, for the symptoms of a cold in the head predominated over the affection of the air passages below, which might be said to have been in an asthmatic condition. The* a n n u a l *periodicity of this disease is one of its most distinguishing characteristics.*“ Er giebt nun die ausführliche [aber von kleinen Ungenauigkeiten nicht freie] Krankheitsgeschichte eines Dr. C., der, 6 Jahr alt von der Krankheit (nach Vorangehn der Masern) ergriffen, ununterbrochen 35 Jahre lang (bis zum Moment der Erzählung) jährlich einen Access hatte. Symptome und Gang unterscheiden sich in nichts Wesentlichem von denen unserer Krankheit, wohl aber die Jahrszeit: Eintritt meist im August, bisweilen (namentlich in den späteren Jahren) erst (und zwar mehr allmählich, während sonst mehr plötzlich) um Mitte September. Von Einzelnheiten hebe ich nur Folgendes aus: Pat. wurde geboren „*near Newburyport, Massachusetts, close to the sea, where common asthma is rather prevalent.*“ Er lebte dort bis zu 22 Jahren; während dieser Zeit wurden die Accesse bisweilen abgekürzt „*by going from the sea-shore into the interior*“ [eine Abweichung von Dem, was beim tFSK Regel ist, vielleicht durch Nebenmomente bewirkt; Drake weiss es auch nur durch Tradition]. Später lebte er zu Westchester bei Philadelphia, zu Camden nahe dem *Dismal Swamp* in Nord-Carolina, zu Cincinnati und (kurze Zeit) zu Philadelphia. Zu Camden angelangt bekam er im Juli ein Malaria-Wechselfieber mit wiederholten Rückfällen während 8 Monate; auf den Katarrh hatte dies k e i n e r l e i Einfluss. Zu Westchester und Cincinnati scheinen die Accesse etwas gelinder und kürzer gewesen zu seyn als in Massachusetts (nördlicher), wo sie 4-6 Wochen zu dauern pflegten. Mancherlei Mittel wurden mit wenig Erfolg versucht. „*Blood-letting, both general and local, has seemed to do harm rather than good. Antimonial emetics and nauseants, and purges of calomel and jalap have equally failed. For the dyspnoea, blistering has done more than any other remedy. --- 3 years ago, just before the attack, he resorted to sulphate of quinine, and took a drachm in 3 or 4 days. It did not ward off the disease;*

but its duration was less than usual." Ich führe diesen Fall in der „Tabellar. Uebers." im Anhange unter *a.* auf.

Hr. Dr. **Roelker** schreibt mir unterm 11. Sept. 1860: (*Catarrhus aestivus.*) „Mir sind hier" [in Cincinnati; die Stadt liegt tief, an dem Ohio, auch einem Bache und Canälen; Wechselfieber, Masern und besonders Keuchhusten sind sehr häufig] „zufällig 8 oder 10 Personen bekannt, die jährlich an demselben leiden, und die Anzahl derselben ist gewiss bei weitem grösser - - -. Alle, die mir bekannt sind, werden Mitte August davon befallen, und die Krankheit dauert 1, 2, auch 3 Monate. Keiner der Gedachten gehört der arbeitenden Classe an, sondern alle den sogenannten besseren Ständen. Die Hälfte derselben sind Damen; von den Männern sind 2 Juristen (einer davon hat es bereits 30 Jahre), 3 Kaufleute. Kinder oder Minderjährige habe ich nicht daran erkrankt gekannt. Alle sind Eingeborene, mit vielleicht einer Ausnahme eines geborenen Berliners, der als Knabe hieher kam und jetzt in Californien wohnt, wo es ihn auch nicht verlassen haben soll. Eine Dame, die in Cincinnati geboren, erzogen und aufgewachsen war, wurde nach New Orleans verheirathet und wohnte später in Philadelphia; die Ortsveränderung hatte keinen Einfluss auf die Krankheit. Vor einigen Jahren reiste sie nach Europa, verweilte länger, wegen Krankheit ihres Mannes, auf Malta und besuchte Deutschland, Frankreich und Italien. In Europa blieb sie frei von ihrem Katarrh; aber sobald sie nach Philadelphia zurückkehrte, stellte sich zur bestimmten Zeit ihr alter, lästiger Gefährte wieder ein. Ein Herr, der 2 Sommer nach einander Europa besuchte, hatte dort nur auf wenige Tage eine leise Anwandlung seines zudringlichen Gesellen; in diesem Jahre war er bis vor 2 Wochen, wo ich ihn zuletzt sah, frei davon geblieben. Eine Dame ging in diesem Jahre bei der ersten Anmeldung der Krankheit in die Gebirge Pennsylvaniens, ein Herr in die des nördlichen Virginiens, wo sie frei blieben von ihrer Plage. — Eine verheirathete Dame von 35 Jahren, die seit mehren Jahren meine Clientin ist, habe ich 5 Jahre nach einander in dieser Krankheit beobachtet und behandelt. Sie ist Blondine, schlank und schmächtig gebaut, von sehr geringer Muskelkraft und Durabilität, aber sonst nicht kränklich. In früheren Jahren als Mädchen hat sie öfter an lästigen Erkältungen gelitten, wovon sie sich später durch kalte Bäder mehr befreite. Vor 6 und vor 7 Jahren meint sie schon einen Anfall dieses Katarrhs, jedoch in geringem Grade, gehabt zu haben, so dass er weniger beachtet wurde. **1855** brachte sie Juli, August und September auf dem höchsten Puncte des Staates Rhode Island ganz nahe der Narraganset Bay auf dem Lande zu. Hier hatte sie den ersten mir bekannten Anfall von heftigem Katarrh mit Koryza, vielem Niesen, Fieber und so starkem Krampfhusten, dass sie oft ohne die geringste Unterbrechung eine ganze Stunde gewaltsam hustete. Belladonna befreite sie von diesem Husten gegen Ende September, als ich sie sah; aber der Katarrh dauerte fort bis November. Sie hat den Anfang der Krankheit stets ungefähr am 15. August. Anfangs ist es ein einfacher Katarrh: Schnupfen und Niesen; dieser steigert sich von Tag zu Tag, Fieber gesellt sich hinzu; nach 2 bis 3 Wochen stellt sich Hüsteln ein, das sich bald bis zu gewaltigem Krampfhusten steigert, der endlich um Mitternacht am heftigsten und anhaltendsten wird und schon von

12 bis 1, ja einmal bis $2\frac{1}{4}$ ohne die geringste Unterbrechung fortgedauert hat. Nachdem die Gewalt des Hustens gebrochen, dauert noch eine Zeitlang ein geringes Hüsteln fort, bis sich auch dieses allmählich verliert. Der Katarrh hört jedoch nicht auf, vermindert sich aber auch allmählich, bis Anfang November Alles ganz verschwindet. Nichts scheint Einfluss auf den Verlauf zu haben, ob sie das Bett oder das Zimmer hütet oder hinausgeht ins Freie, ob sie hier in Cinc. ist oder in Neu-England. Der lästige Gesell macht seinen regelmässigen Besuch unter allen Verhältnissen und Umständen. 1855 war sie im 6ten Monate der Schwangerschaft, als sie erkrankte. Sie gebar im Januar **1856** ihr 2tes Kind, litt in dem kältesten aller Winter, wo das Wasser in den eisernen Aquäduct-Röhren 3-4 Fuss unter der Erde gefror, nach dem Wochenbette einige Zeit an Intermittens und deren Folgen. Im Frühjahr und Anfang des Sommers hatte sie Neuralgie der linken Gesichtshälfte, wovon grosse Gaben Eisen sie befreiten. Den Sommer brachte sie wieder in Rhode Island zu und hatte zur bestimmten Zeit wieder ihren Katarrh, während sie stillte. Im Juli **1857** gebar sie ihr 3tes Kind, welches sie wegen Mangels an Milch nicht stillte. Sie war ganz gesund und wohl und verliess während 3 Wochen nicht ihr Zimmer; dennoch stellte sich zur bestimmten Zeit ihr Katarrh ein, der seine gewöhnliche Periode einhielt und sich allmählich verminderte, obwohl sie im September wieder nach Rhode Island reiste. Im Juli **1858** wurde sie von ihrem 4ten Kinde, wieder leicht und schnell entbunden. Sie hatte hinreichend Nahrung für das Kind, befand sich wohl und hielt sich im Zimmer und Haus wie früher, bis im August ihr Katarrh sich einstellte, der seine bestimmte Zeit aushielt, ohne das Kind zu afficiren. Als aber ihre Zeit abgelaufen war, fing der Säugling an in derselben Weise zu erkranken, im November. Er hustete 2 Monate lang mit allen Symptomen des Keuchhustens, ausser dem Keuchen, bis ein Milchschorf stark an ihm ausbrach, was dem Husten ein Ende machte. Im Januar vertrocknete der Ausschlag auf kurze Zeit und der Husten stellte sich wieder ein; allein bald brach jener heftiger denn je wieder hervor und der Husten schwieg. Keines der übrigen Kinder erbte den Husten, und keines derselben hat auch bis jetzt den Keuchhusten gehabt. Auch hat der Kleine seitdem keine Anfälle dieses Katarrhs oder Hustens wieder gehabt. **1859**, wo meine Clientin in Cinc. blieb, hatte sie zur bestimmten Zeit wieder ihren Anfall, der zwar dieselbe Zeit dauerte, aber minder heftig war, weil ich sie vom ersten Anfang an unter dem Einfluss von Chinin hielt, 10 Gr. *p. die*. Auch in diesem Jahre (**1860**) stellte sich ihr Gast wieder ein, und zwar schon am 9. August; und obgleich sie wieder ein Paar Drachmen Chinin verbrauchte, nahm der Katarrh doch an Heftigkeit zu, bis ich dem Husten mit Chinin und Belladonna und dem Fieber mit der *Tinct. Veratri virid.* Schranken setzte. Der Katarrh dauert indess noch ungestört fort, trotz Eisen und Chinin. (Es stellte sich auf einige Tage neuralgischer Schmerz in der linken Brustdrüse ein, den ich mit Eisen beseitigte.) Sie stillt ein 8monatliches, fettes, kräftiges Kind und hat mehr Milch, als früher vor dem Katarrh. Ich werde jetzt versuchen, ob Arsenik die Kraft haben wird, dem Katarrh ein Ende zu machen. Alle übrigen Arzneimittel aufzuzählen, die ich nutzlos

angewendet habe, würde nur ermüden. Ich habe noch keinen Arzt gesprochen, der die Krankheit curirt hätte; erleichtert wohl, aber nicht entfernt noch verhindert." — Der g. Leser wird ohne mein Zuthun mancherlei interessante Betrachtungen an diese Mittheilung knüpfen. Nur den leisen Zweifel glaube ich, indem ich an § 31 mich erinnere, aussprechen zu sollen, ob das von einigen Patienten angegebene Ausfallen einzelner Accesse ein vollständiges gewesen. Den ausführlich erzählten Fall führe ich in der „Tabellar. Uebers." im Anhange unter *b.* auf.

§ 84.

Einen Fall von typischem Frühlings-Katarrh habe ich selber mitzutheilen (nur nach den Angaben des Patienten, da ich erst nach der Beendigung des diesjährigen Accesses von der Krankheit Kunde bekam):

Ein hiesiger Lehrer (an einer höheren Anstalt), 51 Jahr alt, bekommt — soweit er sich erinnert, seit seinem 29. Jahre — alljährlich Ende März oder Anfang April einen Katarrh, der sich in Symptomen und Gang nicht vom tFSK unterscheidet. Für die nähere Charakterisirung des Falles verweise ich auf den Anhang der „Tabellar. Uebers." unter *c.* und bemerke noch Folgendes. Der Eintritt richtet sich nicht erkennbar nach der Witterung; Pat. weiss überhaupt keine Gelegenheitsursache des Accesses zu bezeichnen, ausser etwa Erhitzung bei Gartenarbeiten, welche er als Erholung eifrig betreibt. Das Entwickelungsstadium (Druck in der Stirn, Nachts unruhiger Schlaf) dauert 1-2 Tage. Das Hauptstadium dauert 14-18 Tage; auf der Höhe desselben besteht etwa 8 Tage lang Fieber, und etwa 2-3 Tage pflegt der sonst sehr rüstige Mann das Bett zu hüten. Niesen ist nur im Anfang dieses Stadiums während 1-2 Tage habituell, und auch da nicht auffallend häufig oder heftig; sonst aber die Nasengruppe stark. Das Nachstadium dauert 2-3 Wochen (vielleicht auch, minder deutlich und beachtet, noch etwas länger; vgl. das Folgende). Bei günstiger Witterung scheint der Access die kürzeren Termine einzuhalten. Etwas Abmagerung, besonders an den Händen, doch auch an Gesicht und Rumpf, bleibt zurück. Auch stellt sich gewöhnlich (unter 5 Jahren vielleicht 3 mal) 1-2 Wochen nach der (anscheinenden) Beendigung des Nachstadiums, immer wohl nur nach einer irgendwie hervorgerufenen Erhitzung, Nesselsucht ein: unregelmässig umschriebene Erhöhungen, besonders am Rücken, auch an Gesäss, Oberschenkeln und anderen Theilen des Rumpfs und der Glieder, — im Ganzen so zahlreich, dass sie zusammen etwa 2-2½ Quadratfuss einnehmen würden; sie vergehen wohl an einer Stelle und gehen an einer andern auf; das Ganze dauert etwa bei günstiger Witterung 2, bei ungünstiger 3 Wochen. — Pat. ist ziemlich leicht-erregbar. Er verträgt Hitze eben so wenig als Kälte und bekommt deshalb in jeder Jahreszeit leicht durch Erhitzung, auch ohne nachherige Erkältung, einen Katarrh; doch werden die Katarrhe des Intervalles nicht bedeutend und dauern höchstens 6-10 Tage. Gegen Gerüche, Staub, helles Licht ist er nicht empfindlich. Auch den wohlthätigen Einfluss der Feuchtigkeit kennt er nicht. Die Accesse sind seit etwa 8-10 Jahren

etwas schwächer als früher. Der Fall steht isolirt in der Familie. Ein Arzt ist nie consultirt worden. Schwitzen durch Thee hat nie erheblich genützt, namentlich nie abgekürzt. Langsames Trinken von etwas kaltem Wasser, um den Schlund zu benetzen und zu kühlen, erleichtert.

§ 85.

Die in § 83 u. 84 besprochenen Fälle (etwa mit Ausschluss der Woodschen) beweisen, dass der tFSK nicht die einzige Art von regelmässig jährlich wiederkehrenden Katarrhen ist, dass es vielmehr auch typische Frühlings- und Spätsommer-Katarrhe giebt, welche sich, soweit wir es bis jetzt übersehen können, ausser der Jahrszeit durch keinen wesentlichen Punct in ihrer Erscheinung vom tFSK unterscheiden.

Die Unterscheidung nach der Jahrszeit erscheint wenig gewichtig, wenn wir berücksichtigen: dass bei einigen unzweideutig zum tFSK gehörenden Fällen der Anfang erheblich früher als bei der Mehrzahl stattfindet (S. 47), — dass bei Pat. 3 (s. ebd.) sogar schon im März Vorboten erscheinen, — dass anderseits bei manchen Patienten der Access sich bis gegen oder in den Herbst verlängert (Note 122), — und dass der Nachaccess (§ 26) uns ein Wiederauftreten der Erscheinungen im Spätsommer oder Herbst zeigt; — dass also recht scharfe Grenzen zwischen der kritischen Jahrszeit des tFSK und den kritischen Jahrszeiten der beiden in Frage stehenden Formen nicht anerkannt werden können. — Indess es bleiben doch für jetzt noch deutliche Zeit-Verschiedenheiten, und wir müssen es abwarten, ob künftige Beobachter durch zahlreichere Uebergangsfälle diese Verschiedenheiten ganz beseitigen werden.

Gewichtigere Unterschiede dürften in den Ursachen liegen; wenigstens ist für die Gelegenheitsursachen der einzelnen Accesse schon jetzt sehr positiver Grund zu solcher Annahme vorhanden, da sämmtliche beim tFSK als solche Ursachen beschuldigten Momente (§ 52 f.) bei den typischen Frühlings- oder Spätsommer-Katarrhen, wenigstens den vorliegenden Fällen derselben, theils gar nicht, theils nur noch sehr gezwungen beschuldigt werden können [279].

279 Es wäre z. B. sehr gezwungen, in dem Frühlingsfalle des § 84

Falls aber auch künftig wesentliche Verschiedenheiten in den Ursachen nachgewiesen werden, wird dies noch nicht berechtigen, wesentlich verschiedene Krankheits-Processe (Krankheiten) anzunehmen. Erkennen wir doch an, dass für Wechselfieber, Ruhr, Cholera, Typhus u. s. w. es sehr verschiedene disponirende und Gelegenheits-Ursachen giebt.

Wir müssen sonach gegenwärtig als sehr wahrscheinlich annehmen, dass der tFSK und die in §83 u. 84 besprochenen Jahreskatarrhe [280] wesentlich identische Krankheitsprocesse — oder wir dürfen auch sagen: Krankheiten — seien. Mithin findet hier die Diagnostik für ihre gewöhnlichste und wichtigste Aufgabe, die Unterscheidung ganzer Krankheiten von einander, nichts mehr zu thun, hat sich vielmehr auf die Aufsuchung feinerer — aus wissenschaftlichen Gründen oder für den Zweck der Behandlung beachtenswerthen — Verschiedenheiten zwischen den concreten Fällen zu beschränken.

Es versteht sich von selbst, dass es einem Autor freisteht, eine Art der Jahreskatarrhe, über welche er Neues mitzutheilen hat, herauszugreifen und gesondert zu besprechen (eben so gut, wie man z. B. über Frühlings-, Herbst- od. a. Wechselfieber eine besondere Abhandlung liefern darf). Wenn solche Sonderung auch vielleicht nur eine künstliche ist, bleibt sie doch logisch erlaubt und durch Zweckmässigkeitsgründe empfohlen. So thue ich es in dieser Abhandlung mit dem tFSK; ich beschränke mich — auf dem Titel u. s. w. — auf ihn, weil es vermessen wäre, mit dem dürftigen Material der §§ 83 u. 84 zu erheblichen allgemeineren Sätzen gelangen zu wollen. Auch die Handbücher werden in der nächsten Zukunft für die neue Rubrik der Jahreskatarrhe sich auf sehr wenige allgemeine Sätze beschränken müssen, wenn

bei „Ende März oder Anfang April“ an den Märzstaub (der so oft ganz fehlt oder doch in der bezeichneten Zeit schon vorüber ist) zu denken, — oder bei den nordamerikanischen Spätsommer-Katarrhen an Schädlichkeiten der Graswelt, da die Beobachter der Fälle nichts der Art haben bemerken können, **Drake** sogar die Maisblüthe, an welche zu denken man sich durch Analogie könnte bestimmen lassen, mit vorläufig unverwerflichen Gründen in Schutz nimmt.

280 Bei „Jahreskatarrhe“ kann das „typisch“ wegbleiben, weil durch das „Jahres“ schon angedeutet ist, dass sie jährlich wiederkehren.

sie nicht in die Gefahr kommen wollen, in der Luft zu bauen.

Vielleicht darf man, um ein Paar bequeme Bezeichnungen zu gewinnen, die Fälle der §§ 83 [ohne die Woodschen] u. 84, da sie mit dem tFSK 1) eine schlagende Aehnlichkeit in der Erscheinung und 2) die sehr regelmässige Wiederkehr in einer gewissen Jahrszeit gemein haben, als echtere Jahreskatarrhe den Fällen des § 82 (welche eine oder die andre dieser Bedingungen nicht vollkommen erfüllen) als minder echten gegenübersetzen. Der Ausdruck echt (d. i. gesetzlich, von dem alten ê) und der Comparativ würden dafür sorgen, dass man diesem nur relativen Unterschiede keine zu grosse und nur eine provisorische Bedeutung beilegte. In der That hat man zu gewärtigen, dass künftige Beobachtungen auch zu jenen abweichenderen Fällen die Uebergänge nachweisen. —

§ 86.

Man kann Fälle des tFSK verkennen und für Fälle gemeinerer Katarrhe oder Asthmen, Augen-Entzündungen u. s. w. halten:

1. Wenn die typische Wiederkehr der Beachtung entgeht. Es ist dies nicht bloss Nichtärzten, sondern, mehr als Ein Mal, sogar Aerzten, welche selber an der Krankheit litten, begegnet — was erklärlich, da die ganze Existenz der Krankheit bisher ausserhalb Englands so wenig bekannt war und selbst bei den englischen Autoren die typische Wiederkehr nicht immer die verdiente Beachtung gefunden hatte.

2. Wenn die Erscheinungen schwach sind, wie bei manchen Patienten während der ganzen Dauer der Krankheit, bei andern doch in den späteren Lebensjahren.

3. Vielleicht auch bisweilen bei (durch) Complication mit bedeutenderen Uebeln.

Damit die Krankheit künftig weniger oft übersehen werde, mögen die Aerzte bei jedem Schnupfen, jeder katarrhalischen Augenreizung, jedem Asthma, u. s. w., welches sich in der kritischen Jahrszeit präsentirt, die beiden Fragen nicht verabsäumen, ob Pat. Das schon öfter gehabt, und ob immer in derselben Jahrszeit. Werden diese beiden Fragen bejaht, so findet sich der Rest der Diagnose leicht. (So habe ich selber einen Patienten, dessen geröthete Augen mir auffielen, als am tFSK leidend errathen; die weitere Untersuchung bestätigte.)

Complicationen.

§ 87.

Zweierlei Complicationen der Krankheit zeigen sich relativ häufig und sind schon deshalb als innigere Verbindungen (Combinationen) zu betrachten:

1. die mit der Disposition zu denselben Krankheitsformen ohne Typus, welche als Symptomengruppen der typischen Krankheit auftreten, also zu gemeinem Katarrh, gemeinem Asthma [281], u. s. w.

2. die mit der Neigung zu nervösen Affectionen; vgl. § 39.

Vermuthlich fördert, steigert sehr gewöhnlich bei diesen beiderlei Combinationen die eine Krankheit die andere. Aber das vorliegende Material ist noch nicht reich genug, um dies einigermassen bestimmt und scharf, oder gar statistisch, zu beweisen [indem man etwa nachwiese, wie in solchen Fällen der ganze tFSK oder die einzelnen Symptomengruppen desselben durchschnittlich stärker sind, längere Jahre hindurch stark bleiben, od. dgl.]. Nebenbei dürfte die Combination bisweilen die Diagnose erschweren, doch wird eine durch Uebung geschärfte medicinische Logik der Erschwerung gewiss immer gewachsen bleiben.

Ob auch noch andere Krankheiten oder Krankheitsdispositionen, vorangehend oder gleichzeitig bestehend, die Accesse des tFSK verstärken, schwächen oder wie sonst abändern, dafür bieten die vorliegenden Acten noch kein weiteres Material als

1) dass einzelne Fälle (z. B. 10, 18, 52) es sehr wahrscheinlich machen, dass der asthmatische Charakter der Brustgruppe bisweilen von früheren Lungenleiden andrer Art, bisweilen auch von noch fortdauernden Krankheiten andrer Organe, zum Theil abhange (hervorgerufen, auch unterhalten werde);

2) das Ausfallen eines Accesses bei Pat. 21 wegen eines „Nervenfiebers“ (s. S. 77):

3) dass Patientin 47 angiebt, sie habe in verschiedenen Jahren beobachtet, dass „immer die Hauptsymptome des Som-

281 Ein besonders lehrreiches Beispiel letzterer Combination ist der Fall des Pat. 39 in der ausführlichen Beschreibung bei **Salter.**

merkatarrhs vermindert oder aufgehoben waren, sobald eine andere Krankheit gleichzeitig sich zeigte.“

Uebrigens muss man bis auf Weiteres annehmen, dass fast alle anderen in den einzelnen Fällen erwähnten Complicationen nur mehr für den tFSK zufällige seien und zugleich mehr nur oberflächliche Coëxistenzen, Coïncidenzen als wahre, innige Combinationen.

Bedeutung für die Patienten. — Prognose.

§ 88.

Der tFSK wird zwar nur sehr selten lebensgefährlich (vgl. § 28); auch hinterlassen die Accesse in der Regel keine dauernden Nachtheile (wenigstens keine leicht erkennbaren); — er verbittert also nicht das ganze Leben. — Aber er verbittert alljährlich Wochen oder Monate [282] und macht die Mehrzahl der Patienten für einige Wochen zu mancherlei körperlichen und geistigen Arbeiten, namentlich ausser dem Hause, minder fähig.

Ob er vielleicht auch bisweilen Günstiges bewirke, andere Krankheiten abhalte, beseitige oder erleichtere, wissen wir noch nicht. [283]

282 Und zwar bisweilen in sehr hohem Grade. Von der Akme der Symptome gebrauchen auch solche Patienten, die sonst Hyperbeln vermeiden, Ausdrücke wie: „*the symptoms are perfectly maddening*“; — „*I feel as if I should go mad*“; — od. dgl.

283 Nach einer mündlichen Aeusserung weiland **Golding Bird**'s, welche Hr. Dr. **Kirkman** mir mittheilt, sollen „*people who are subject to hay-fever never die from diseased lungs*“. — Hr. Dr. **Kirkman** schreibt ferner: „*before the year 1845 when I first suffered from it, I used to be annually afflicted with a severe kind of Urticaria upon the neck and arms in the month of June, which I have not suffered from since.*“ — Patientin 45 vermuthet, dass der tFSK sie von Gesichtsausschlägen befreiet habe, an denen sie früher oft litt, von denen sie aber seit dem Auftreten des tFSK nur Andeutungen (namentlich während der Accesse bisweilen kleine Pusteln in der Umgebung der Nase) gehabt hat. — Pat. 3, in einem Malaria-Orte geboren und erzogen, ist stets von Malaria-Erkrankungen verschont geblieben, während die Glieder seiner Familie davon ergriffen wurden;

Für jetzt muss man ihn noch als unheilbar betrachten (§ 31; S. 185 Abs. 2); doch ist die Hoffnung nicht aufzugeben, dass ihm dieses *praecipuum flebile* werde benommen werden (§ 50 (Schluss), 91); und sonder Zweifel lassen sich Mittel zu ansehnlicher Erleichterung der Patienten gewinnen.

Die Lebensversicherungsanstalten sind nicht berechtigt, den tFSK als ein für die wahrscheinliche Lebensdauer erheblich ungünstiges Moment zu betrachten. Sie würden auch gegen ihren eigenen Vortheil handeln, wenn sie die Patienten zurückwiesen, und wahrscheinlich sogar schon dann, wenn sie ihnen nur, durch höhere Prämien, den Zutritt erschwerten [284].

Dagegen haben Staats- und andre Aerzte, wenn sie befragt werden, anzuerkennen, dass die Patienten während eines — je nach der Individualität des Falles längeren oder kürzeren — Theils des Accesses Anspruch darauf haben, oft sogar sehr dringend beanspruchen müssen, von mancherlei körperlichen und geistigen Leistungen, welche man ihnen sonst anmuthen könnte, befreit zu bleiben, z. B. von militärischen, landwirthschaftlichen u. a. Diensten; von der Function eines Geschworenen [285], von dem Erscheinen vor Gericht überhaupt, oft sogar — wenn bei einem schwereren Falle das stete Verweilen in einer kühlen und mässig feuchten Luft wichtig ist (§ 100) — von jeglichem Ausgehen. Der Arzt hat dies um so mehr

---

aber freilich er ist kräftig und seine 3 jüngeren Geschwister schwächlich, so dass sein Fall kaum etwas beweisen kann. — Hr. Dr. **Lutz** vermuthet, dass Pat. 12 durch den tFSK e i n i g e r m a s s e n vor der Carbunkelsucht geschützt worden sei, von welcher er wenigstens später und gelinder heimgesucht worden als seine Mutter und 2 oder 3 Brüder. — Es wird wohl noch sehr lange dauern, ehe an die Stelle dieser Vermuthungen statistische Nachweisungen treten.

284 Und doch geschieht Beides sonder Zweifel von manchen englischen Versicherungsanstalten. Denn **Salter**, 348, sagt: „*they make no difference — asthma is asthma to them. I know one office in which all cases of asthma are refused; and in others, in which they are admitted, there is but one asthma-scale of increased premium. The result is, that some cases pay far too little and some far too much, and that many offices lose what would prove to them valuable lives.*" Und sonder Zweifel, da die Benennung *hay-a s t h m a* sehr verbreitet ist, bringen die von den Anstalten consultirten Aerzte die Krankheit oft als „Asthma" zur Sprache.

285 Pat. 24 ist schon einmal von dieser Function durch ein ärztliches Certificat befreit worden: **B.** 163.

anzuerkennen, da hier — in weit höherem Maasse als bei vielen anderen Krankheiten und namentlich katarrhalischen — eine Erleichterung, welche man dem Kranken zunächst nur vorübergehend verschafft, sehr oft ansehnlich vortheilhaft nachwirkt, und entgegengesetzt eine Erschwerung mehr oder weniger dauernd schadet (vgl. § 19).

Wie die Krankheit bei der Berufswahl zu berücksichtigen ist, s. § 90 unter *c*.

Für die Prognose im einzelnen Falle ist besonders § 33 zu beachten, doch auch § 23 u. a.

Behandlung.

A. Wie sie stattfinden kann und bisher wirklich stattgefunden hat.

§ 89.

Ehe ich versuche, die zahlreichen Indicationen zu entwickeln, welche die bisherige Kenntniss der Krankheit uns an die Hand giebt, und zu zeigen, wie weit, mit welchen Mitteln und mit welchem Erfolge die Aerzte bisher diesen Indicationen nachgekommen sind, und wie weit es sonst noch geschehen kann, — glaube ich zuvor — damit der g. Leser den Werth der aufzustellenden Indicationen und der von mir actengetreu vorzulegenden Erfahrungen alsbald, schon bei der ersten Lesung, möglichst scharf würdigen könne — darauf hinweisen zu müssen, dass der allgemeine Standpunct des therapeutischen Wissens und Könnens gegenüber dem tFSK gegenwärtig folgender zu seyn scheint (wenigstens ergiebt er sich mir so aus dem Gesammteindruck, den die aufmerksamste Durchmusterung des vorliegenden Materials bei mir erzeugt hat):

1. Die therapeutische Kenntniss der Krankheit ist weniger als die pathologische vorgeschritten; die Angaben dafür liegen mehr vereinzelt und auseinander-laufend vor [286].

---

286 Ich muss deshalb hier mehr als in den früheren Abschnitten mich bei dem Wiedergeben der Erfahrungen beschränken auf ein rein actengemässes Referiren, wobei ich mich ungemein häufig, selbst in sehr untergeordneten Puncten, auf die Autoren, welche die Angaben vertreten,

2. Die Aerzte sind bisher hier im Ganzen wenig glücklich gewesen. Es ist noch keinem gelungen, die Krankheit als ein Ganzes zu beseitigen, zu heilen. Freilich dürfte dies unmöglich seyn (§ 31); aber bis Das streng bewiesen und anerkannt ist, muss die Heilung noch von uns erstrebt werden. Es ist aber auch oft den Aerzten nicht einmal gelungen, die Dauer des Accesses erheblich abzukürzen oder die Symptome ansehnlich zu lindern. Es darf uns dies jedoch für die Folge nicht entmuthigen, weil die ersten Curversuche bei noch wenig bekannten Krankheiten wohl selten glücklicher ausfallen, — weil auch das Wechselfieber bis zur Einführung der China den Aerzten keine Lorbeern brachte, — weil keinem einzelnen Arzte bisher zu gründlicheren Curversuchen hinlänglich zahlreiche Fälle des tFSK vorkamen, — weil die Verschiedenheiten der Einzelfälle innerhalb des Krankheitsbildes (§ 12, 13, 33 u. a.) noch zu wenig gewürdigt waren, — weil auch in der Literatur kaum etwas recht Leitendes vorlag, — und weil, ungeachtet aller dieser Schwierigkeiten, dennoch neben den minder glücklichen Curversuchen auch z a h l r e i c h e g l ü c k l i c h e r e s t a t t g e f u n d e n h a b e n.

Zu den letzteren gehören unter andern auch diejenigen, bei welchen einzelne Autoren von erreichter „Heilung" eines Accesses oder selbst (indem sie den einzelnen Access als eine ganze Krankheit auffassen) „Heilung der Krankheit" berichten. Wir haben bei diesen Ausdrücken gewiss immer nur an Abkürzung oder Milderung eines Accesses zu denken. So z. B. weiss ich dies von **Hervier's** 2tem u. 3tem Fall durch gef. briefliche Mittheilung des Hrn. Vfrs. Es gilt aber auch sonder Zweifel von gewissen Fällen von **Gordon** (vgl. Note 298), **Hastings** (**12.** 141-142, Patientin 54) u. A. Noch liegt kein einziger b e w i e s e n e r Fall von eigentlicher H e i l u n g, d. i. scharfem und vollständigem Abschneiden, auch nur Eines Jahrs-Accesses vor. Zu dem B e w e i s e würde eine genaue und umsichtige Beobachtung (mit Berücksichtigung des S. 60 unt. 1. u. S. 62 Abs. 2 Bemerkten) und eine sorgfältige und glaubwürdige Erzählung des Beobachteten gehören, wie wir sie bis jetzt nirgends finden.

3. Es scheinen in der That bereits Mittel genug aufge-

---

beziehe; ich kann und darf hier meist weniger verallgemeinern. — Wo die Empfehlung eines Mittels sich nur auf sehr wenige Fälle stützt, wohl gar nur auf Einen und ohne w i e d e r h o l t e Anwendung, kann sie freilich nur eine sehr geringe Wahrscheinlichkeit für den Werth des Mittels begründen; aber ich durfte auch diese schwachen Anfänge von Erprobung der Mittel dem Leser nicht vorenthalten.

funden zu seyn, um so viel, oder fast so viel, relative Hülfe zu leisten, als hier nicht unwahrscheinlich allein erstrebt werden kann. Demgemäss dürfte es für die nächste Zeit weniger darauf ankommen, neue Mittel aufzusuchen, als vielmehr darauf, die bereits versuchten zu sichten, durch eine genauere Unterscheidung der Fälle speciellere Indicationen für einzelne Methoden oder einzelne Mittel zu gewinnen, und so die anscheinenden Widersprüche zwischen Lob und Tadel zu schlichten, welche gegenwärtig noch für viele Mittel in den Acten der Krankheit vorliegen.

4. Solche anscheinenden Widersprüche sind allerdings hier auffallend zahlreich. Es erklärt sich dies aber (ausser der desiderirten genaueren Unterscheidung der Fälle) schon durch folgende Momente:

a. Man kann sich über den Werth der Mittel hier ganz besonders leicht täuschen, zu Gunsten oder Ungunsten derselben, da ohnehin so viele Wechsel in der Krankheit erfolgen.

b. Der tFSK besitzt in höherem Maasse als viele andre Krankheiten die Eigenschaft, neben einem reichlichen Maass von Constantem, allen Fällen Gemeinsamem doch auch der Individualität des Pat. einen grossen und mannigfaltigen Einfluss zu lassen. Wir haben schon bei Symptomen, Verlauf und Ursachen Gelegenheit gehabt dies zu sehen, und werden es auch noch bei der Behandlung selber (z. B. in den §§ 100, 101, 106, 109, 111, 113). Man kann deshalb leicht zu einem einseitigen Urtheil gelangen, wenn man Mittel nur an Einem oder wenigen Patienten prüft, und zumal wenn man, wozu hier der Anlass so nahe liegt, ein und dasselbe Mittel bei einem und demselben Patienten wiederholt anwendet und immer eine sehr ähnliche Wirkung findet. In diesem Falle waren aber die meisten Aerzte, welche bisher den tFSK behandelt haben. Es kommt noch dazu, dass eine und dieselbe Oertlichkeit (durch feuchte oder trockene, niedrige oder hohe Lage, durch das Klima überhaupt, auch durch die herschende Lebensweise) sonder Zweifel allen ihr angehörenden Fällen mehr weniger einen gemeinsamen Stempel aufdrückt (was uns insbesondre noch aus den in § 101 über den Einfluss der feuchten Luft, der Bergluft u. s. w. mitzutheilenden Thatsachen als fast nothwendig hervorgehen wird). Es konnten deshalb, ja mussten zum Theil, sogar solche Aerzte, welche eine Anzahl von Kranken am tFSK behandelten, in einzelnen Puncten noch zu einseitigen Urtheilen gelangen.

c. Die ganze bisherige Behandlung trägt sehr vorwaltend den Charakter einer symptomatischen. Es konnte dies bisher kaum anders seyn, weil kaum ein Arzt die Krankheit als ein Ganzes, als ein das ganze Leben des Patienten gewissermassen Vergiftendes auffasste, und weil die einzelnen Accesse in der Regel kaum erheblich genug erschienen, um zu einer gründlichen Besserung der ganzen Constitution des Kranken aufzufordern. — Alle symptomatisch wirkenden Mittel aber gehören bekanntlich zu den minder zuverlässigen, weil sie die Uebel nicht an ihren Wurzeln angreifen.

Ich glaube im Folgenden bei der Aufführung der von den Autoren empfohlenen Mittel mit Stillschweigen übergehen zu müssen: manche durch Dürftigkeit oder Unbestimmtheit ganz werthlose Angaben 287, — manche Angaben, welche dadurch unsicher werden, dass die Autoren den tFSK mit verwandten Krankheiten vermengen; — endlich auch, als der heutigen Medicin unwürdig 288, alle zu sehr zusammengesetzten Arznei-Vorschriften, namentlich alle, die mehr als 2 Hauptmittel (Basen im Sinne der Arzneiverordnungslehre) in Einer Formel vereinigen. Glücklicherweise begegnet man solchen Compositionen beim tFSK nur sehr selten: da die Krankheit erst im 19. Jahrhundert zur Sprache gekommen, so bleibt man hier von dem Formel-Wust verschont, welcher die Therapie der länger bekannten Krankheiten belastet.

Ich bedaure, dass ich noch keine eigenen therapeutischen Erfahrungen bringen kann. Aber der einzige in Giessen lebende Patient, 33, bedarf aus

---

287 Selbst bei den besseren Autoren finden sich z. Th. solche. So z. B. erwähnt **Bostock, 2.**, „*the waters of Harrowgate and Leamington*"; aber an diesen beiden Orten existiren sehr verschiedenartige Mineralwässer; welches ist gemeint? und wie, in welchen Dosen, ist es gebraucht worden? — Oder es sagt ein Autor, das Opium sei ohne Nutzen gebraucht worden. Aber Opium kann in so mannigfaltiger Weise gebraucht werden, dass es sehr wesentlich verschieden wirkt. — Oder es spricht ein Autor von „*counter irritants*"; dieses vieldeutige Wort weist noch nicht einmal auf ein gewisses Applicationsorgan bestimmt hin, geschweige auf irgend etwas Näheres. — Und sogar bei den Mitteln, welche nützlich befunden worden sind, fehlen bisweilen die allernöthigsten näheren Angaben!

288 Zur Rechtfertigung wegen dieses Ausdrucks, der manchem Leser hart, absprechend, übertrieben erscheinen könnte, beziehe ich mich auf meine Abhandlung: Zur Vereinfachung d. Arznei-Verordnungen. Giessen, 1856, besonders S. 61 unt. 3.

dem in § 125 unt. 11. anzugebenden Grunde keiner Behandlung mehr; und von einzelnen Rathschlägen, welche ich anderen Patienten ertheilt habe, ist mir noch kein weiteres Resultat bekannt geworden als bei Pat. 11 ein sehr wenig beweisendes (Note 297).

I. Behandlung der Krankheit als eines Ganzen.

§ 90.

1. Prophylaktisch.

Da die Prädisposition nicht selten fortzuerben scheint (S. 95), so wird es rathsam seyn, bei jedem Kinde eines an der Krankheit Leidenden zeitig an eine Prophylaxis zu denken. Man kann eine solche üben:

1. indem man die Prädisposition zu tilgen oder doch zu beschränken sucht. Wir haben uns dieselbe als eine ungewöhnliche Empfindlichkeit der betheiligten Schleimhäute und des Nervensystems zu denken (§ 37) und dürften wohl hoffen, dass eine zweckmässige Stärkung und Abhärtung der beiderlei Systeme die Prädisposition verringern, vielleicht bisweilen sogar tilgen könne. Diese Hoffnung wird freilich dadurch beschränkt, dass jene Empfindlichkeit der Art nach ungewöhnlich erscheint, ohne dass wir doch näher angeben könnten, wie. Jedenfalls, so wie jetzt die Sache steht, ist hier für das jugendliche Individuum, welches man schützen will, nichts Weiteres zu thun, als was Diätetik und Pädagogik ohnehin schon zur Abhärtung und Kräftigung der Schleimhäute und des Nervensystems dringend empfehlen. Was alles dazu gehört, weiss jeder bessere Arzt. Etwa auch Arzneien — und wäre es selbst das vortreffliche Eisen — zu dieser Kräftigung mit benutzen wollen, hiesse, wenn ich nicht irre, auf gut Glück im Finstern agiren — es sei denn dass etwa im Einzelfalle irgend ein Fehler bei dem Individuum eine bestimmtere, deutlichere Indication ergäbe.

2. indem man die Gelegenheitsursachen abzuwenden sucht. Aber wir kennen solche Ursachen für die ganze Krankheit kaum vermuthungsweise. Man müsste also etwa — da die Krankheit nur in Europa (und Nordamerica?) recht einheimisch zu seyn scheint, vielleicht sogar zur Entwickelung (wenn auch nicht zum Fortbestehen) den Aufenthalt des Prädisponirten in Europa (oder Nordamerica) verlangt — rathen, das

Individuum in einem andern Erdtheil heranwachsen und Europa lebenslänglich (oder doch bis zum 40. Jahre), wenigstens in der kritischen Jahrszeit, meiden zu lassen. Ich brauche nicht erst zu erörtern, wie misslich, wie in den meisten Fällen ganz unanwendbar, und wie schwach wissenschaftlich gerechtfertigt ein solcher Rath wäre.

3. indem man das Individuum gegen diejenigen Einflüsse, welche Gelegenheitsursachen der Accesse zu sein scheinen (§ 56), so weit als möglich schützt, wenigstens doch gegen die erste Sommerhitze, gegen Roggenblüthe und Heu, welche Einflüsse besonders stark gravirt und zugleich einigermassen vermeidbar sind. Mit den einzelnen Accessen könnte man bei einigem Glück, und wenn der Schutz bis etwa zum 40. Lebensjahre ausgedehnt würde, vielleicht auch die ganze Krankheit bannen. Man kann nun freilich keinem Menschen vom 5ten Jahre an bis zum 40ten alljährlich ein Paar Monate lang (nur mit Unterbrechungen bei feuchtem Wetter) Hausarrest geben; indess man kann doch Folgendes thun:

a. das Kind in der kritischen Jahrszeit wenigstens vor dem stärksten Einfluss jener Schädlichkeiten möglichst bewahren. Ein einziger Tag rasch anwachsender Hitze im Mai, wobei man das Kind sorglich vor Erhitzung bewahrt, — eine einzige Heuernte, von der man es fern hält, — kann möglicherweise den Ausschlag geben, dass in diesem Jahre ein erster Access, der seinerseits wieder fernere bedingen könnte (§ 50, Abs. 1) nicht zu Stande kommt.

b. das heranwachsende Kind belehren.

c. — und darauf muss ich Gewicht legen — dem Jüngling, wo die Berufswahl frei ist, einen Beruf empfehlen, in welchem er nicht auf Arbeit im Freien angewiesen ist (wie der Landwirth, Forstmann, Gärtner, Soldat u. s. w.), möglichst sein eigener Herr bleibt (also z. B. nicht, wie der Arzt, genöthigt ist bei jedem Wetter auszugehen und zu reisen) und namentlich während der kritischen Jahrszeit sich auf Tage oder Wochen ins Haus zurückziehen kann. — Sollte man mit diesem Mittel auch den nächsten Zweck, die Abwendung der ganzen Krankheit, verfehlen, so würde man jedenfalls für eine ansehnliche Linderung der einzelnen Accesse bestens gesorgt haben.

Aufenthalt an der See dürfte in vielen Fällen einen sehr

positiven Schutz gewähren (s. § 101), mehr noch der Beruf des Seemanns: noch ist kein Fall bei einem Seemann bekannt geworden.

Es bedarf kaum der Erinnerung, dass die Prophylaxis noch weit dringender geboten ist, wenn sich bei dem Kinde schon eine etwas stärkere Empfindlichkeit, als bei anderen seines Alters, gegen die hier zu beachtenden Schädlichkeiten äussert.

Bei allen Massregeln übrigens, welche wir in diesem § besprechen, wird jeder verständige Arzt sich hüten, durch allzu ängstliche Warnungen oder allzu peinliche Vorschriften den jungen Schützlingen und ihren Angehörigen das Leben zu verbittern. Der tFSK ist am Ende immer noch ein erträgliches Uebel, und die Opfer, welche gebracht werden sollen um ihn abzuwenden, dürfen nicht unverhältnissmässig gross und hiermit schlimmer werden als das Uebel selbst.

§ 91.

2. Abortiv.

Da die ersten Accesse nicht selten gelind, kurz und minder vollständig sind (S.79 Z.1), so wäre es denkbar, dass eine zweckmässige Behandlung derselben, wie wir sie in den §§ 93-123 u. 126 besprechen werden, oder auch irgend ein noch zu entdeckendes [289] Verfahren, die ganze Krankheit abschnitte und so die bisherige Unheilbarkeit aufhöbe (vgl. S. 112 Abs. 1). Vielleicht ist so etwas sogar schon bisweilen geglückt und nur noch nicht angemerkt, weil selber der Arzt die Tragweite des erreichten Erfolges nicht würdigen konnte. Es eigens herbeizuführen hat bisher noch kein Arzt versucht; es konnte dies aber auch keiner füglich (bewusst) thun, weil ein so zeitiges Diagnosticiren der Krankheit bisher kaum möglich war.

Auch die Behandlung der Vorboten bei späteren Accessen, ja Alles was man gegen den einzelnen Access thut, könnte vielleicht in einzelnen Fällen, unter besonders glücklichen

[289] Aber schwerlich leicht zu entdeckendes. Insbesondre dürften die erschütternden Mittel, an welche man wohl denken könnte — Brechmittel, Drastica u. a.; vgl. z. B. H. E. Richter Org. d. physiol. Therapie. 1850. 102 — hier von zu rasch vorübergehender Wirkung und es würde nicht erlaubt seyn, sie so oft zu wiederholen als die lange Dauer der kritischen Jahrszeit es erheischte.

Umständen, zu einem Abortivmittel für die ganze Krankheit werden.

Aber alle die Hoffnungen, welche dieser § andeutet, bleiben bei unserer gegenwärtigen Kenntniss der Krankheit und der gegen sie erreichten Erfolge äusserst gering.

§ 92.

Weitere Indicationen irgend einer Art rücksichtlich der ganzen Krankheit scheinen sich gegenwärtig nicht gewinnen zu lassen oder würden wenigstens mit den entsprechenden Indicationen für den Access — wenn auch nicht begrifflich, doch für die Praxis — zusammenfallen.

II. Behandlung des einzelnen Jahres-Accesses.

A. Als eines Ganzen.

1. Prophylaktisch.

§ 93.

Besässen wir Mittel, einen Access ganz zu verhüten, so würden dieselben vermuthlich auch hinreichen, die ganze Krankheit zu beseitigen. Indess es wäre auch, entgegengesetzt, möglich, dass das Verhüten eines einzelnen Accesses leichter gelänge. Wäre nur die Medicin hier erst so weit, dass sie die Accesse einzeln verhüten, also dem Feinde das Terrain stückweise, alljährlich von neuem, abgewinnen könnte! Es erscheint also rathsam, auf ein prophylaktisches Verfahren der letzteren Art (ein gegen den einzelnen Access gerichtetes) auszugehen; vielleicht gelingt es dabei wenigstens, ein Verfahren, welches die Anfälle mildere, zu finden — also statt der vollständigen Lösung der Aufgabe eine unvollständige zu erzielen.

Entfernung aus Europa bietet sich auch hier wieder als ein einigermassen versprechendes Mittel dar, ist wenigstens bereits in einigen Fällen wo sie (sonder Zweifel immer aus anderen Gründen als um der Krankheit willen) stattgefunden hat, erfolgreich befunden worden (§ 31). Müssen wir es auch dahingestellt lassen, ob in den mitgetheilten Fällen das Ausbleiben des Accesses ein vollständiges war, so nahmen es doch die Patienten meist als ein solches, und das ist ja fast eben so viel werth. Da aber dieses Mittel höchst selten anwendbar ist, so müssen wir uns auch noch nach anderen, leichter benutzbaren umsehen.

Wir haben auch hier wieder die Prädisposition und die Gelegenheitsursachen ins Auge zu fassen. Als Gelegenheitsursachen scheinen zu wirken (§ 56): die erste Sommerhitze, die längeren Tage und gewisse Gerüche und Staubarten, namentlich Roggenblüthe und Heu.

Da dem Heu von vielen englischen Patienten und Aerzten eine ganz besondere Schädlichkeit beigelegt wird, so bemühen sich mitunter Engländer, seinem Einflusse auszuweichen, indem sie z. B. während der Zeit der englischen Heuernte nach Nord-Schottland gehen, wo das Heu ansehnlich später gemäht wird, und nach England erst zurückkehren wenn daselbst die Heuernte beendigt ist. Es soll auf diese Weise bisweilen gelungen seyn, einen ganzen Jahresaccess zu verhüten; indess für diesen Punct liegen nur kurze, nach Hörensagen niedergeschriebene Aeusserungen vor [290], nirgends eine wahrhaft beweisende Mittheilung. Vermuthlich ist bisher noch nie mehr durch eine solche Reise erreicht worden als — was allerdings schon viel werth wäre — Abkürzung und Linderung des Accesses. [291]

Jedenfalls wollen wir, da sehr viele Patienten an ihren Wohnort gebunden sind, uns auch noch nach anderen Mitteln umsehen. Da aber die als Gelegenheitsursachen der Accesse fraglichen Einflüsse sehr bestimmt als Ursachen von Verschlimmerungen auftreten, so haben wir von ihrer Bekämpfung an einer späteren Stelle, wo sie uns noch wichtiger sind, zu sprechen, und ich würde hier nur die gleichen Schutzmassregeln vorzubringen haben; ich begnüge mich deshalb, auf § 99-103 zu verweisen, und spreche für jetzt nur von der Prädisposition. Es gilt uns hier nicht mehr,

---

290 So z. B. erzählt **Perey**, dass ihm ein englischer Pat. erzählt, er habe Einmal einen Jahresaccess durch eine solche Reise von Süd-England nach Nord-Schottland verhütet. — Auch **Ramadge** sagt: „*these persons, by avoiding the vicinity of hay-making and hay-stacks*“ [das ist aber ohne eine grössere Reise schwer], „*may escape the complaint altogether*“; er sagt aber nicht, ob er eine bessere Quelle habe als das Hörensagen.

291 Wenn man einmal behufs Abkürzung und Linderung das Opfer einer längeren Enfernung vom Wohnorte nicht scheut, ist gewiss von einem Aufenthalte auf oder an der See noch das Meiste zu erwarten (vgl. § 101).

wie in § 90 unter 1., um eine Tilgung oder Beschränkung derselben für immer, sondern nur um eine vorübergehende Beschränkung, durch welche der einzelne Access ausfalle. Wo, wie und wann nun diese Aufgabe angreifen? (§ 94-96.)

§ 94.

a. Von Seiten der Schleimhäute.

Oertlich wäre wohl nur von Kälte (kaltem Wasser, kalter Luft) oder von Adstringentien etwas zu erwarten. Beiderlei Mittel wirken oft trefflich, wo es sich um eine sichtbare und greifbare Abnormität der Schleimhäute handelt, wo es etwas zusammenzuziehen giebt. Aber hier ist im Intervall nichts zu sehen noch zu fühlen; und dass jene Mittel auch einer nicht wahrnehmbaren Anomalie begegnen, sie gleichsam während des Schlummers ersticken könnten, dafür haben wir m. W. noch kein Analogon. Indess: *tentare licet.* So hat denn schon **Mackenzie** *„cold collyria and gargles“* empfohlen, und es liegt sehr nahe, noch öfteres Einschlürfen von kaltem Wasser in die Nase und (jedenfalls das angenehmste Mittel) fleissigen Aufenthalt im Freien (der zugleich auch an Hitze, Wind u. s. w., kurz allseitig an atmosphärische Einflüsse, gewöhnt) hinzuzufügen.

Allgemein? Jedermann weiss, wie wenig empfänglich für allgemeine Medicationen gerade die Schleimhäute und gerade diejenigen von ihren Krankheiten sind, welche unseren Gruppen ähnliche Symptome bilden (Schnupfen, katarrhalische Augenentzündungen, katarrhalische Schlundbräunen[292], Husten). Hier ist also wohl wenig zu hoffen.

Bei Pat. 22, der während der Accesse an Appetitlosigkeit und Stuhlträgheit zu leiden pflegt, wird die grössere Milde seines Accesses von 1860 dem im Mai prophylaktisch getrunkenen Wiesbadener Kochbrunn zugeschrieben. Vgl. jedoch Note 117.

Es bleibt uns aber ausser der — örtlichen oder allgemeinen — mehr directen Einwirkung auf die Schleimhäute noch die indirecte von der Haut her. Da von der Haut aus, durch Erkältung, die Schleimhäute so gern erkranken, so werden wir durch Abhärtung der Haut mittelst methodischer Einwirkung der Kälte die Schleimhäute in einem gewissen Maasse

[292] Für diese nur etwa die Brechmittel — welche wir aber hier nicht gebrauchen können — ausgenommen.

bewahren können. Oder mit anderen Worten: können wir die Schleimhäute nicht stählen, so können wir sie doch panzern. Die Anwendung der Kälte auf die Haut fällt nun zwar zum Theil mit der hygieinischen Anwendung desselben Mittels (§ 90 unter 1.) zusammen; doch ist dies noch kein Grund, von ihr für die Prophylaxis des Accesses wenig zu erwarten; denn wir können hier sie in Stärke, Ausdehnung oder Häufigkeit der Anwendung steigern, bisweilen auch etwas früher Versäumtes nachholen. So rühmt **Gordon** sehr die tägliche Anwendung eines kalten Regenbades [293]; **Mackenzie** empfiehlt, mit vorsichtig etwas minder versprechenden Worten, dasselbe und hebt noch *„the application of cold locally to the chest, neck, and shoulders“* besonders hervor. **Fleury** empfiehlt als Prophylacticum und Curativum eine etwas umfassendere äusserliche Kaltwasser-Behandlung [294]. Es liegt nahe,

[293] Und zwar 1829 als alleiniges Präventiv, während er 1833 noch (vgl. S. 196) zu innerlichen Mitteln daneben räth. 1829 sagt er: *„This preventive, where it has received a fair trial, has succeeded most completely. It should be commenced with about six or eight weeks previous to the expected recurrence of the complaint; and employed every morning, without intermission, until the hay is being gathered in. Its effects are speedy and most agreeable. If the patient feel any obstruction in the nostrils, heaviness of the head, tenderness of the eyes, tingling in the throat, or impediment of respiration, which he not unfrequently does when he first awakes in the morning, he no sooner uses the cold shower-bath than all these threatening symptoms disappear, and he feels light, vigorous, and active, and can breathe with the most perfect ease and freedom.“* Die letzte Periode, so wie die 7 Worte, welche wir gesperrt haben, sind Dämpfer für allzu sanguinische Hoffnungen, indem sie beweisen, dass das „Präventiv“ den Access nicht prävenirt, sondern nur mildert.

[294] *„Depuis 1846 j'ai trouvé dans l'hydrothérapie rationnelle une médication héroïque dont l'efficacité ne m'a jamais fait défaut. — Pendant le mois qui précède l'époque habituelle de l'invasion le sujet reçoit chaque jour, matin et soir, une douche froide générale, en pluie et en jet, d'une durée de une à deux minutes. Ce traitement préventif si simple suffit souvent pour annihiler complètement“ [?] „l'action de la cause morbigène et pour empêcher tout accident. Le même traitement doit être continué pendant toute la durée de la fatale période, et si quelques accidents se montrent, il les réduit à un minimum d'intensité qui les rend très-supportables. — La tête doit être largement douchée, et les atteintes d'asthme sont combattues à l'aide de larges compresses sédatives appliquées sur la poitrine. — L'action thérapeutique de l'eau froide est incontestable, car j'ai vu, d'une part, plusieurs malades subir ou éviter les accidents annuels*

auch an andere kalte Bäder, namentlich im Freien [295], zu denken. Hr. G. M. R. v. Ammon verordnete einem kräftigen, früher scrofulös gewesenen, jungen Rittergutsbesitzer Seebäder im Spätsommer: sie wurden in 3 verschiedenen Sommern angewandt und die folgenden Accesse dadurch sehr gemildert.

§ 95.

b. Von Seiten des Nervensystems.

Bei aller anscheinenden Launenhaftigkeit dieses Systems [deutscher: obwohl wir die Gesetze, nach welchen seine Thätigkeits-Aeusserungen erfolgen, nur sehr unvollkommen kennen] ist es doch fast mehr als irgend ein anderes für örtliche und (was hier allein wichtig) allgemeine Heil-Einwirkungen empfänglich. Es bietet auch fast allein (wenn wir nämlich von den Incubationsperioden mancher andern Krankheiten absehen) uns das Analogon schlummernder Krankheiten, die man auch während des Schlummers, während alle ihre Symptome schweigen, erfolgreich bekämpfen kann (Wechselfieber, Neuralgien, intermittirende grosse Krampfkrankheiten). Hier bietet sich uns auch alsbald, wenigstens für den ersten Versuch, eine Phalanx von Mitteln dar, deren Fähigkeit, die Thätigkeits-Aeusserungen oft zu regeln, anderweitig erprobt ist: Amara, Chinin, — Eisen, Arsen u. a. Metalle. Von den bitteren Mitteln hat man sich wohl am wenigsten zu versprechen, weil sie fast zu gelind wirken, auch wohl oft länger angewandt werden müssten, als die Geduld vieler Patienten reichen oder als bisweilen das Herannahen der kritischen Zeit es gestatten würde. Ansehnlich mehr dagegen von den übrigen; man darf hoffen, indem man durch Mittel dieser Art die Stimmung des Nervensystems gründlich verbessert, den bedeutenderen der beiden Factoren, welche sehr wahrscheinlich die Prädisposition bilden (§ 37, 48), und hiermit die ganze Prädisposition, wenn auch nicht vollkommen zum Schweigen für die bevorstehende kritische Zeit zu bringen, doch wenigstens sehr zu schwächen.

suivant qu'ils s'étaient soustraits ou soumis au traitement hydrothérapique préventif, et, d'autre part, j'ai vu le traitement enrayer des accidents déjà développés.“

295 Wenn auch die Jahrszeit vor dem Access solche nicht erlauben sollte, so thut es doch die nach demselben — nur etwa die wenigen Patienten ausgenommen, bei denen die Accesse ungewöhnlich lange dauern.

In diesem Sinne ist nun auch bereits ein wenig experimentirt worden. Hr. Dr. **Rowe** zieht für sich selbst das prophylaktisch angewandte Chinin [296] zahlreichen anderen (wohl hauptsächlich curativen) Mitteln vor, die er versucht und wieder aufgegeben hat. Auch 2 andere Patienten scheinen schon einmal Nutzen davon erfahren zu haben [297]. — Patientin 45 nahm *Ferrum lacticum,* 2mal tägl. 3 Gran, von Mitte Nov. 1860 bis Mitte Febr. 1861, — nun Pause von 6 Wochen —, dann wieder (so dass nur bisweilen während und wegen des Accesses ausgesetzt wurde) bis Anfang Juli, — nun Pause von 3 Wochen —, endlich bis Ende Sept.; der Access dauerte dabei fast nur halb so lange als gewöhnlich und griff weniger an; die Augen waren kaum, Nase und Schlund in geringerem Grade als sonst afficirt. (Hr. Dr. **Eigenbrodt** u. Patientin selber.) Der Patientin 40 scheint eine Schwalbacher Cur (Trinken und Baden), zunächst freilich gegen Anämie verordnet, auch den Sommerkatarrh-Access des folgenden Jahres ansehnlich gemildert zu haben. — **Gordon** rühmt (1833) Chinin und Eisenvitriol neben dem Regenbade (§ 94) und hat jedenfalls ansehnliche Milderung des Accesses dadurch erreicht [298].

---

296 *„Prior to and during"* [letztere beiden Worte wieder hoffnungdämpfend, vgl. den Schluss der Note 293] *„the hay-season I take quinine — 2 grains — 3 times a day."*

297 Nämlich: 1. **Percy** theilt mit: *„Un de mes malades, revenant d'Angleterre, croyait avoir éprouvé du soulagement du sulfate de kinine qu'il commençait à prendre un peu avant que l'accès dût se développer et dont il continuait l'usage pendant l'accès même."* — 2. Pat. 11 nahm 1860 auf meinen Rath Chinin in kleinen Gaben wochenlang vor dem Access, und dieser fiel entschieden milder aus; aber man muss dabei freilich auch an die feuchte Witterung des Frühsommers 1860 denken (Note 117), so dass diese Beobachtung kaum etwas beweist. (1861 konnte wegen eines anderen, mit dem tFSK nicht in Beziehung stehenden, Leidens der Versuch nicht wiederholt werden.)

298 Er sagt — bei **Elliotson, C.** 164-65 —: *„In that memoir"* [dem von 1829] *„I have observed, that the best preservative --- is the cold shower-bath. For the last two seasons, however, whilst employing this, I have administered the sulp. quinine with the sulp. ferri; the former in doses of two or three grains, the latter in doses of one grain, three times a day. The success which has attended this prophylactic treatment has exceeded my highest expectations. With two of the most severely afflicted of my patients on whom it has been tried, it has answered so effectually, that both of them have this year been able to walk through a rich meadow without suffering in the slightest degree; although formerly, if they had ventured out into such a situation, they would have brought upon themselves all the agonies of spasmodic asthma. --- These two gentlemen have been annually attacked with hay asthma for the last fifteen or twenty years. They consulted Dr.* **B.** *and most of the eminent English physicians, as well*

Auch eine gute Kost dürfte zur prophylaktischen Kräftigung des Nervensystems wichtig seyn, doch darf ich für diese mich auf § 100 beziehen.

§ 96.

Wann sollen die in § 94 u. 95 empfohlenen Mittel angewandt werden? Wir haben diese Frage schon bei einzelnen im Vorbeigehen berührt [und dabei zugleich gesehen, dass bisweilen ein und dasselbe Mittel als Prophylacticum und (im Sinne unserer §§ 106 u. 109) als Curativum benutzt worden]. Es scheint sich aber auch eine allgemeinere Antwort ziemlich ungezwungen darzubieten: Mittel, welche mehr *cum impetu* wirken sollen (wie z. B. Chinin, Arsen), müssen in der letzten Zeit vor dem Access angewandt werden, und zwar, da man nicht auf den Tag bestimmen kann wann derselbe eintreten werde, wochenlang. Den mehr langsam wirkenden bleibt das ganze Intervall: sie werden vor und nach dem Access passen. Zu den letzteren hat man z. B. das Regenbad und das Eisen (wenigstens die milderen Präparate desselben, dagegen den Eisenvitriol doch mehr zur ersten Kategorie) zu rechnen.

§ 97.

2. Abortiv.

Es wäre möglich, dass eine zweckmässige Behandlung der Vorboten oder überhaupt der Anfangs-Symptome des Accesses zum Abortivum für den ganzen Access würde; doch scheint mir diese Hoffnung sehr schwach. Jedenfalls wüsste ich hier

---

as several practitioners on the Continent, but derived no relief from what was prescribed for them. By means, however, of the shower-bath, the quinine, and iron, they have for the last two years obtained a complete emancipation from their tormenting disorder." Das klingt wie gänzliche Beseitigung der Accesse, ist aber gewiss nur als sehr ansehnliche Milderung aufzufassen (vgl. S. 185 Abs. 2). Es scheinen auch Andere hier keine gänzliche Beseitigung anerkannt zu haben; sonst würden **Gordon's** Mittel — in der stark verbreiteten *Lond. med. Gazette* bekannt gemacht — wohl bei den englischen Aerzten in Gebrauch geblieben seyn, was nicht der Fall ist. Den Eisenvitriol, so lange (vgl. Note 293) fortgebraucht würden wohl viele Patienten nicht vertragen; ein milderes Eisenmittel wird aber gewiss eben so gute Dienste leisten (vgl. oben die Beispiele der Patientinnen 45 u. 40).

auf keine andern Massregeln hinzuweisen als die in § 98–113 noch zu besprechenden.

3. Curativ.

α. Causal.

§ 98.

Einzelnen Patienten sind von ihren Aerzten, die besondere, von uns nicht erörterte, Ursachen des Krankheits-Falles annahmen, specielle Curen dagegen verordnet worden; z. B. gegen eine vorausgesetzte Abhängigkeit von vorausgegangenen Hautkrankheiten oder gegen Hämorrhoïdalleiden Schwefel oder Schwefelwässer innerlich oder äusserlich. Es ist aus diesen Curen nie der geringste Nutzen hervorgegangen. Indess sie waren nicht zahlreich, beweisen also (zumal da sie auch unvollkommen mitgetheilt werden) wenig; sie haben jedenfalls nicht geschadet (ausser vielleicht bisweilen durch Zeitverlust); und die Vorsicht erheischt auch künftig, die früheren Krankheiten des Patienten, insofern sie vielleicht eine Complication des tFSK mit irgend etwas Anderem begründet, oder (§ 72, 87) die Prädisposition zu einer gewissen Symptomengruppe (oder zur schwereren Gestaltung einer Gruppe) des tFSK mit begründet haben, zu berücksichtigen.

§ 99.

Wichtiger für unsere allgemeinere Darstellung sind aber nun die in § 58 besprochenen Schädlichkeiten. Ob wir dieselben nur als Ursachen der Verschlimmerungen oder z. Th. auch als Ursachen der Accesse zu betrachten haben, dürfte für unser ärztliches Verfahren keinen Unterschied machen.

Die besten Winke, wie den gedachten Schädlichkeiten zu begegnen sei, erhalten wir von solchen intelligenteren Patienten und besonders Aerzten, welche schon eine Anzahl Accesse durchgemacht und sich selber Verhaltungsregeln abstrahirt haben. Wir müssen diese Erfahrungen Denjenigen zu Gute kommen lassen, welche sich noch keine dergleichen bilden konnten. Eine grosse Schwierigkeit aber für diese unsere Aufgabe liegt in der verschiedenen Wirkung der Schädlichkeiten auf verschiedene Patienten (§ 71), und wir werden deshalb die einzelnen Massregeln (§ 100–102) oft nur zum Versuch empfehlen können.

§ 100.

Die bei weitem meisten Patienten ziehen sich während des Accesses, und besonders in der ersten Zeit desselben, möglichst ins Haus zurück [299] und suchen ihr Wohnzimmer etwas kühl [300] zu erhalten; manche halten es auch etwas feucht (durch Aussetzen von Wasser oder Sprengen damit), manche verfinstern es ein wenig. Die meisten halten, um sich gegen die atmosphärischen und vegetabilischen Einflüsse bestens zu schützen, die Fenster geschlossen; andere verlangen sie, um der frischen Luft willen, geöffnet. Fast alle hüten sich vor Gerüchen und Staub, vor vieler, und namentlich angestrengter, Bewegung. — Manche verstärken sogar noch, wenn die Symptome stärker eintreten, ab und zu auf etwa eine Stunde diese Massregeln, sitzen z. B. mit geschlossenen Augen oder verfinstern das Zimmer ganz. Wenn sie dabei einschlummern, so wirkt dies oft ähnlich wohlthätig — wenn auch in geringerem Maasse — wie der Nachtschlaf.

Müssen die Patienten ausgehen oder gar reisen, so vermeiden sie weit sorgfältiger als zu anderer Jahreszeit jede Erkältung, jeden Luftzug, aber auch jede Erhitzung.

Wenige legen eigens während der kritischen Jahrszeit Wolle, über oder unter dem Hemd, an. Man kann dies auch nur bedingungsweise, und vielleicht nur in einer Minderzahl von Fällen, billigen; denn bei Vielen würde es ein übermässiges Schwitzen veranlassen, das trotz der vielgerühmten Eigenschaft der Wolle, den Schweiss einzusaugen, dennoch zu Erkältungen führen würde. Ab und zu Wolle anzulegen, auf Stunden oder Tage, ist jedenfalls sicherer als sie fortdauernd zu

---

299 Dagegen sagt **Perey**: *„Dans notre pays on diminue l'accès en se tenant une partie de la journée sur le lac“* [das gehört zum Nutzen der feuchten Luft: § 101], *„ou au milieu des vignes de Lavaux, ou dans les bois.“*

300 **King** warnt vor kühler oder kalter Luft; sie lindere für den Augenblick, schade aber leicht auf die Dauer. Indess „kühl“ ist ein relativer Begriff, und es darf uns seine Warnung (zumal da, wie es scheint, er die Krankheit nicht aus eigener Beobachtung kennt) gewiss nicht abhalten, die Temperatur so kühl zu empfehlen, wie sie dem Gefühle des Patienten zusagt; ich finde nirgends eine Andeutung, dass aus einer solchen Kühle je ein Nachtheil hervorgegangen sei.

tragen [301].

Im Puncte der Nahrungsmittel herscht nur unvollkommene Uebereinstimmung. Darüber zwar sind alle Stimmen einig, dass eine nahrhafte Kost Bedürfniss [vgl. Note 115], eine schmale entschieden nachtheilig sei [302]. Uebrigens aber vermeiden manche Patienten die erhitzenden Nahrungsmittel [303] und begünstigen die positiv kühlenden (z.B. saure Milch), während andere eher das Gegentheil thun [304];

301 Wie ja überhaupt ein sehr häufiges Wechseln der Kleidung, nöthigenfalls selbst mehrmals täglich, je nach der Stimmung des Körpers, für Personen, die Erhitzung oder Erkältung besonders zu fürchten haben, gewiss das grösste Sicherungsmittel ist. Wenn in irgend einem Puncte man wohl thut, sich vom Gefühl bestimmen zu lassen, so ist es gewiss in diesem. Leider wird gerade hierbei von Vielen gefehlt, aus Vorurtheil, Unaufmerksamkeit, Mangel an Nachdenken, aus Nachlässigkeit oder Bequemlichkeit. Die allgemein gültige Regel aber: nicht Schonung, nicht Abhärtung ausschliesslich, vielmehr weise Abwechselung zwischen beiden — ist für die „Heufieber"-Patienten doppelt wichtig. — Häufiger als dem ganzen Körper darf man den Füssen durch Wolle einigermassen zu Hülfe kommen: kurze wollene Ueberstrümpfe (Socken), auf Reisen selbst lange wollene Strümpfe, über leinenen oder baumwollenen [was freilich vorzügliches Schuhwerk voraussetzt, wenn es nicht unbequem werden soll] werden immer unbedenklich und an kühleren Tagen oft wohlthätig seyn; dagegen würden lange wollene Strümpfe unmittelbar auf der Haut getragen im Frühsommer wohl immer zu viel leisten und durch Verwöhnung einen dauernden Schaden stiften. Statt der wollenen Ueberstrümpfe werden warme Haus-Schuhe oder -Stiefel ungefähr dasselbe leisten, wenn ausser dem Hause durch Bewegung dafür gesorgt wird, dass die Füsse nicht kalt werden. Aber selbst mit der Fussbekleidung soll nicht bloss individualisirt werden, sondern es soll auch Jeder zu- und abthun, so oft sein Gefühl, als das beste Thermometer, dazu auffordert.

302 Es steht hiermit nicht in Widerspruch, wenn **Bostock** sagt, er habe bei sich selber „*abstinence from wine and animal food, and a more free use of them*" gleich wirkungslos befunden. Denn „*more free use*" ist ein sehr elastischer Begriff, und bei der grossen Vorliebe der Engländer für Fleischkost kann auch ein „minder freier Gebrauch" derselben ein sehr genügender, und der „freiere" ein allzu reichlicher — zumal für **Bostock**, der unterleibsleidend war (vgl. § 106: Purgirmittel) — gewesen seyn.

303 Pat. 11 findet sogar schon die Kohlensäure der Mineralwässer erhitzend und dadurch nachtheilig.

304 So z. B. Dr. **Rowe**: „*I live well, take brandy and wine in preference to beer. I also drink strong hot coffee, with a little Cognac brandy in it.*"

letzteres Princip erscheint wenigstens nicht als sehr positiv fehlerhaft, wenn man erwägt, dass die tonischen Mittel, die hier als Arzneien gelobt werden, fast alle mehr oder weniger erhitzen. [305] Bei den Patienten mit besonders entwickelter Brustgruppe jedoch dürften erhitzende Getränke leicht nachtheilig werden; vgl. § 121.

Taback zu rauchen (der Rauch ist Geruch und Staub zugleich) ist Manchem während des Accesses zuwider, Andern dagegen erleichternd [306]; die Meisten scheinen hauptsächlich nur während der schlimmsten Tage sich des Rauchens zu enthalten.

§ 101.

Manchen thut für den Access als Ganzes eine Ortsveränderung gut, sie sei gerichtet wohin sie wolle, — sonder Zweifel durch Zerstreuung und Erheiterung. Andremal dagegen und wohl häufiger scheint [falls nicht der überwiegende Vortheil der feuchten Luft — s. unten — dazu kommt] der Access dadurch verlängert zu werden, weil an dem fremden Orte der gewohnte Comfort und die rechte Abwartung fehlen. Der Act des Reisens als solcher, das Unterwegsseyn, schadet wahrscheinlich allen Patienten, aus von selbst einleuchtenden Gründen [307]; es ist also immer rathsam, die Ortsveränderung

305 Vielleicht haben in England die geistigen Getränke und der starke Kaffee mehr für sich als anderswo. Man denke nur, ausser dem maritimen Klima, an die neuerdings von vielen dortigen Aerzten, z. B. dem unlängst verstorbenen **Todd**, an den Tag gelegte Begünstigung der geistigen Getränke und erhitzenden Arzneimittel, „weil in den bedeutendsten Krankheiten sich so viel Schwäche zeige". (*Joannes Brownius redivivus*, möchte man sagen. — Vgl. **Carl Martius**, in: Deutsche Klin. 1855. 487.) — Für den Kaffee vgl. noch Note 339.

306 So giebt Pat. 32 an: „Empfindlichkeit gegen alle starken Gerüche, selbst gegen Tabacksrauch (obschon er einer der stärksten Raucher ist), so dass er vom Beginn der Krankheit bis zu deren Ende" [dies heisst hier wohl nur: während des Hauptstadiums; vgl. Note 136] „nicht rauchen mag noch schmerzlos könnte." Pat. 21, ebenfalls ein starker Raucher: „Ich versuche es oft, muss aber gewöhnlich bald aufhören, weil es mich zu sehr zum Niesen reizt." — Dagegen Pat. 5: „*Smoking affords me the greatest relief, allaying the itching of eyes, fauces and nose, and also the asthma to a great extent.*" Auch Pat. 33 fand [in früheren Jahren, wo die Accesse noch erheblicher waren als (vgl. Note 143) neuerdings] das Rauchen in der Regel erleichternd, namentlich insofern als es ihm den Stuhlgang beförderte.

307 Pat. 11 hält im Eisenbahnwagen sich gern die Nase zu, um we-

schon etwas vor der kritischen Jahrszeit vorzunehmen, oder doch spätestens noch während des Entwickelungs-Stadiums, wenn ein solches, genügend lang, bei dem Pat. existirt.

Manche, namentlich gegen die Einflüsse der Vegetation besonders empfindliche, Patienten ziehen während der kritischen Jahrszeit in eine Stadt, am besten eine grosse. Manchen anderen aber nützt dies nicht [308].

Manche werden durch die Bergluft erleichtert [309], andere nicht [310].

Vielen — wahrscheinlich sogar den bei weitem Meisten — bringt feuchte Luft die grösste Erleichterung (vgl. S. 58, bes. Note 114; § 60) [311].

---

nigstens in dieser die Erschütterung minder stark zu empfinden.

308 So z. B. nützt dem Pat. 2 London, der Patientin 41 Hannover nicht, und Pat. 7 hat mit verschiedenen Städten, u. a. auch einmal mit Mailand, Dasselbe erfahren. — Hr. Dr. **Simpson** pflegte früher während der kritischen Jahreszeit nach London zu gehen, und zwar mit entschiedenem Nutzen, wenn er nur Parks und Gärten vermied; neuerdings wohnt er in London und vermisst die frühere vortheilhafte Wirkung dieser Stadt, selbst wenn er sich von allem Grünen fern hält. — **Gordon** geht also zu weit, wenn er ohne Beschränkung behauptet, dass, wenn ein Patient *„remove from the country to the centre of a large town, or go out to sea, he is never at all affected"*; letzterer Ausdruck ist auch schon insofern unpassend, als er gänzliches Ausbleiben des Accesses andeutet, wovon hier gewiss eben so wenig die Rede seyn darf wie bei der in Note 298 besprochenen Behauptung desselben Autors. (Für die See vgl. Note 317.)

309 In England ist dies schon ziemlich bekannt, und manche Patienten besuchen deshalb die Gebirge Schottlands, Englands, auch des Continents. — Auch Pat. 32 hat es erprobt.

310 So z. B. Patientin 42 nicht durch Aufenthalt in den Pyrenäen.

311 So z. B. bemerkte Pat. 32 einmal in Paris die Vorboten des Accesses, trat unverzüglich die Rückreise nach der deutschen Heimath an, wurde aber schon in Brüssel durch die Heftigkeit der Symptome 2-3 Tage aufgehalten, in Verviers 8-9 Tage, fand sich auf der Rheinfahrt von Cöln bis Mannheim „frei" (d. h. sehr erleichtert), und musste schliesslich in einer bairischen Stadt nochmals 2-3 Tage verweilen. (Hr. Dr. **Reisich.**) — Aehnlich erfuhr Pat. 10 einmal Nutzen von einer Reise über die Ostsee und darauf folgendem Aufenthalte zu St. Petersburg (wo die Luft „allezeit mehr oder weniger feucht zu sein pflegt": **Max. Heine**). — Pat. 30, dessen Fall freilich zu den leichteren gehört, war wiederholt, aus anderen Ursachen als wegen des tFSK, auf eine Cur zu Baden im Aargau angewiesen; er wählte dazu, so weit mög-

Ganz besonders aber wird die Seeluft gelobt. Sie bringt so rasch [312] als dauernd (während des ganzen Accesses) Erleichterung [auch ohne dass in der See gebadet wird, was übrigens ebenfalls gut zu bekommen pflegt]. Schon **Bostock** hat das Mittel an sich selber erprobt. Nicht wenige englische Patienten halten sich deshalb alljährlich während der kritischen Zeit am Seestrande [313] auf; manche machen auch eine Seereise oder doch statt einer solchen öftere kleine Seefahrten [314]. Manche wenden gar nichts Anderes an als diesen Seeaufenthalt. Auch mehrere Patienten des Continents loben eben so entschieden die Seeluft [315]. Bei Dr. **Rowe** schwand das Asthma aus

---

lich, die Zeiten der Accesse weil er während derselben seinen Beschäftigungen als Landwirth doch nicht nachgehen konnte, fand dort den Access in der Regel erträglich, konnte meistens (was sonst nicht) ohne Nachtheil lange Spaziergänge über Felder und Wiesen machen, und empfand namentlich von langem Aufenthalt in den Corridoren der Bäder einige Erleichterung.

312 Patientin 53 erfuhr in früheren Jahren, wo ihr Fall noch schwer war, wiederholt schon binnen wenigen Stunden Aufenthalts an der See die grösste Erleichterung. Aehnliches hat Pat. 24 am Canal wiederholt erprobt. Noch rascher glückte es einmal der Patientin 58: „*I was with difficulty taken from my bed to the carriage which was to convey me to Harwich, twenty miles distant; and when I arrived there, I was so much relieved by the change of atmosphere, that I walked up with ease two pair of stairs to bed, and had no return of illness that season.*“

313 Besonders an den namhafteren Curorten an Nordsee, Canal, auch irländischer See, wo zugleich für Comfort und Seebäder bestens gesorgt ist. Ein verstorbener englischer Fürst unterhielt eigens wegen des tFSK eine Villa in einem der berühmteren Strand-Curorte am Canal, und bezog dieselbe alljährlich.

314 Vgl. (f. Pat. 17) S. 77 u. Note 317. — Pat. 4 (Arzt) sagt: „*A cruise in a yacht is an absolute specific - - -. I know of many noblemen and gentlemen of wealth who - - - take to their yachts every early summer, and remain afloat till the hay is all carried. They thus escape the complaint altogether. - - - if even at the worst season I happen to be near the sea, I take a day's boating, and am well all the time.*“ Richtiger sonder Zweifel nehmen wir auch bei dieser Aussage, wie schon bei einigen früheren, statt vollkommenen Freibleibens eine ansehnliche Linderung an.

315 Z. B. nach wiederholter Erprobung die Patienten 7 (1mal zu Venedig), 27. Pat. 11 fand, in 2 verschiedenen Jahren, den Aufenthalt am adriatischen Meer und den an der Nordsee gleich wohlthätig. Eine Dame aus Neuchâtel hatte zu Nizza den Access schwach; eine andere Dame,

den Accessen fast ganz, seit er Margate zu seinem Wohnorte machte. — Manche Patienten, obwohl im Allgemeinen am Seestrande sehr erleichtert, verschlimmern sich an demselben alsbald wieder, sobald einmal ein Landwind weht, und namentlich wenn er einige Stunden anhält [316]. — Nur in den wenigen Fällen der Note [317] wird ausnahmsweise Unwirksamkeit oder selbst anscheinend ungünstige Wirkung der Seeluft berichtet.

Ist der Nutzen der Seeluft bloss in ihrer grösseren, und zwar dauernd grösseren, Feuchtigkeit begründet oder vielleicht noch in etwas Anderem?

Man hat ihn darin gesucht, dass an den Küsten sich weniger Gras finde. Aber der Saum, für welchen dies gilt, ist ja in der Regel nur sehr schmal, und die Patienten beschränken sich bei ihren Spaziergängen nicht auf denselben. Es rühmen fer-

---

von elsassischen Eltern zu Neapel geboren, hatte wiederholt entfernt von der See die Accesse stärker als zu Livorno, wo sie eine Reihe von Jahren ihren Wohnsitz hatte (**Cornaz** 8, 10).

316 So Pat. 10, Patientin 58 (vgl. Note 312); **Walshe** führt es von „einigen" Patienten an.

Glücklicherweise ist, wie bekannt, an den Seeküsten während des Tages der Seewind die Regel, — der Landwind nur während der Nacht und der ersten Morgenstunden, so dass er die Patienten wenig und z. Th. gar nicht trifft. Die Regel erleidet freilich nicht ganz selten Ausnahmen.

317 **Walshe** sagt: „*I have had a very precise narrative of a case, in which the patient retained his symptoms during a passage across the Atlantic.* — Hr. **Woosnam** (Pat. 17) blieb zwar auf seinen See-Reisen, soviel er sich erinnert, immer frei (vgl. S. 77), fand aber den See-Strand nicht hülfreich: „*While in India and China, the place of residence was generally near the sea*" (späterer Zusatz: „*close to the sea and never more than a mile and a half*", d. i. kaum 1/3 einer deutschen oder geogr. Meile, „*in land and even there quite within the influence of the sea breeze*"), „*but the attacks were nevertheless very severe*". — Dr. **Kirkman** (briefl.): „*The sea-side affords me no relief*". — Von Pat. 6 heisst es: „*With respect to a residence at the seaside, it may be observed, that the only instance of the disease attacking the patient previous to the usual period was in the last week in May 1829, during hot weather, whilst he was residing for a few days in an airy house, situated on a cliff overhanging the German ocean. The attack, however, was slight, and lasted for two days only; but again returned at its usual period in June.*" — Patientin 47 erlitt ihren ersten Access zu Dover, als sie nach dem Continent reisen wollte. (Dabei darf man freilich vermuthungsweise auch an Reise-Anstrengung oder andere überwiegend nachtheilige Einflüsse denken.)

ner auch solche Patienten die Seeluft, die in Städten, also auch zu Haus nicht im Grase, wohnen. Die Grasarmuth der Küsten kann also höchstens als ein accessorisches, als ein zweites erleichterndes Moment betrachtet werden.

Man kann fragen: wenn die Seeluft nur durch ihre grössere Feuchtigkeit nützt, so müssen die grossen Seen in der Schweiz wohl annähernd dasselbe leisten wie das Meer; und finden wir dies bei **Cornaz** und **Perey** angegeben? Letzterer, der seine 5 Patienten *„dans la partie du canton de Vaud que baigne le lac Léman"* beobachtet hat, sagt allerdings, dass es nütze, einen Theil des Tags auf dem See zuzubringen (s. Note 299). Für die **Cornaz**schen Patienten — von denen 2 zu Lausanne, 2 zu Neuchâtel [318] leben — wird es nicht direct angegeben. Aber unter diesen 4 Fällen ist kein schwerer — schon dies könnte in günstigem Einfluss feuchter Luft begründet seyn —; auch befinden 2 der Patienten sich während der kritischen Zeit regelmässig in der Stadt Neuchâtel besser als auf dem Lande und man darf dies vermuthungsweise (bis auf etwanige bessere Belehrung) der grösseren Nähe des Sees zuschreiben.

Wir sehen ferner dass, wo, entfernt vom Meer und von grösseren Landseen, vorübergehend eine ähnlich grosse Luftfeuchtigkeit sich findet, auch annähernd gleiche Erleichterung erfolgt (ganz so gross dürfen wir sie im Allgemeinen nicht erwarten, da ja auch die Dauer der Einwirkung sehr wesentlich ist). Es ist dies zwar noch nicht durch genaue hygrometrische Beobachtungen, wohl aber durch die S.58, §60 u. S. 202 beigebrachten Thatsachen, vorläufig bestimmt genug, bewiesen.

Die stärkere und (wenigstens während der Tages-Stunden — durch den Seewind, vgl. Note 316) fast beständige Feuchtigkeit der Luft am Strande, welche unseren Patienten ansehnliche Linderung zu bringen geeignet ist, scheint sich (Irland etwa ausgenommen; vgl. S. 102) gar nicht weit ins Land hinein zu erstrecken — lange nicht soweit als das maritime Klima (die von der Nähe der See abhangenden Temperatur-Verhältnisse). Dafür spricht:

---

318 Eine nur während des Winters zu Neuchâtel lebende Patientin zähle ich nicht mit.

1. Dass in dem maritimen Klima Englands dennoch viele Patienten eben so stark leiden wie auf dem Continent.

2. Dass auch, soviel wir wissen, die Küsten-*shires* von England in dieser Beziehung nichts vor den Binnen-*shires* voraus haben (Note 178).

3. Vielleicht auch einigermassen die in Note 317 mitgetheilte Aussage des Hrn. **Woosnam.**

Unsere Annahme, dass die feuchte Strandzone gar nicht weit ins Land hineinreiche, verträgt sich mit der Wahrnehmung, dass, wie es scheint, die festen Bestandtheile des Meerwassers sehr weit ins Land hinein durch den Wind fortgeführt werden (z.B. bis Salzufflen: **Schmid**, Lb.d. Meteorologie. Lpz. 1860. 791); es hindert nichts anzunehmen, dass das Wasser des in der Luft sehr fein zertheilten Meerwassers in der Regel schon in geringer Entfernung vom Meer sich in Dampf verwandle, womit dann seine für unsere Patienten vortheilhafte Wirkung sehr abnehme. — Genauere physikalische Untersuchungen bleiben aber sehr wünschenswerth.

Wir sind, nach allem Vorhergehenden, nicht gezwungen anzunehmen, dass die Seeluft durch etwas Anderes als ihre Feuchtigkeit nütze; und es kommt hier wieder, wenigstens bis auf Weiteres, der alte **Musschenbroek**sche Satz zur Geltung: *Causae rerum naturalium non plures sunt admittendae quam quae verae sunt earumque phaenomenis explicandis sufficiunt.*

Die Erörterung dieses Punctes ist auch für die Therapie von Interesse; denn thut es nur die Feuchtigkeit, so können grosse Landseen und breite Flüsse wahrscheinlich oft — und sogar künstliche Mittel vielleicht bisweilen (vgl. § 102) — die Reise ans Meer entbehrlich machen. Freilich wird der Patient, je geringer die hülfreiche Wassermasse ist, desto weniger weit sich von ihr entfernen dürfen; und in dieser Beziehung wird er allerdings an der Seeküste am wenigsten genirt seyn.

§ 102.

Bei Pat. 10 wirkte das, ½-1 Stunde täglich gebrauchte, Sooldunstbad zu Oeynhausen 319 „nach wenigen Sitzungen so, dass der Kranke von seinen asthmatischen und katarrhalischen Leiden frei war und versicherte, nie“ [und er litt damals schon seit einigen 20 Jahren am tFSK] „ein Mittel angewandt zu haben, was so glänzenden und andauernden Effect --- bei ihm bewirkt habe.“ **Alfter**, Lit. 19. Der Hr. Vfr. schreibt mir über denselben Fall auch noch: „-- Inhalationen unseres Sooldunstes, der mit einer geringen Quantität Kohlensäure geschwängert ist. Bei denselben

319 Bereitet, indem in einem 23-25° *R.* warmen Salon das Soolwasser, aus einem 13 Fuss hohen Steigrohr in ein mit Dornsträuchen versehenes Becken stürzend, sich in feinen Wasserstaub zertheilt.

schwiegen alle Symptome, aber nicht allein in den Räumlichkeiten und so lange Pat. einathmete, sondern auch später Tage lang nachher, wenn er auch wieder den vermeintlich schädlichen Einflüssen" [von Vegetabilien] „ausgesetzt war." Ich darf auch diese wohlthätige Wirkung — nach dem in § 101 angeführten **Musschenbroek**schen Satze — nur den Wasserdämpfen, allenfalls unter Mitwirkung der Temperatur von 23-25°R., zuschreiben, und nicht etwa der Mitwirkung des Salzes oder der Kohlensäure; denn — abgesehen davon, dass überhaupt die Sooldunstbäder wohl hauptsächlich nur durch Wasser und Wärme wirken 320 — ist auch speciell für den tFSK von einer Wirkung des Salzes oder der Kohlensäure, wie sie hier in Frage käme, nichts bekannt, dagegen die wohlthätige Wirkung einer feuchten, und insbesondre auch einer warm-feuchten, Luft bewiesen; und für den Pat. 10 individuell giebt Hr. Prof. **Langenbeck** mir an: „Besserung trat immer ein, sobald er Wasserdämpfe einathmete."

§ 103.

Es versteht sich von selbst dass, wenn eine der in § 58 besprochenen Schädlichkeiten eingewirkt hat, der Arzt den unmittelbaren Folgen derselben nach allgemeinen therapeutischen Regeln zu begegnen habe. Bei den für unsere Patienten ausgezeichneten Schädlichkeiten (§ 58 unt. 3.) zwar wird ausser der Entfernung derselben vom Patienten, oder des Patienten von ihnen, selten noch etwas Besonderes zu thun seyn; eher bei einigen der andern.

b. Radical.

§ 104.

Wir haben es hier mit der katarrhalischen Reizung gewisser Schleimhäute und mit der Verstimmung des Nervensystems als etwas Gewordenem, als den Elementen und der *causa proxima* des fertigen Accesses zu thun. Wir dürfen hier weniger wie bei der Behandlung der ganzen Krankheit oder bei der prophylaktischen Behandlung des Accesses das nervöse Element als das überwiegend wichtige behandeln; denn auch das katarrhalische tritt oft recht stürmisch in die Erscheinung und erheischt dringend Hülfe. Aber wir brauchen auch gar nicht ängstlich zu ermitteln, welchem System zunächst zu helfen sei. Denn: 1) kommen wir, wenn wir die Reizung der Schleimhäute bekämpfen, sonder Zweifel auch ihren Nerven — den bei der Krankheit am handgreiflichsten betheiligten Nerven — zu Hülfe und thun somit etwas zur Besserung des nervösen Elements; — und 2) lässt die uralte allgemein-therapeutische Erfahrung, dass

320 Vgl. **Lersch** Einl. i. d. Mineralquellenlehre. 170. 658.

wir mit der Bekämpfung von einzelnen Krankheits-Elementen (-Factoren), ja sogar schon mit der Bekämpfung von Hauptsymptomen, fast immer auch die *causa proxima* und das Ganze einer Krankheit mehr oder weniger angreifen, — ebenfalls hoffen, dass wir hier mit dem katarrhalischen Element gleichzeitig auch das nervöse, wenn auch mehr nur nebenbei, angreifen werden, so wie auch umgekehrt mit dem nervösen das katarrhalische. Wir werden also, wenn wir auch bei dieser oder jener Indication zunächst nur, oder hauptsächlich nur, Eines der beiden Elemente ins Auge fassen können, dennoch wahrscheinlich mit der Erfüllung jeder Indication die beiden Elemente gleichzeitig bekämpfen.

Ich glaube, dass man am natürlichsten und zweckmässigsten folgende Indicationen aufstellt (von denen es sich von selbst versteht, dass man sie in der Regel nur eine nach der anderen, und höchstens die erste oder 2te einmal gleichzeitig mit einer der anderen, verfolgen dürfe):

1. Die Reizung der Schleimhäute (und ihrer Nerven) zu beschwichtigen: § 105.

2. Von den leidenden Schleimhäuten (und ihren Nerven) abzuleiten: § 106.

3. Das Nervensystem, allgemein oder örtlich, anzuregen, in höhere Thätigkeit zu versetzen — in der unsicheren Hoffnung, dass es bei dieser Gelegenheit, wie nicht selten, die Anomalie in seiner Thätigkeit regeln werde: § 107.

4. Der Verstimmung des Nervensystems als eines Ganzen durch umstimmende Mittel zu begegnen: § 108-113.

§ 105.

Erste Indication. Die Reizung der Schleimhäute (und ihrer Nerven) zu beschwichtigen.

Besitzen wir beschwichtigende Mittel, durch welche wir allen hier betheiligten Schleimhäuten oder doch mehreren derselben gleichzeitig zu Hülfe kommen können [denn von den einzelnen sprechen wir zweckmässiger — weil concreter, mehr zergliedernd und unterscheidend — erst bei der Behandlung der Symptomen-Gruppen]?

In einzelnen, seltenen Fällen haben die Aerzte, weil die Symptome ihnen auf einen mehr entzündlichen Charakter der Schleimhautleiden hinzudeuten schienen, einen Aderlass versucht, aber immer ohne Nutzen [321] und zum Theil sogar mit positivem Schaden [322]. Auch örtliche Blutentleerung war immer nutzlos [323].

Von innerlichen Mitteln können wir hier nur an *a.* Demulcentien und *b.* Narkotica denken.

a. Wollten wir durch Demulcentien so gründlich und so lange einwirken wie es hier nöthig ist, wollten wir die Beschaffenheit des Bluts — indem wir willkührlich, ohne Beweis, es als ein zu reizendes annähmen — erheblich abändern, so müssten wir ausser demulcirenden Arznei-Mitteln, die bekanntlich zu den schwächsten arzneilichen Agentien gehören, auch demulcirende Nahrungs-Mittel — und zwar in vorwaltender Menge neben anderen, also eine demulcirende Diät — in Gebrauch ziehen und diese wochenlang, vielleicht sogar bisweilen monatelang, fortsetzen. Dadurch kämen wir aber in Conflict mit der nach dem Ausspruche aller Aerzte, die für den tFSK schon Erfahrungen gesammelt haben, überwiegend wichtigen Indication, gut zu ernähren, welcher Indication nur durch nahrhaftere Speisen in gehöriger Abwechselung genügt werden kann. Wir dürfen also, wenn wir einen Versuch mit Demulcentien machen wollen, nur etwa solche demulcirende Nahrungsmittel, welche zugleich gut ernähren — Milch, Eier — einigermassen neben den überwiegend wichtigen Fleischspeisen, und unter den letzteren einigermassen die mehr demulcirenden Brühen von Kalb-, Hühner-, Tauben-Fleisch, begünstigen. Während der grössten Höhe der Krankheit (Note 119) möchte es allerdings zweckmässig seyn, die Kost für einige Tage, bisweilen selbst für eine Woche, auf die gedachten

---

321 Vgl. z. B. Lit. 21., 23.

322 Z.B. bei Patientin 53: „*greatly aggravated her symptoms*". — Die Krankheit, sagt **Macculloch**, „*is aggravated by the remedies which aggravate intermittents, namely, by bloodletting and evacuants, though, unfortunately for the patients, this is a common practice*".

323 So z. B. blutige Schröpfköpfe auf der Brust, wahrscheinlich bei mehreren Kranken: **Fleury**; — Egel auf der Brust, wahrscheinlich bei mehreren Kranken: **Gordon, Fleury**; hinter den Ohren bei Pat. 19; auch wohl um den Hals [wenigstens wird über die Wirkung nichts gesagt] bei Pat. 30. — Die Empfehlung von **Ramadge**: „*In case the pain in the site of the frontal sinuses should be troublesome, a leech applied to this part may be found advantageous; where there is*

Brühen [324], Eier, Milch und Weissbrod zu beschränken. Aber man wird immer sehr bald — und jedenfalls unverzüglich, sobald sich Zeichen einer Verdauungsstörung durch die fade Kost einstellen oder der Kranke Widerwillen gegen dieselbe äussert — zu kräftigeren Fleischspeisen übergehen müssen, neben welchen dann jene demulcirenden Nahrungsmittel nur mehr untergeordnet, und soweit es dem Kranken zusagt, fungiren dürfen. — Auf jede weitere Benutzung demulcirender Nahrungsmittel und auf die hier sonder Zweifel ohnmächtigen demulcirenden Arzneimittel leistet man gewiss am besten von vorn herein, ohne sie erst zu versuchen, Verzicht (etwa mit einer Ausnahme bei der Brustgruppe: § 121).

b. Narkotica. Diese sind uns bei der vierten Indication und bei der Brustgruppe wichtiger als hier; deshalb von ihnen erst später.

§ 106.

Zweite Indication. Von den leidenden Schleimhäuten (und ihren Nerven) abzuleiten.

Die jedem Arzte bekannte, ziemlich durchgreifende Regel, dass bei Katarrhen Ableitung auf die Haut viel, Ableitung auf Darmcanal oder Nieren dagegen wenig leistet, scheint auch hier mehreren experimentirenden Aerzten vorgeschwebt zu haben und wenigstens annähernd sich zu bestätigen.

Pat. 22 und Patientin 51 loben geradezu Beförderung der Hautausdünstung (d. h. stete sorgfältige Schützung derselben und ab und zu Steigerung bis zu leichtem Schwitzen) als sehr lindernd. Andre Patienten sprechen hiervon nicht, sondern loben nur — mehr oder weniger, wie ich alsbald specieller anführen werde — gewisse auf die Haut ableitende Mittel.

Zur Ableitung auf die Haut hat man kaum je innerliche Diaphoretica [325] versucht [326]. Und doch liegen diese so

wheezing, a leech or two to the throat may be recommended" gründet sich vermuthlich nicht auf Erfahrungen.

[324] Die man, wenn das zusagt, auch kalt in Gallertform kann geniessen lassen.

[325] Mittel, welche mehr nur nebenbei auch diaphoretisch wirken, bespreche ich an anderen Stellen.

[326] Nur **Bostock** lobt für seinen Fall „kleine Dosen von Ipecacuanha, Dover's Pulver", sagt aber nicht einmal, dass er sie als Diaphoretica benutzt.

nahe, zumal das Hausmittel eines leichten diaphoretischen Thees (von Holunder- od. Linden-Blüthen oder chinesischem Thee [327]), welcher bei gemeinen Katarrhen so viel leistet und wohl nur wenigen Frühsommerkatarrh-Kranken zu erhitzend seyn dürfte [manchen allerdings, vgl. Note 370]. Um so häufiger dagegen hat man die sogleich zu besprechenden äusserlichen Mittel versucht.

Allgemeine Bäder werden vielfach gelobt als den Access abkürzend oder erleichternd. Wir dürfen wohl alle solchen Bäder, wie verschieden sie sonst unter einander seien, als hautreizend, wenn auch in sehr verschiedenem Grade, und dadurch hier ableitend ansprechen. — Pat. 17 sagt von sich selber: „*Vapour baths followed by cold baths* - - - *afforded some relief*". Mehr noch leisteten ihm später „türkische" Bäder. Er nahm deren in diesem Jahre, vom April an, in der Anstalt des Dr. **Barter** zu St. Ann's Hill bei Cork — der Mutteranstalt für die „türkischen" Bäder im vereinigten Königreiche [328]

---

327 Von letzterem würden die schwarzen Sorten den — mehr aufregenden — grünen wohl fast immer vorzuziehen seyn.

328 Die neuerdings, namentlich seit dem Krim-Kriege, in Irland und von da aus in Grossbrittannien (z. Th. auch bereits in brittischen Colonien, z. B. Australien), in Deutschland (Nudersdorf bei Wittenberg) u. s. w. eingeführten s. g. orientalischen, türkischen, römischen, verbessert-alt-römischen, oder irischen Bäder, *hot-air-baths*, sind Schwitzbäder, welche sich von den russischen hauptsächlich dadurch unterscheiden, dass Wasserdämpfe wenig, und zum Theil gar nicht, mit benutzt werden; ausserdem auch in der Regel durch Ventilation und mehr Licht. Die Badenden befinden sich deshalb behaglicher und verweilen länger, als in den Dampfbädern, unterhalten sich auch, liegend, sitzend oder gehend, mehr mit einander. Abreiben der Oberhaut durch Badediener, welche einen Fausthandschuh aus Ziegen- oder Kameel-Haar oder grobem Tuch führen, Abwaschungen mit Seife, bisweilen auch kalte Brausen, werden mit benutzt; oft auch methodisches Kneten *(shampooing)* durch den Badediener; doch kommt es statt des Knetens mehr und mehr in Gebrauch (was auch gewiss zweckmässiger), vor dem Bade zu gehen oder gymnastische Uebungen vorzunehmen. In Irland wird während des Schwitzens viel frisches Wasser getrunken, in Nudersdorf auf ärztliche Verordnung bisweilen auch Stahl- oder Schwefel-Wasser.

Wie in England bereits eine förmliche populäre Literatur über diese Bäder entstanden, s. bei **H. E. Richter**, in Jahrbb. d. Med. 1861. Oct. 111, 112. Für uns Deutsche erscheint als die bedeutendste Autorität unter Denen, welche die neuen Bäder loben, Dr. **Thudichum** zu London, der mit einer gediegenen deutsch-ärztlichen Bildung, insbesondre den trefflichen chemischen Kenntnissen welche er bereits durch seine schriftstellerischen

— 28, je $1^1/_2$ - 2 Stunden lang, und später auch noch anderswo, bei Gelegenheit, einzelne, und der Access war dieses Jahr ansehnlich leichter und kürzer als gewöhnlich; insbesondre erleichterten die Bäder sehr die Eingenommenheit des Kopfes, welche bei diesem Pat. vor und während der Verschlimmerungen stattzufinden pflegt. Bei Pat. 11 kürzten russische Dampfbäder wiederholt den Access ab; auch Seebäder schienen, wenn auch in geringerem Grade, vortheilhaft zu wirken. Pat. 27 lobt nach vielfältiger Erfahrung Seebäder, Kreuznacher (mit übertrieben viel Mutterlauge) und Emser Bäder ungefähr gleich sehr als den Access entschieden abkürzend und sehr erleichternd, besonders wenn sie schon zu Anfang desselben genommen werden. [Später nahm er zu demselben Zweck Schwefelleberbäder; s. § 28.] **Auch noch bei vielen anderen, besonders englischen, Patienten gehören die Seebäder, während des Accesses und nach demselben, zur Jahresordnung.** Bei einem Kranken **Hervier's** nützten die Bäder des Mont-Dore sehr 328.*a*. Der Patientin 43 thaten, 1860, Bäder und

---

Leistungen so wie als Lehrer der Chemie documentirt hat, schätzbare englische Erfahrungen verbindet, welche er z. Th. in Gemeinschaft mit **Urquhart** (dem berühmten Orient-Reisenden, dem die Einführung jener Bäder hauptsächlich mit zu danken) gewonnen hat. (*The Turkish Bath.* Dr. **Thudichum's** *Paper, read before the Med. Soc. of London.* Abdr. a. Bd. 1. der *Transactions* d. Gesellsch. Lond., 1861.) **Thudichum** weist nach, dass die *hot-air-baths* in der Regel sehr gut vertragen werden, bei mancherlei Krankheiten grosse Dienste leisten, auch diätetisch werthvoll sind. Wenn sie in einzelnen Fällen, ohne ärztliche Verordnung und Aufsicht gebraucht, auch schadeten und selbst tödtlich wurden (**Westropp,** *death in a Turkish bath,* in: *Lancet. 1861. Vol. I. 471),* so fällt dies nur dem Missbrauche zur Last. — Auch **Wutzer** (in seiner „Reise in den Orient" etc. Bd. 2. 1861. 25 f., 341) u. a. Reisende sprechen sich über die orientalischen Bäder günstig aus, doch minder eingehend.

328.*a* [Zus. während d. Drucks, nach einem Briefe d. Hrn. Dr. **Hervier.**] Der Kranke, *Obs.* 3, ist ein Vierziger und leidet seit Jahrzehenden; die Brustgruppe herscht vor. „*Les eaux du Mont-Dore ont été administrées d'après les procédés ordinaires. Le malade y va chaque an et en éprouve les plus merveilleux effèts. La méthode est surtout hydrothérapique; il n'y boit pas ou peu.*" In der gedruckten Abhandlung steht: „*les eaux du Mont-Dore amenèrent la guérison*"; es soll dieser Ausdruck aber nur [vgl. S. 185 Abs. 2] starke Abkürzung von Accessen bedeuten. — Ob man bei den Bädern des Mont-Dore ausser ihrer hautreizenden Eigenschaft und dem Wasserdampf in den Baderäumen vielleicht auch an den Arsen-Gehalt des Wassers zu denken hat, möchte schwer zu entscheiden seyn. So gering der Arsengehalt ist, darf man dennoch wohl um so eher auch an ihn denken, als **Thénard** dort das Arsen auch in dem Dampfe der Baderäume in „*des traces très sensibles*" (mittelst des **Marsh**schen Apparats) gefunden hat, es also von der Schleimhaut der Luftwege absorbirt werden und hierdurch stärker wirken könnte. Aber freilich das

Duschen in den Thermen von Aix in Savoyen gut [329]. Durch kalte Wellenbäder wurden bei Patientin 48 wiederholt die Accesse abgekürzt und erleichtert. Dem Pat. 33 haben Flussbäder immer positiv gut gethan. Auch Pat. 22 lobt kurze [330] Flussbäder. Der Patientin 47 „bekamen warme Bäder gut, erleichterten immer, aber später thaten kalte Rheinbäder immer am wohlsten". Kalte Waschungen des ganzen Körpers beim Aufsteigen aus dem Bett haben bei Patientin 51 unter mancherlei Mitteln noch am meisten erleichtert. Es gehören endlich hieher die kalten Regenbäder, welche von **Gordon** [331], und die Kaltwasser-Behandlung, welche von **Fleury**, auch als Curativa empfohlen werden (S. 194). Auch Pat. 11 fand 1860 eine äusserliche Kaltwasser-Cur [332], von ungefähr 14 Tagen, vortheilhaft. 1861 vereinfachte er die Cur an seinem Wohnorte, wo ihm keine Kaltwasser-Anstalt zu Gebote steht, dahin dass er des Morgens, nach dem Dunsten im Bette, den Körper mit einem sehr grossen Schwamme kalt abwusch und Abends zwischen 5 u. 6 Uhr ein starkes Fluss-Wellenbad, etwa $1^1/_2$ Minuten lang, nahm. Auch dies wirkte fast eben so vortheilhaft.

Anderseits erwiesen sich wirkungslos: „*bains de vapeur térébenthinée*" bei einem Pat. **Hervier's** (bei welchem später Mont-Dore half, s. Note 328. *a*), russische Bäder bei Pat. 14, Dampfbäder (gewöhnliche?) bei Pat. 22 u. 24,

---

Vorkommen des Arsens im Wasserdampf ist dort durch neue Einrichtungen wieder sehr zweifelhaft geworden [*Ann. de la Soc. d'hydrol. méd. de Par. T. I. 1854-55, p. 58. — Dict. gén. des eaux min. etc. T. II. Par. 1860. 399*]; auch geht aus obiger Mittheilung des Hrn. Dr. **Hervier** nicht hervor, ob bei seinem Pat. die Anwendungsweise von der Art war, dass dieser Factor erheblich mitwirken konnte.

329 „*Elle y prit 18 bains de piscine et 6 douches sur le dos: la sensation de cette eau chaude sur les épaules et la nuque lui fut très agréable et lui procura du soulagement quand elle souffrait dans ce moment même; elle y eut le catarrhe beaucoup moins fort qu'à l'ordinaire, sans savoir à quelle influence elle pouvait le devoir*". Man muss freilich auch an die feuchte Witterung von 1860 denken; vgl. Note 117.

330 Bekanntlich ist für alle Applicationen von kaltem Wasser, wenn sie erwärmend und hautreizend wirken sollen, Kürze der Anwendung (so abzumessen, dass hinterher eine recht kräftige Reaction aufkommt) das erste Erforderniss. Bisweilen mag wohl ein Fehler in diesem Puncte die Ursache gewesen seyn, weshalb einzelnen Patienten (wie im Text alsbald anzuführen) kalte Bäder nicht nützten oder sogar (Pat. 21) schadeten.

331 Pat. 28, der noch von **Gordon** behandelt worden, schreibt mir: „*the free use of cold water, dashed over the body, two or three times a day, is invaluable*".

332 Morgens, nach Dunsten in der Wolldecke, kaltes Laken und mehrmalige Uebergiessungen auf dasselbe, dabei kalter Schwamm auf der Stirn; Nachmittags starke Regendusche auf den ganzen Körper, bei Wachstaftkappe auf dem Kopf.

eine *médication thermale sulfureuse* bei Patientin 42, künstliche Schwefelbäder bei Pat. 11 [333] und 24, aromatische Bäder (dabei Blasen mit Eis auf dem Kopf) bei Pat. 30, warme Bäder bei Patienten **Gordon's**, Regenbad, Seebad und die Bäder von Bath und Buxton [334] bei **Bostock**, eine 2malige Ostender Cur bei Patientin 50, verschiedene Bäder, darunter auch Seebäder, bei Pat. 26, Baden in kaltem Salzwasser bei Pat. 6 (während ihm Baden in lauem Salzwasser „*has only seemed serviceable, inasmuch as it has relieved the tightness of the chest, and the difficulty of breathing*"). — Bei Pat. 21, sonst einem Freunde von Flussbädern, steigerte sich doch nach solchen „jedesmal das Uebel bedeutend". (Vgl. Note 330.)

Es scheint sich, wenn wir diese verschiedenen Angaben vergleichend würdigen, neben dem grossen Einflusse der Individualität auch herauszustellen, dass im Allgemeinen die stärker hautreizenden Bäder viel, die minder reizenden wenig oder nichts leisten. Es liegt also sehr nahe, künftig die reizenderen zu begünstigen und dabei etwa noch die Haut reiben oder bürsten zu lassen (mit einem kratzenden Fausthandschuh, vgl. Note 328, einer grossen „Fleisch-" Bürste, od. dgl.).

Man könnte auch versuchen, durch sehr lange Dauer warmer Bäder die reizendere Wirkung zu ersetzen. Da so manche andere Kranken sich ein Baden in den Piscinen der Akratothermen 6-8 Stunden täglich (und selbst noch länger!, was freilich übertrieben) gefallen lassen und es z. Th. sogar durch die gesellige Unterhaltung angenehm finden, so lässt sich auch von manchen „Heufieber"-Kranken Aehnliches erwarten; und eine sehr günstige Einwirkung des Bades, so wie der feuchten Piscinen-Luft (man vgl. für die feuchte Luft besonders § 101), ist in hohem Grade wahrscheinlich. Bestätigt sich dies, so dürften künftig manche, zumal einer Akratotherme nahe wohnende „Heufieber"-Kranke deren treueste Stammgäste für jeden Frühsommer werden.

Heisse Fussbäder fand **Gordon**, Lit. 4., in der Regel wohlthätig; auch **Bostock** lobt für seinen Fall warme Fussbäder; Pat. 22 findet „geschärfte" Fussbäder, auch Einreiben der Brust und des Rückens mit Senfspiritus, lindernd. — Anderseits blieben wirkungslos: Senf-Fussbäder bei Pat. 19, Senfteige (wo gelegt?), wahrscheinlich bei mehreren Kranken: **Fleury**; Brechweinsteinsalbe (wo?), wahrscheinlich bei mehreren Kranken: **Gordon**, Lit. 4.; trockene Schröpfköpfe (auf der Brust?),

---

333 Mit je 2 Unzen Schwefelleber, ohne Zusatz von Säure, bereitet und so warm als ihm behaglich, d. i. 24-25° *R.*

334 Die Wässer dieser beiden Orte sind nicht reich an Salzen.

wahrscheinlich bei mehreren Kranken: **Fleury.**

Künstliche Geschwüre. **Bostock**, Lit. 2., lobt für seinen Fall *„occasionally applying small blisters to the chest"*, verwirft aber grosse Blasenpflaster. Auch Pat. 22 findet Zugpflaster auf der Brust lindernd. — Wirkungslos blieben künstliche Geschwüre bei Pat. 7 (2mal ein Vesicator auf der Brust, 1/2 Jahr ein Fontanell auf einem Arm), Pat. 26 (Vesicatore und Fontanelle), Pat. 24 (*„quatre vésicatoires appliqués successivement sur les bras, le dos et la poitrine"*), Patientin 51 (wiederholt Vesicatore), wahrscheinlich bei mehreren Kranken: **Gordon**, Lit. 4.; **Fleury** (auch grosse Vesicatore).

Brechmittel fand **Fleury**, wahrscheinlich bei mehreren Kranken, wirkungslos.

Purgirmittel. **Bostock**, Lit. 2., lobt für seinen Fall *„mild purgatives"*; aber er war unterleibskrank (s. **1.** 161 Z. 5-3 v. u.) und führt auch (ebd. 163) unter den Symptomen auf *„loss of appetite"*; wir haben es also hier vielleicht nur mit etwas ihm individuell Nützlichem zu thun. — Wirkungslos blieben Purgirmittel bei Pat. 7 (Marienbader Kreuzbrunn), 14, 19, Patientin 51, und wahrscheinlich bei mehreren Kranken: **Fleury**. — Auch **Gordon** (**4.** 268) sagt: *„Purging is improper"*; doch bemerkt er zugleich: *„Care should ... be taken, to obtain a daily and free evacuation of the bowels by the exhibition of one or two drachms of the sulphate of magnesia every morning."* [335] Ich glaube, dass diese Massregel bei der Mehrzahl der Patienten überflüssig ist (da ihr Stuhlgang ohnehin in Ordnung bleibt), und dass sie, wochenlang fortgesetzt, gleich allem Schwächenden leicht schaden kann (vgl. **Macculloch** in Note 322). Wo man es nöthig findet, den Stuhlgang gelind zu befördern, wird man auch nicht gerade immer zum Bittersalz greifen; es stehen ja hier noch mancherlei andere, jedem Arzte bekannte Mittel zu Gebote. Ich will hiermit nicht etwa auf das bloss diätetische Verfahren, welches ich zur Cur der Stuhlträgheit mehr für sonst Gesunde empfohlen habe [336], hinweisen, denn ich weiss recht gut, dass es bei Kranken oft nicht ausreicht. Wohl aber würde ich, anstatt an innerliche Mittel, immer zuerst an Klystiere — von kaltem Wasser, nöthigenfalls auch differentere — denken, welche das zuverläs-

---

335 Es könnte nach einer Stelle auf derselben Seite (Sp. 2 Z. 16 v. u.) scheinen, als wollte **Gordon** das eröffnende Mittel — mit dem Regenbade (s. S. 194) — auch schon vor dem Access anwenden lassen, doch liegt dies wohl nicht in seinem Sinne.

336 Vierteljahrsschr. f. d. pr. Heilkde. 1856. Bd. 4. 121 f.

sigste, raschest wirkende und unschädlichste Mittel für den in Rede stehenden Zweck sind.

Dr. **E. Meyer** [337] erinnert hier daran, dass sehr oft statt der ausleerenden Mittel, welche die gastrischen Zufälle nicht heben, dabei noch die Verstimmung des Nervensystems steigern dürften, Absorbentien (bisweilen gleichzeitig mit Eisen) angezeigt seyn möchten. „Wie unendlich oft werden hochgradige Katarrhe der Luftwege, wenn sie mit Symptomen von Magen-Darm-Säure einhergehen, durch Absorbentien gemildert oder selbst geheilt. Sehr oft sind jene Katarrhe sogar nur secundäre Folgen einer krankhaften Magen-Darm-Säure. Ich mache besonders auf das kohlensaure Ammoniak aufmerksam, welches nach meiner ausgedehnten Erfahrung (besonders bei Kindern) in gewissen nervösen Affectionen der Schleimhaut der Luftwege ausgezeichnet hülfreich ist, wobei man freilich ausser seiner absorbirenden Wirkung noch an etwas Anderes zu denken hat.“

Für Ableitung auf die Nieren spricht **Gordon**: „*Diuretics ... should be given, in order to preserve a plentiful secretion from the kidneys; for I have often noticed that whenever the urinary discharge was copious, the fits were generally less severe than when this discharge was scanty.*“ — **Bostock** lobt für seinen Fall „*squills, and digitalis*“ (ohne weiteren Zusatz). Bei der Scilla darf man hier nicht zugleich an ihre expectorirende Wirkung denken, weil bei **Bostock** nichts zu expectoriren war; wohl aber bei der Digitalis zugleich an die Kreislaufsmässigung, weil **B.** beim tFSK stets Fieber hatte (**1.** 163).

§ 107.

Dritte Indication. Das Nervensystem anzuregen, in höhere Thätigkeit zu versetzen.

Diese Indication verhält sich zur ersten ungefähr wie Feuer zu Wasser; von vorn herein aber, so lange es sich um ein Versuchen handelt, ist auch sie berechtigt. Und wie man in der Pädagogik entgegengesetzte Mittel mit einander abwechseln lässt, so dürfen auch wir hier zusehen, ob vielleicht diese dritte Indication Einiges von unserer gesammten Heil-Aufgabe zu lösen vermag, welche Aufgabe, wie wir gesehen haben, von der ersten Indication kaum auch nur zu einem sehr kleinen Theile und von der zweiten (wenigstens bisher) ebenfalls nur bisweilen und unvollkommen gelöst wird.

---

337 So abgekürzt citire ich hier und an mehreren andern Stellen der Behandlung mündliche und schriftliche Beiträge von meinem theuren Freunde **Ernst Meyer** (s. Vorwort).

Bekanntlich wirken alle (oder fast alle?) pharmaceutischen Mittel, welche das Nervensystem anregen, in höhere Thätigkeit versetzen, auch mehr oder weniger anregend auf das Gefässsystem. Es ist aber für die Praxis meistens sehr wichtig, zwischen solchen, die stärker und mehr primär auf das Gefässsystem wirken (Excitantien), und solchen, die stärker und mehr primär auf das Nervensystem (eigentliche Nervina) —, sorgfältig zu unterscheiden, und nicht etwa beide Kategorien nach beliebter Weise unter den Benennungen *Stimulantia, Incitantia* od. dgl. zu vereinigen. Sondern wir denn so auch hier. [338]

Es liegt sehr nah, dass die Excitantien hier theils weniger indicirt sind als die Nervina (wir beabsichtigen ja nicht, das Gefässsystem anzuregen), theils stärker contraïndicirt: durch die in den Schleimhäuten obwaltenden Hyperämien, — dass aber in geringerem Grade auch die Nervina durch diese Hyperämien contraïndicirt werden. — Nur sehr wenige Aerzte scheinen sich über diese Bedenken hinweggesetzt zu haben.

Excitantien. Pat. 28 schreibt mir: „*one year I found*“ [unter Gordon's Behandlung] „*good effect from swallowing small pieces of camphor*“. Nur Ein Jahr: danach scheint der Erfolg nicht erheblich gewesen zu seyn, denn sonst wäre das Mittel wohl weiter versucht worden. — **Fleury** hat, wahrscheinlich an mehreren Kranken, die *Asa foetida* und den Kaffee ohne Nutzen versucht. [339] — Baldrianthee leistete nichts bei Pat. 24.

Nervina. Den Wein lobt **Macculloch**, ohne genauere Angabe. Aether, Castoreum und Moschus hat **Fleury**, wahrscheinlich bei mehreren Kranken, ohne Nutzen versucht. — Pat. 4, selber Arzt, sagt: „*The continued use of strychnine* [340] *during the*

338 **Macculloch** lobt „*stimulants in general*“; aber mit einer so vag ausgesprochenen Erfahrung, welche nur die Nonchalance der Aerzte zu befördern geeignet, ist nichts gewonnen.

339 Diese ungünstige Erfahrung über den Kaffee widerspricht wohl nur scheinbar der günstigen von Dr. **Rowe**, s. Note 304. Denn, während Dr. **Rowe** den Kaffee als diätetisches Genussmittel gebraucht, muss man bei **Fleury** nach dem Zusammenhange vermuthen, dass er ihn als eigentliches Arzneimittel versuchte und die Heftigkeit der Symptome dadurch zu brechen hoffte. Wenn jenes gut bekommt, dieses misslang, so vertragen sich die beiden Erfahrungen so vollkommen zusammen, dass man sich sogar nicht wundern dürfte, wenn sie sich einmal an Einem und demselben Individuum beide wiederholten.

340 Man wird mich, hoffe ich, nicht tadeln, dass ich Strychnin und

afflicting season is almost an absolute cure with many persons. I have a lady friend who takes it every year, and while she does so has perfect immunity from the malady; but it is a fearful remedy, and once nearly cost my friend her life." Bei einem Kranken des Hrn. Dr. **Bishop** wirkte, nachdem mancherlei Anderes ohne Nutzen gebraucht war, Strychnin, von **Marsh. Hall** als Consulenten empfohlen, in 3 Jahresaccessen (später sah Hr. **Bishop** den Kranken nicht mehr) vortheilhaft. **Gream** empfiehlt nach Erfahrungen an sich selbst und an Anderen [341] die Brechnuss-Tinctur der *Ph. Dubl.* [1: 4], 3mal täglich zu 10, allmählich bis 20, Tropfen. Dagegen berichtet mir ein ausgezeichneter Arzt und Naturforscher, dass bei seiner (30jährigen) Frau Strychnin „ohne besonderen Erfolg" angewandt worden; **Kirkman** nahm Strychnin, von Dr. **Addison** empfohlen, zu $^1/_{20}$ - $^1/_{12}$ Gran 3mal täglich, ohne Nutzen; Hr. Dr. **Rowe** hat bei sich selber Strychnin und Brechnusstinctur versucht und wieder aufgegeben; und **Walshe** sagt: „*I am informed that nux vomica cannot be depended upon.*" Ich glaube, dass der Arzt — ausser bei sich selber oder doch im eigenen Hause — nicht berechtigt ist, eine lästige, aber fast immer gefahrlose Krankheit mit einem Mittel zu behandeln, welches, wenn es nicht lebensgefährlich werden soll, eine so strenge und unausgesetzte Beaufsichtigung verlangt, wie unsere Patienten sie sich selten werden gefallen lassen. [342]

Man könnte auch noch an örtlich wirkende Nervina denken, namentlich an Electricität und Magnetismus, welche ja wenigstens in der Regel durch örtliche Nerven-Anregung — andremal freilich auch entgegengesetzt durch Besänftigung — wirken. Es sind diese Dynamide noch nicht gegen den tFSK versucht worden; ich bezweifle auch ob sie mächtig genug sind, einigermassen dauernd zu helfen, und ihre häufig wiederholte Anwendung würde wahrscheinlich die Patienten sehr langweilen; doch will ich mich hier gern eines Besseren belehren lassen.

Brechnuss als Nervina, statt mit den Schriftstellern als Narkotica, aufführe: sie werden ärztlich nur als das Rückenmark erregende Mittel benutzt.

341 Er beruft sich auch auf Erfahrungen eines anderen Arztes, welche ihm nicht direct mitgetheilt worden. Wenn man aber dabei liest, dass dieser andere Arzt das Mittel angewandt habe „*to large numbers of the country people in his neighbourhood, who flocked to him annually for relief, having experienced so much benefit from it*", so kann man nicht umhin zu vermuthen, dass es entweder mit der Diagnose, oder doch mit der Wahl der Ausdrücke, nicht streng genommen worden.

342 Man kann zu den Nervinis auch das gewöhnliche Tabacksrauchen rechnen, welches ich jedoch des Zusammenhangs halber nur S. 201 bespreche.

Sei es mir erlaubt, da ich hier auf einem mehr immateriellen Gebiete angelangt bin, die, freilich sehr heterogene, „Homöopathie" anzuschliessen. Man sollte von ihr, da die Phantasie ein so mächtiger Hebel für das Nervensystem ist, und bei vielen unserer Patienten sich sehr empfängliche Nervensysteme finden, etwas erwarten. Aber die fatale Aufklärung raubt allen Wundern mehr und mehr den Boden. „Homöopathie" ist von folgenden 6 Patienten gebraucht worden: Von einer Dame, über welche Black also berichtet: *„A young lady, of a lymphatic temperament, has been for three years very frequently under the action of homoeopathic remedies, principally on account of hay fever, and to this was soon superadded great languor; this languor was increased by many of the remedies. She consulted me in April, 1847, principally on account of the languor. As she had been so long under homoeopathic treatment, I recommended her, as soon as the hay fever was subdued, to remain without any medicine. Merc. and Ozeine were very useful in checking the hay fever, but the languor continued; these medicines she took for four weeks, and after that she remained without using any remedies. Gradually she gained strength, and in a few months lost in a very marked manner the languor and pale looks from which she had so long suffered."* — Von Pat. 28 in den letzten Jahren. Er zählt in einem Briefe an mich 11 verschiedene Mittel auf, durch welche er, wenn die Symptome auftreten, und je nach der Verschiedenheit derselben das einzelne Mittel wählend, sich jedesmal binnen etwa 2-3 Stunden Ruhe verschaffe, während er früher oft einen grossen Theil der Nacht hindurch sehr gelitten habe. Die Accesse dieses Patienten sind in den letzten Jahren entschieden milder geworden (vgl. Note 138): dies erklärt und vernichtet für mich das Wunder. — Bei der (sehr schwächlichen, kränklichen, empfindlichen und nervösen) Patientin 52 geht aus der mir vorliegenden Krankheitsgeschichte nicht hervor, was die (3) homöopathischen Mittel bei ihr nützen. — Pat. 32 lässt sich seit 30 Jahren homöopathisch behandeln, scheint sich aber zu erinnern, „dass ihm eigentlich gar kein Mittel Erleichterung dauernd und entschieden gebracht hat", und zwei dem Kranken sehr nahe stehende Aerzte finden gegen diese Angabe nichts zu erinnern. — Bei Pat. 24 (*„deux ans d'homoeopathie"*) und Patientin 48 war die Homöopathie ganz erfolglos.

Vierte Indication. Der Verstimmung des Nervensystems als eines Ganzen durch umstimmende Mittel zu begegnen.

§ 108.

Das Wort „umstimmend" darf hier nicht als gleichbedeutend mit „alterirend", muss vielmehr in einem weiteren Sinne genommen werden. Man kann einer „Verstimmung des Nervensystems", d. h. einem mehrseitig fehlerhaften Fungiren desselben, welches sich durch mannigfache Symptome ausspricht (und wir haben es hier mit sehr mannigfaltigen

Symptomen — der Empfindung, der Bewegung und des Stoffwechsels — zu thun), nicht bloss durch solche Mittel begegnen, welche in den pharmakodynamischen Lehrbüchern Alterantien genannt werden, sondern auch durch mannigfache andere, durch Mittel wesentlich verschiedener Classen. In der That haben die Aerzte hier so viele und verschiedenartige Mittel versucht, dass ich dieselben um der besseren Uebersicht willen unter 5 Kategorien [343] bringe (§ 109-113).

§ 109.

Tonica.

Viele Autoren, z. B. **Bostock**, loben sie im Allgemeinen, ohne nähere Angaben.

Hr. Dr. **W. A. Smith** lobt „bittere Aufgüsse".

Chinarinde wurde von Hrn. Dr. **Moore** bei 3 schwer leidenden Damen wiederholt mit Glück angewandt. Desgleichen von **Dechambre** und **Trousseau** (s. § 111) bei Pat. 14 neben Belladonna und Atropin; doch waren hier die Dosen der verschiedenen Mittel so, dass man letzteren beiden Mitteln mehr Antheil an dem Erfolge zuschreiben muss. — Dagegen fand **Bostock**, S. 446, an sich selber die Rinde erfolglos. Vgl. auch, 10-12 Zeilen tiefer, **Fleury**.

Mehrere Aerzte loben das Chinin; so z. B. Dr. **W. A. Smith**, Dr. **Rowe** (s. S. 196). [344] Bei Pat. 19 „*le sulfate de quinine seul m'a paru apporter quelques soulagements*": Hr. **Henry**. — **Semple** sagt: „man muss Chinin in grösseren Gaben anwenden". Pat. 28 nahm wiederholt 15-18 Gran auf den Tag mit „*some relief at the time*". (Man muss bei so grossen Mengen, zumal wenn sie vielleicht nicht sehr parcellirt wurden, auch an die narkotische Wirkung des Mittels denken, ja fast mehr als an die tonische.) Auch eine Patientin des Hrn. **Martin** nahm es nur mit „*very temporary advantage*". — **Mackenzie** lobt das Chinin als Unterstützungsmittel der Fowlerschen Solution, s. § 113. — Dagegen fand **Fleury**, wahrscheinlich bei mehreren Kranken, „*le sulfate de quinine et le quinquina à doses suffisantes et méthodiques*" ganz erfolglos; Hr. Dr. **Dittmar** versuchte bei Pat. 26 den anhaltenden Gebrauch des Chinins vergebens; und bei Patientin 50 und dem S. 218 erwähnten Patienten des

[343] Man möge über die Wahl dieser Kategorien nicht mit mir rechten. Ich könnte sie vollständig nur durch einen Excurs in die Pharmakodynamik rechtfertigen, der hier zu vielen Platz wegnähme. — Allenfalls könnte man auch die unter den ersten drei Indicationen (§ 105-107) aufgeführten Mittel hieher rechnen. Man müsste dann oben in der Rubrik der vierten Indication sagen: „umstimmende Mittel mit Ausschluss der früher besprochenen".

[344] Vgl. auch **Perey** in Note 297.

Dr. **Bishop** liess das Chinin ebenfalls im Stich.

Mehrere Aerzte loben das Eisen, so z. B. Dr. **W. A. Smith.** — Vgl. auch S. 196 (Dr. **Eigenbrodt**). — Bei Pat. 10, der freilich zugleich an Anämie u. s. w. leidet, bessern starke Gaben Eisen in der Regel sehr; so z. B. nahm er einmal (von Dr. **E. Meyer** verordnet) innerhalb einer Nacht 2 Scr. *Liq. Ferri sesquichlor. Ph. Bor.* mit Nutzen. — Dagegen wurde bei der S. 218 Abs. 1 erwähnten 30jährigen Frau auch Eisen „ohne besonderen Erfolg" angewandt; bei Patientin 42 leisteten „*des réparations ferrugineuses et iodo-ferrées indiquées pour un dérangement menstruel coïncidant avec l'apparition des chaleurs et de l'affection catarrhale*" nichts gegen den tFSK; und ganz nutzlos blieb das Eisen bei **Bostock** und [Driburger Brunn] bei Pat. 7.

Hr. Dr. **Bishop** fand „Chinin und Eisen" in der Regel nützlich. Vgl. auch **Gordon**, S. 196 u. Note 298. — **Kirkman** dagegen fand an sich selber „*disulphate of quinine with iron*", lange gebraucht und von gewöhnlichen Dosen an allmählich gesteigert, erfolglos.

King warnt, „*that if a paroxysm be about to set in, a tonic regimen is premature, and may aggravate the distress to the highest degree, as in the case of incipient catarrh of any other kind. The time for support is that of the departure or decline of the disorder, provided no fresh or recent causes of disturbance require to be allowed for.*" Aber diese Vorschriften können wohl nur bisweilen respectirt werden. Man hat allerdings, da fast alle Tonica erhitzen, manche auch verstopfen, der Theorie nach von ihnen, wenn man sie während der Höhe der Symptome giebt, Verschlimmerung zu befürchten. Aber es scheint eine solche in Wirklichkeit nicht oder nicht leicht einzutreten. Dagegen hat man wohl in vielen Fällen zu gewärtigen, dass sie zu langsam wirken um, neben einer mehr gründlichen und dauernden Hülfe, auch alsbald Linderung der Symptome herbeizuführen; und man wird sie deshalb füglicher zwischen den Verschlimmerungen (§ 22) und Exacerbationen (§ 20) geben als während derselben [noch besser aber: prophylaktisch schon vor dem Access: § 96].

§. 110.

Säuren.

Nur selten haben die Aerzte an Säuren gedacht — und wohl mit Recht selten, denn die Säuren [abgesehen von der durch ihre Wirkung sich absondernden Blausäure: § 111] kommen wohl nur unter Umständen, wie sie hier nicht obwalten (namentlich wenn das Blutsystem wesentlich leidet, durch Orgasmus oder durch manche Mischungsänderungen), dem Nervensystem zu Hülfe und werden beim tFSK oft noch durch das Leiden der Schleimhäute, insbesondre durch die Brustgruppe, contraïndicirt seyn. In den wenigen Fällen, wo sie versucht worden, haben sie [345] nicht genützt, in einem Falle (Schwefelsäure) sogar durch Nebenwirkung auf den Darmcanal geschadet.

§ 111.

Narkotica und Acri-Narkotica.

Wollte man sie anwenden, um die katarrhàlische Reizung mehr direct und rasch zu beschwichtigen (§ 105), so würden dazu wohl in der Regel ziemlich ansehnliche, schon wirklich betäubende, Gaben erforderlich seyn und diese bisweilen auch irgendwie nachtheilig werden. Um aber nur das Nervensystem vortheilhaft umzustimmen, werden oft auch schon kleinere Gaben genügen. Leider geben die Autoren oft nicht an, in welchen Gaben sie dieses oder jenes Mittel gebraucht haben.

Walshe empfiehlt Blausäure in kleinen, häufig wiederholten Gaben. Pat. 4 (Arzt) theilt mit, dass sie in grossen Gaben einem ihm bekannten Patienten sehr nütze [346]. Auch schon **Gordon**, Lit. 4., lobt Blausäure in bescheidenen Gaben, aber freilich in Verbindung mit 2 andern wirksamen Mitteln; man kann um so weniger sagen, welches nun eigentlich genützt habe, da auch die beiden anderen ohne Blausäure wenigstens für die Brustgruppe nützten [347].

Belladonna (später dafür Atropin) und China gleichzeitig wurden von **Dechambre** und **Trousseau** bei Pat. 14, bei

---

345 Sowohl vegetabilische als mineralische. — S. z. B. Lit. 4.; 15.

346 „*A country gentleman in Kent, an old and very intelligent man, tells me that he has had hay-fever all his life; he cures, or all but cures himself, every year with hydrocyanic acid. When the season is sufficiently advanced for the complaint seriously to bother him, he shuts himself up in a darkened room for a couple of days, and liberally doses himself with his drug, taking as large doses as are safe. It quite cures him for the time, and renders him far less liable to the malady for the rest of the season. Perfect dependence can be placed on this statement, I am sure, and it would be worth while to try the plan with those who can afford (which I cannot) the sacrifice of a couple of days.*“

347 „*I made trial of the hydrocyanic acid, in doses of half a drop, or a drop, every two or three hours; giving, in the intervals, from three to five grains of the carbonate of ammonia, with a quarter or half a grain of powder of ipecacuan. This plan invariably alleviated the symptoms; and when they were not exceedingly violent, removed them entirely. Sometimes I administered the carbonate of ammonia, with ipecacuan, alone, and certainly never without greatly facilitating the difficulty of breathing.*“

welchem schon manches Andere theils ohne, theils mit wenig Erfolg versucht war, mit Glück angewandt [348]. — Dagegen fand **Fleury**, wahrscheinlich bei mehreren Kranken, die Belladonna nutzlos.

Macculloch lobt das Opium. Dagegen fanden es **Bostock** und [*„laudanum“*] **Kirkman** an sich selber, **Fleury** wahrscheinlich bei mehreren Kranken, nutzlos, **Gordon** (sonder Zweifel bei mehreren Kranken) sogar *„decidedly injurious. It increased the fever, headache, wheezing, and suffocative tightness across the chest.“* Aber keiner dieser Autoren giebt an, wie er das Mittel angewandt habe; und doch ist dies beim Opium so wesentlich. — Das Morphin scheint noch kaum versucht worden zu seyn [für das Ganze des Accesses; — mehr für die Brustgruppe, s. § 121]; ich finde es wenigstens nur ein Paar Mal, ohne bestimmten Ausspruch von Lob oder Tadel, angeführt.

Mitunter dürfte Safran zu empfehlen seyn, namentlich bei Frauen: Hr. w. St. R. Dr. **Anke**.

Bostock fand bei sich selber die Digitalis nützlich; aber wie? (Vgl. S. 216 Abs. 3.)

Gordon lobt sehr die Lobelia: *„No medicine, however, which was had recourse to, was of such utility, and so speedily and effectually removed the paroxysms“* [d. h. die Exacerbationen (§ 20) oder Verschlimmerungen (§ 22)], *„as the ethereal tincture of the Lobelia inflata. It was given in doses of one drachm, repeated every three or four hours. The obstructed respiration was always rendered more free by the first dose, and after the second it became perfectly easy and natural; and to this soon followed the disappearance of all the other symptoms.“* Der Nutzen der Lobelia in den **Gordon**schen Fällen dürfte damit zusammenhängen, dass bei der Mehrzahl derselben die Brustgruppe im

---

348 *„Je vis le malade avec M. Trousseau, qui conseilla l'usage alternatif de la poudre de quinquina et de la belladone, employés de la manière suivante, sauf quelque différence insignifiante: tous les cinq ou six jours 8 grammes de poudre de quinquina calisaya pris le matin à jeun dans une tasse de café noir; tous les jours, excepté ceux réservés à l'administration du quinquina, faire usage de pilules contenant chacune 1 centigramme de poudre de racine de belladone et 1 centigramme d'extrait; commencer par une pilule, augmenter d'une tous les deux jours, jusqu'à ce que la dose quotidienne ait été portée à 4 ou 5; maintenir cette dose pendant une dizaine de jours, puis la diminuer graduellement dans la proportion inverse de l'augmentation. On comprend, du reste, que les doses, leur progression, la durée de la médication, peuvent et doivent varier avec les individus et les effets obtenus. Cette médication, qui dure environ un mois, et dans laquelle on consomme une soixantaine de pilules bellado-*

Verhältniss zu anderen Gruppen stark entwickelt war [349] (wie dies aus seiner Schilderung und daraus, dass er die Krankheit Heu-Asthma nennt, hervorgeht). Auch **Walshe** empfiehlt die ätherische Lobelia-Tinctur. — **Kirkman** freilich und Pat. 26, bei denen ebenfalls die Brustgruppe stark entwickelt ist, nahmen dennoch die Lobelia [350] ohne Nutzen.

Das Tabackrauchen darf ich, so wie es angewandt worden, nicht hieher rechnen, bespreche es vielmehr, mässig und von Gewöhnten angewandt, als diätetisches Nervinum (Ende des § 100), intensiv angewandt als Nauseosum (§ 112).

§ 112.

Nauseosa.

Gordon, Lit. 4, gab in den ersten Fällen, welche ihm vorkamen, Ipecacuanha und Brechweinstein (bisweilen mit Campher und Bilsen-Extract) so, dass Ekel dauernd unterhalten wurde, was immer ansehnliche Erleichterung brachte. Aber bei der grossen Unannehmlichkeit des Mittels, und da bei manchen Patienten der Uebergang in Vomiturition oder selbst beständiges Erbrechen — und hiervon eine Vermehrung des Kopfwehs und des Allgemeinleidens — sich nicht vermeiden liess, erkannte er bald die beschränkte Anwendbarkeit an. [Hätte **G.** das mildeste Nauseosum, die Ipecacuanha, pur versucht, so würde er vielleicht glücklicher gewesen seyn, schon deshalb weil er dann geschickter mit den Dosen hätte experimentiren können, um gerade den passendsten Grad der Wirkung zu erzeugen und zu unterhalten.]

---

nées et 48 grammes de poudre de quinquina, peut être répétée par intervalles s'il est nécessaire. Nous devons dire que notre malade a éprouvé une amélioration considérable. Dès le premier printemps (1858), les crises ont été en grande partie conjurées, et tout l'été s'est passé d'une manière très supportable, moyennant un retour aux moyens indiqués dès la première menace de coryza. L'année suivante, l'effet du remède ayant paru moins prompt et moins décisif, la belladone a été remplacée par l'atropine, qui a eu un succès complet." **24.** 68.

349 So war es bei Pat. 28, wie ich durch briefliche Mittheilung weiss, lange Jahre hindurch der Fall. Auch Dieser nahm bisweilen auf **Gordon**'s Verordnung Lobelia-Tinctur mit guter Wirkung.

350 **Kirkman** sonder Zweifel eine geistige Tinctur.

Dr. **E. Meyer** macht darauf aufmerksam, dass, besonders von zarten, reizbaren Subjecten, die Lobelia in einer mit Essig bereiteten Tinctur besser vertragen werde als in einer geistigen.

Einige Patienten — und zwar, wie es scheint, nur Aerzte und hauptsächlich nur schwer Leidende, mit mehr oder weniger stark entwickelter Brustgruppe [351] — loben bei den Verschlimmerungen der Krankheit das Tabackrauchen, und zwar so weit fortgesetzt, bis ansehnliche Uebelkeit, Abgeschlagenheit, schwacher Puls, kalter Schweiss an der Stirn u. dgl. eintritt, bis also das Mittel nicht bloss als Narcoticum, sondern auch als Nauseans, ja vorherschend in letzterer Eigenschaft, wirkt. Bekanntlich ist dies ein höchst widerwärtiger Zustand; wenn dennoch jemand ihn den unangenehmen Empfindungen während der Verschlimmerungen des tFSK vorzieht, so kann man daraus schliessen, welchen Grad diese Empfindungen wenigstens bei manchen Patienten erreichen. — Pat. 38 hebt hervor, dass bei ihm das Mittel nicht ausschliesslich gegen die Brustgruppe dient, vielmehr auch gegen die übrigen Gruppen [352]; aber auch bei den anderen Patienten scheint dies der Fall zu seyn. — Wohl mit Recht wird den „Heu-Asthmatikern“ gerathen, nicht für gewöhnlich Taback zu rauchen, weil sonst das Mittel, wo es Noth thut, wenig wirken würde. Doch giebt der Pat.: **Salter** S. 172, der Gewohnheitsraucher ist, ein Verfahren an, die Wirkung zu verstärken [353]. — Bei Hrn. Dr. **Kirkman** nützt das Mittel nicht nachhaltig,

351 Nämlich Hr. Dr. **Kirkman** (briefl.) und drei von **Salter**, S. 169 [bei mir Pat. 38], 172 u. 282 [bei mir Pat. 4], eingeführte Patienten. **Salter** verallgemeinert zwar, S. 169, den Nutzen des Tabackrauchens, sagt aber nicht, ob er ausser jenen dreien noch andere Patienten als Beispiele kenne. — Den Pat. 38 rechne ich in der „Tabellar. Uebersicht“ zu den mittelschweren Fällen, Hrn. Dr. **Kirkman** (2) u. Pat. 4 dagegen zu den schweren, und auch von dem Pat.: **Salter** S. 172 heisst es: *„grievously victimized with hay-asthma“*. — Es scheint also, als müssten sich die im Text angegebenen Bedingungen vereinigen, damit jemand sich zu einem so angreifenden Mittel entschliesse.

352 *„There is no remedy during a paroxysm of hay-asthma that has anything like the effect of smoking tobacco; and though this is especially the case in the latter stage of the attack, when the asthmatic element of the phenomena is most developed, still in the earlier stage, when the lachrymation, sneezing, and faucial irritation are most distressing, tobacco-smoke has, in my case, a very marked influence in soothing and diminishing these symptoms.“*

353 *He fills his mouth with tobacco-smoke, and then, instead of breathing it out again at once, as is usual in smoking, retains it in his*

vielmehr fast nur so lange als die Wirkungssymptome dauern. Dem Pat. 38 dagegen verschafft das Abends vor dem Einschlafen gerauchte Cigarro meistens (nur etwa während der 14 schlimmsten Tage des Accesses selten) eine ruhige Nacht, während er ohne dasselbe gewöhnlich um 3 oder 4 Uhr Morgens durch Asthma-Symptome geweckt wird, welche bis 9 Uhr zu dauern pflegen; er kann zwar auch diese noch durch Rauchen beseitigen, muss aber dann das Mittel energischer, mit stärkerem Taback, anwenden. — Ob man Taback aus Pfeifen rauche oder Cigarren, scheint keinen Unterschied zu machen; es kommt in beiden Fällen wohl nur auf die Stärke (Strenge) des Blattes an, und Nichtraucher sollen — so wird gerathen — sich in der Regel auf die schwächeren Sorten beschränken.

Hr. Dr. **Kirkman** fand bei sich selber ausser dem weit getriebenen Tabacksrauchen auch die Seekrankheit (*seasickness* — wohl nur, entsprechend der Bedeutung von *sickness*, ein leichterer Grad, mehr Uebelkeit als Erbrechen, gemeint) nützlich. Diese beiden Nauseosa seien die einzigen Mittel, welche ihm einigermassen allseitig genützt haben. Die Seekrankheit helfe ihm übrigens eben so wenig nachhaltig als das Rauchen. (Dass es bei Hrn. Dr. **Kirkman** nicht etwa bloss die Seeluft ist, welche nützt, geht aus dem in Note 317 Bemerkten hervor.)

§ 113.

Alterantien.

Mackenzie empfiehlt die Fowlersche Solution. Er ist auf dieses Mittel gebracht worden durch die Betrachtungen,

dass der Zustand der respiratorischen Schleimhaut im tFSK dem Zustande der Haut bei manchen Formen von Prurigo ähnlich sei, bei denen Arsen nützt, das ja überhaupt die Thätigkeit der Haut oft bestens regulirt — [wohl eine schwache Analogie],

dass, wie es scheint, beiderlei Krankheiten ursprünglich mehr von Nerven- als Gefäss-Störung abhangen und dass Arsen ein sehr werthvolles Mittel ist, um die Thätigkeit des Nervensystems in mancherlei Beziehungen zu regeln,

dass Arsen insbesondre oft bei Kopfweh nützt, zumal intermittirendem oder wenn die Stirnhöhlen besonders betheiligt sind,

dass die Wirkung des Arsens auch eine besondere Beziehung zur respiratorischen Schleimhaut und zur Bindehaut zeigt und demgemäss nicht selten bei Asthma, Keuchhusten, Nasenkatarrh und katarrhalischen (zumal minder heftigen, mehr mit nervöser Reizung verbundenen) Augenentzündungen dient,

dass auch die äusseren Schädlichkeiten, welche den tFSK [sagen wir

---

mouth for several seconds, perhaps a quarter of a minute, then takes another mouthful, and so on. In this way, he finds that the tobacco is more rapidly absorbed by the mucus membrane of the oral cavity, and that a state of collapse is speedily induced." — Auch das Verschlucken des Rauchs ist ein bekanntes Mittel, die Wirkung sehr zu verstärken.

lieber: die Accesse oder doch die Verschlimmerungen desselben] hervorrufen [und, fügen wir hinzu, das häufige Fehlen einer recht greifbaren Schädlichkeit] an manche andere, durch vegetabilische Effluvien, durch Miasmen, Malaria, hervorgerufene Krankheiten (remittirende und intermittirende Fieber, neuralgische Affectionen, manche Rheumatismus-Formen) erinnern, bei welchen ebenfalls vorzugsweise das Nervensystem zu leiden scheint und bei welchen Arsen oft ein Hauptmittel ist,

u. s. w. Das Mittel hat sich ihm auch in mehreren Fällen, namentlich wo die Nasengruppe mehr als die Brustgruppe vorwaltete [*„cases of a catarrhal rather than of an asthmatic character“*], sehr nützlich gezeigt; er beruft sich auch auf ähnliche Erfahrungen zweier anderen Collegen. Er giebt etwa 3mal täglich 5 *minims* [354] der Solution, —

wo jedoch der Anfall schwach ist oder er das Mittel *„with the view of improving the tone of the mucous membrane rather than of correcting morbid action* [entzündliche Reizung]“ anwendet, nur Dosen von 3 oder selbst nur 1-2 *minims*, —

anderseits bei stärkerem oder hartnäckigerem Anfall auch grössere Dosen als 5 *minims*, nöthigenfalls auch noch durch andere Mittel unterstützt,

z. B. durch Opium in kleinen Gaben (2-3 Tropfen der Tinctur [355] oder der **Battley**schen Lösung [356]), das auch, gleich andern narkotischen Mitteln, dient, wenn der Magen durch das Arsen unangenehm afficirt wird,—

oder bei Vorherschen der Brustgruppe durch Ipecacuanha, Spiessglanz [sonder Zweifel Brechweinstein gemeint], Scilla oder irgend ein anderes „Expectorans“.

Wolle Arsen (mit den angegebenen Adjuvantien) allein nicht helfen, so möge man abwechselnd oder gleichzeitig Chinin geben (wie ja auch beim Wechselfieber die Combination dieser beiden Hauptmittel schon von **Fowler** für manche Fälle empfohlen worden, wo beide einzeln nicht ausreichten).

Semple empfiehlt das Arsen für hartnäckige Fälle. — Auch Pat. 4 (Arzt) sagt: *„arsenite of potass, in the usual solution and in ordinary doses. I took it three years ago, at the suggestion of my friend, Dr. Martin of Rochester, who had found it of marked benefit among his own*

354 Das *minim* hier für Deutschland durch den Tropfen zu ersetzen.

355 Die sonder Zweifel gemeinte *Tinct. Opii Ph. Lond.* enthält nur 1 Opium in 13¼ schwächeren Weingeistes.

356 D. i. einer (nicht empfehlenswerthen) Lösung in Essig.

patients, one of whom herself told me that she takes it annually with the greatest advantage. I took it for a month; it seemed certainly to reduce the severity of the symptoms, but nothing more, and it acted as a general tonic: at last it upset my stomach and bowels, and I gave it up. I have never since tried it."

Dagegen sagt **Walshe**, es sei ihm bekannt geworden, dass Arsen, unter besonders günstigen Bedingungen versucht, nichts geleistet habe. Auch **Kirkman** versuchte es bei sich selber ohne Nutzen; desgleichen den Zinkvitriol.

Zinkoxyd gleichzeitig mit Bleizucker und Opium [was hat da am meisten gewirkt?] hat dem Pat. 28 angeblich grosse Erleichterung gebracht; dennoch ist er diesen Mitteln längst untreu geworden: *sapienti sat.*

Dr. **E. Meyer** ist der Ansicht, dass neben dem Eisen hauptsächlich Kupferoxyd als „Nervinum" zu versuchen seyn möchte.

Derselbe erinnert auch an doppelt chromsaures Kali, welches von ihm selber und von **Mandt** bei Katarrhen des Schlundes, Oesophagus und oberen Theiles der Luftröhre bisweilen nützlich befunden worden.

Quecksilber *(„alterative courses of mercury")* fand **Bostock** (**1.** 164; **2.** 446) bei sich selber nutzlos.

Iod und Iodkalium wurden von **Kirkman** und Dr. **Rowe** (in deren eigenen Fällen), von Pat. 11, 27 (beide Mittel zusammen in ansehnlichen Gaben) und einem Pat. des Hrn. Dr. **Bishop** ohne Nutzen versucht.

Leberthran ist (sonder Zweifel als Alterans) von Dr. **Bishop** in einem Falle versucht worden, ohne Nutzen.

Elliotson versuchte Chlor als Desinfectionsmittel [357]. Er veranlasste einen Patienten, Chlornatron-Lösung so anzuwenden, dass er mehrmals täglich Hände, Gesicht, Augen und Ohren damit wüsche, sich damit gurgelte, sie aufschnupfte, ausserdem um das Bett herum sie in Näpfchen aussetzte, auch Lappen, damit befeuchtet, aufhinge, das Bettzeug damit besprengte, endlich beim Ausgehen sie in einem Fläschchen mit sich trüge, um sie ab und zu aufzuschnupfen oder doch daran zu riechen. Den Rath mit dem Fläschchen scheint der Pat. nicht befolgt zu haben; übrigens wirkte das Mittel angeblich so vortrefflich, dass Pat. nicht bloss dauernd sehr erleichtert wurde, sondern auch im Herbst der — sonst bei ihm gewöhnliche — Nach-Access [vgl. § 26, Abs. 2] ganz ausblieb. — **Poyser** berichtet (bei **Elliotson**,

---

357 *„Seeing that the emanations from the grass, the pollen in all probability, was a compound, but whose constitution I myself do not know, I fancied that it might be destroyed in its composition, broken up, by the chlorides, the same as some animal matter."* (**G.** 168.) **Elliotson** scheint hiernach angenommen zu haben, dass die Patienten die Gras-Emanationen mit sich herumtragen. Diese Hypothese, von Hause aus schwach, erscheint gegenwärtig ganz unzulässig, nun wir die Gras-Emanationen nur noch als Eine Ursache der Verschlimmerungen unter vielen anerkennen dürfen.

S. 169), dass auch von einem Sohne der Patientin 57 die **Elliotsonschen** Massregeln mit grossem Nutzen angewandt worden [358], von Patientin 57 selber jedoch ohne Nutzen. — Chlorkalk nur in Näpfchen im Zimmer ausgesetzt leistete bei Patientin 53 gar nichts. — Die **Elliotsonschen** Massregeln sind in mehreren englischen Zeitschriften und Handbüchern mitgetheilt worden und dennoch nicht in Aufnahme gekommen, ja gegenwärtig, wie es scheint, vollständig vergessen. Die Langweiligkeit der Proceduren allein dürfte dies nicht erklären, eher wohl die wahrscheinlich von Anderen beobachtete Wirkungslosigkeit oder geringe Wirkung; schon **King** spottet, 1843, über **Elliotson's** Leichtgläubigkeit.

§ 114.

c. Symptomatisch.

Man kann bei den Accessen des tFSK zwischen radicaler und symptomatischer Behandlung weniger als bei den meisten anderen Krankheiten unterscheiden, insofern bei jenem der Access nur eine vorübergehende Aeusserung — man darf wohl sagen: nur ein Collectivsymptom — der ganzen Krankheit ist, ähnlich wie der Anfall des Wechselfiebers ein Collectivsymptom der ganzen, auch in der „Apyrexie" fortbestehenden Wechselfieber-Krankheit. Die in den §§ 105-113 besprochenen Mittel, ja die gesammten in § 104 entwickelten vier Indicationen, tragen auch grossentheils den radicalen und symptomatischen Charakter zugleich; sie sind im Sinne ihrer Urheber, welche meistens den Access als die ganze Krankheit — die Reihe der Accesse nur als Wiederholungen, als Rückfälle — auffassten und demgemäss auch oft von geschehenen Heilungen oder Abkürzungen der Krankheit sprachen, meistens mehr radical, können dagegen in unserem Sinne — nachdem wir im pathologischen Theile dieser Arbeit, besonders durch § 31, genöthigt worden, den einzelnen Access nur als Glied einer über das ganze Leben des Kranken sich erstreckenden Kette von Erscheinungen zu betrachten — nur als symptomatisch gelten; wir bemerken auch fast überall, dass sie nur berechnet sind, durch Bekämpfung einer grösseren oder geringeren Anzahl von Symptomen auf die Wurzel des Uebels mit einzuwirken. Es ist auch sehr zweifelhaft, ob radicalere Mittel werden erfunden werden, so lange wir die *radix*, die *causa proxima*,

---

358 — *„removing at once the sensibility of the nostrils and eyes, and thus allaying the sneezing, cough, and inflamed and watery state of the eyes."*

der Krankheit nicht besser kennen als jetzt. (Möglich ist es allerdings, wie die China beim Wechselfieber lehrt.) — Beim Wechselfieber dauert der Anfall nur stundenlang und es spielt deshalb die symptomatische Behandlung nur eine geringe Rolle, besteht grossentheils nur in palliativen Mitteln. Beim tFSK dauert der Access wochen- oder monate-lang, sogar die Höhe desselben dauert tage- oder wochen-lang, und es spielt deshalb die symptomatische Behandlung eine grosse Rolle, besteht auch nicht bloss in palliativen Mitteln, sondern auch in curativen (oder mit andern Worten: bezweckt nicht bloss die Linderung der Symptome, sondern auch, und darum handelt es sich in diesem §, die Beseitigung derselben). — Einen noch reiner symptomatischen Charakter als die in den §§ 105-113 besprochenen Mittel tragen, wie sich von selbst versteht, die bei den einzelnen Symptomengruppen, in § 116-122, zu besprechenden. Sie werden dort übersichtlicher erscheinen als es hier geschehen könnte.

Ich habe sonach in diesem § nur auf frühere und spätere zu verweisen, und habe ihn nur angebracht, um von dem gewöhnlichen Fachwerke allseitig-umsichtigerer Therapie keinen Balken vermissen zu lassen.

§ 115.

4. Palliativ.

Das beste Palliativum für unsere Patienten liegt in der allseitigen Behandlung, wie wir sie besprochen haben und besonders wie wir sie noch im Folgenden besprechen werden. Ich habe hier nichts Besonderes hinzuzufügen.

B. Der einzelnen Symptomen-Gruppen.

§ 116.

Der g. Leser wird bei vielen der hier aufzuführenden Mittel es sich selber sagen, dass sie nur dann und so lange anzuwenden sind als die Symptome lästig werden, theils weil sie mehr nur palliativ wirken, also nur dann etwas leisten können wenn es etwas zu lindern giebt, theils weil die Geduld der Patienten in der Regel nicht länger ausreichen würde.

§ 117.

1. Nasengruppe.

Kalte Umschläge auf Nase und Stirn werden von

vielen Patienten und Aerzten gerühmt. [Vgl. **Gordon**, § 19.] Dagegen verschlimmerten bei Patientin 50 kalte Umschläge (auf die Nase allein angewandt) den Zustand. — Wahrscheinlich nützen kalte Umschläge nur dann mehr dauernd, wenn sie so lange angewandt werden, dass nach ihrer Beseitigung keine stärkere Erhitzung der Theile durch Reaction eintreten kann, — während sie flüchtiger angewandt eine ansehnliche Reaction und dadurch, nach rasch vorübergehender Linderung, neuen Reiz hervorrufen. So hat es Pat. 11, ein besonders zuverlässiger Gewährsmann, von Hrn. Dr. **J. W. F. Spiess** zu Michelstadt auf diesen Punct aufmerksam gemacht, durch Versuche an sich selber gefunden. Er zieht deshalb, da ihm die längere Anwendung kalten Wassers zu unbequem ist, mässig warmes Wasser, welches mehr abspannt und Nase und Augen dauernd erleichtert [359], vor und nimmt nur etwa auf Spaziergängen oder Reisen, wenn es an warmem Wasser fehlt, zum kalten seine Zuflucht. Er befeuchtet mittelst eines Schwammes (den er sogar, in einem Kautschuk-Beutel, mit sich zu führen pflegt) wiederholt Nase, Stirn, Augen und Schläfen; und zwar thut er dies gewöhnlich bei jeder Verschlimmerung (wie sie z. B. durch Congestionen vom Sitzen und Studiren bei ihm oft entsteht) etwa $1/4$ Stunde lang. [Vermuthlich würde Bähen mit Compressen, als mehr anhaltend gleichmässig feuchtend, noch mehr leisten als das Befeuchten mit dem Schwamm.] — Auch Pat. 24 erkennt ähnlich an, dass kaltes Wasser Reaction hervorruft und deshalb nur flüchtig lindert [360].

Pat. 10 fand Zinksalbe, in die Nase gebracht, auch äusserlich mittelst eines Läppchens applicirt, lindernd: Dr. **E. Meyer**. — **Gream** empfiehlt, eine Salbe aus Bleiessig $1^1/_2$, Wallrath-Cerat 16, mit wenig Rosen- od. Bergamott-Oel [aber der Geruch wird manchem Pat. schaden!], so hoch als möglich in die Nasenlöcher zu bringen. — Hr. Dr. **Bishop** scheint bei einem Patienten *Ungt. Hydrarg. nitr.*, von **Marsh. Hall** vorgeschlagen, auf die Nasenlöcher applicirt, während dreier auf einander folgenden Accesse (Jahre) nützlich befunden zu haben. Vgl. § 118, Abs. 3.

Es sind mannigfache Schnupfmittel und Injectio-

---

359 Der g. Leser wird hierin keinen Widerspruch gegen die in Note 300 von mir gegen **King** vertretene Ansicht finden, denn die starken Verschiedenheiten der Objecte (Luft und Wasser, kühl und kalt, Anwendung auf den ganzen Körper und auf eine beschränkte Stelle, u. s. w.) fallen ja in die Augen.

360 „*La seule chose à laquelle je doive un peu de soulagement consiste en bains de face fréquents et peu prolongés dans l'eau froide. Cela suffit pour conjurer un peu l'irritation. Gare la réaction … Mais c'est toujours un peu de repos.*“

nen versucht worden. Kaltes Wasser nützt Manchem, wenigstens bisweilen. Der Patientin 45 leistete es nichts. Vielleicht würde mässig warmes auch hier (wie zum Umschlagen) den Vorzug verdienen (vgl. S. 233 Z. 17). — **Macculloch** hat in leichteren Fällen die Gewöhnung an Schnupftaback nützlich befunden, aber wahrscheinlich nur für die Augen als Ableitungsmittel; und waren die Fälle auch echt? 361 Pat. 30 schnupfte, um die allzu grosse Empfindlichkeit der Schneiderschen Haut abzustumpfen, 2 Jahre lang, aber vergebens. Auch bei **Kirkman** nützte das Schnupfen nicht. Bei Pat. 21 wurde sogar durch den Schnupftaback (den ein Arzt verordnet hatte) „das Uebel sehr viel schlimmer.“ Dem Pat. 30 leistete auch gepulverter Zucker, während der Dauer des Katarrhs geschnupft, und dem Pat. 24 Calomel, nichts. — **Bostock**, Lit. 2., berichtet, dass nach der Angabe eines zuverlässigen Freundes „*great relief had been experienced in two cases of the complaint, by applying to the eyes and nostrils*“ [hier doch wohl eingebracht?] „*a very weak infusion of tincture of opium, in the proportion of one or two drops of the tincture to an ounce of water. I regret to say, that in the trial which I have hitherto made, it does not appear to produce the same beneficial effect on my symptoms.*“ Auch Pat. 6 fand *Vinum Opii* [wohl verdünnt?], ähnlich angewandt, und Pat. 19 „*aspirations d'opium*“ 362, nutzlos. — Pat. 11 versuchte ziemlich beharrlich, in 2 verschiedenen Jahren, Alaun-Lösung, etwa 12-16 Gran auf die Unze, mittelst einer Kautschuk-Spritze und eines dicken Glasrohrs mehrmals täglich kalt injicirt; sie reizte sehr, so dass vorübergehend danach die Nase sich weit schlechter befand; er musste sie endlich als nutzlos aufgeben. — Hr. Prof. **Czermak** und Hr. Dr. **Markusovszki** zu Pesth fanden bei einer Dame das Aufschnupfen eines Bleiwassers ausgezeichnet hülfreich gegen das Niesen. — **Hastings** rühmt eine Silbersalpeter-Lösung 363, in die Nasengänge gebracht. Dagegen nützte den Patienten 14 u. 36 eine solche Lösung [wie stark?], eingespritzt, nichts und auch Pat. 11 spritzte eine solche, etwa zu Gr. 1 auf die Unze Wasser, mittelst desselben Verfahrens wie bei der Alaunlösung (s. 9 Zeilen höher), ein Paar Mal vergebens ein.

Dämpfe von Kamillen-Aufguss nützten nichts bei Patientin 50. Eben so „*fumigations émollientes, narcotiques, balsamiques*“ [wie alle

---

361 Man kann diesen Zweifel nicht unterdrücken, wenn man liest: „— — *the use of snuff, under which the habit also of suffering from this singular disease at length disappeared*“. Oder sollen hiermit nur Heilungen für Einen Sommer bezeichnet werden?

362 Vielleicht die von **Forget** (s. Jahrbb. d. Med. 1855. Nr. 11. 172) empfohlenen, 1 auf 150 Wasser?

363 Welche weit schwächer als seine „gewöhnliche“ Silbersalpeterlösung (s. § 119) seyn könne; doch kommt noch auf derselben Seite, 141, in der Erzählung eines einzelnen Falles die „gewöhnliche“ als so angewandt vor.

diese bereitet?] bei Pat. 14 u. 36.

Der Patientin 47 nützt **Theer**, ins Zimmer gestellt; er stumpfe die Geruchsnerven ab und mache den Zustand der Nase erträglicher. Sie glaubt, dass das Mittel von belgischen Aerzten sehr empfohlen werde (?).

Patientin 58 (vgl. 7 Zeilen tiefer) und eine 53jährige Patientin von **Cornaz** [364] fanden starke Riechmittel erleichternd.

Nach **Janot**, s. Note 48, dürften gelind reizende aromatische Einreibungen (z. B. mit Lavendelgeist) auf die Haut des Nackens, zunächst am Hinterhaupt, zu versuchen seyn.

Um einen **Niese-Anfall**, der sich anmeldet oder so eben ausbricht, abzuhalten oder abzuschneiden, haben verschiedene Patienten Verschiedenes erprobt. Patientin 58 sagt, sie pflege auszugehen „*with salts or some other pungent scent in my hand, and when I feel the irritation commencing, if I snuff it up, I can frequently keep off a fit of sneezing.*" Pat. 30 konnte solche Anfälle anhalten, indem er Thermalwasser von Baden im Aargau in die Nase zog. **Kirkman** sagt: „*Hot water fomentations, drinking hot water, cold water draughts, effervescing mixtures, pressure on the bridge of the nose* [365], *have all in their turns carried off a paroxysmal attack of sneezing.*" Pat. 4 sagt: „*The way I prevent, or endeavour to prevent, the sneezing is this: directly I find it coming on I seize my pocket handkerchief and continuously blow my nose, inspiring wholly by the mouth, and pinching the nostril while I do so: added to this I close my eyes or seek a dark place, and then in a few minutes the tingling and irritation of the nose pass away, and* t h a t *paroxysm of sneezing is frustrated.*" Vgl. auch § 118 (Pat. 9).

Auch **Semple** empfiehlt gegen das Niesen ein **innerliches** Mittel, nämlich Cubebenöl, 2-3mal täglich 10 Tropfen auf Zucker; es sei ihm dies von seinem Freunde **Parkes** mitgetheilt und von ihm selber sehr oft ausserordentlich wirksam befunden worden.

Pat. 11 niest gern mit geöffnetem Munde, um die Erschütterung zu mässigen.

---

364 „- - *le seul moyen qui ait réussi à Madame X. pour faire diminuer son coryza, c'est de respirer de temps en temps les vapeurs d'un mélange par parties égales de Baume de Fioravanti, d'Ammoniaque liquide à 15° et d'Alcool.*" Als sie einmal eine schwächere Ammoniakflüssigkeit in das Gemisch bekam, leistete dieses nicht „*les mêmes bons services*".

365 Es ist bekannt, dass man eine (nicht dem tFSK angehörende) Niese-Anwandlung oft durch Drücken oder Reiben des inneren Augenwinkels hemmen kann (**Haller**, *elemm. physiol. III. Laus. 1761. 302*). Ich will bei dieser Gelegenheit noch Folgendes anführen: „man drückt mit dem Daumen stark hinter die oberen Schneidezähne — ein von **Hyrtl** angeführtes Mittel zum Coupiren des Niesens, welches ich mehrmals erprobt habe": **v. Tröltsch**, in: Deutsche Klin. 1861. 222.

Bei dem Wundseyn unter der Nase lindert kaltes Wasser oder Einreibung von Fett, etwa Mandelöl (Pat. 11 u. A.). Vermuthlich lässt sich durch fleissige Anwendung eines dieser Mittel dem Symptome [auch auf der Wange] auch vorbeugen.

§ 118.

2. Augengruppe.

Nach Hrn. Prof. **Langenbeck's** Mittheilung war es bei einem ihm bekannten Pat. immer nützlich, wenn derselbe die Augen täglich 5-8mal in kühlem Wasser badete. Vermuthlich aber dürfte laues Wasser, und zwar Bähen damit, noch mehr zu empfehlen seyn; vgl. S. 231 Abs. 1 (Pat. 11). Auch **Bostock**, Lit. 2., fand bei sich selber „*bathing the eyes in tepid water, and fomenting the face generally*“ nützlich.

Es ist wohl auf die Augengruppe zu beziehen, wenn **Mackenzie** sagt, er habe von Waschungen mit Silbersalpeter keinen Nutzen gesehen. [Sie würden auch sehr unangenehm färben.]

Von Pat. 6 heisst es: „*Of local remedies the only one which has proved of any efficacy is the ung. hydrarg. nitratis, properly diluted. This, though it occasions considerable pain when applied to the eye-lids, has always greatly allayed the itching and smarting, and has even seemed, probably by being carried into the nostrils with the tears, to diminish the irritability of the schneiderian membrane, and hence lessen the violence of the sneezing. - - - the patient almost entirely escaped the disease this year, by merely commencing, some time previous to the expected period of attack, to anoint the eye-lids at bed-time with the ointment, and bathing them occasionally during the day with a collyrium composed of rose-water and acetate of zinc, and after this had dried, smearing them with simple spermaceti ointment, to remove the stiffness left by the collyrium.*“ Ich möchte glauben, dass das Zink, mit seiner austrocknenden, Schmerz und Krampf lindernden Wirkung, hier mehr geleistet habe als das Quecksilber, zumal da es auch häufiger angewandt wurde.

Ich vermuthe überhaupt — nach den Erfahrungen, welche man so häufig bei gewöhnlichen katarrhalischen Augenentzündungen machen kann —, dass schwache Augenwässer von Zink, vielleicht auch Blei, auch beim tFSK besonders gute Dienste leisten werden. Schwach müssen sie wohl seyn (z. B. nur ½-1 Gran essigsauren oder schwefelsauren Zinkoxyds, oder ½-1, höchstens 2 Gran Bleizucker, auf die Unze), weil, wie ich mich durch eigene Versuche und vergleichende Beobachtung fremder sehr häufig überzeugt zu haben glaube, nur die schwachen bei katarrhal. Augenentzündungen gut bekommen, während stärkere durch Reizung leicht schaden, unter Umständen selbst zur Blennorrhöe führen. Da beim tFSK der Antheil des Nervensystems eine so grosse Rolle spielt, dürfte das Zink den Vorzug vor dem Blei verdienen, doch bei etwaiger grösseren Hartnäckigkeit der Symptome auch letzteres zu versuchen seyn. Lösungen von der bezeichneten Stärke mögen als Bähungen (lau wohl besser als kalt) angewandt werden; und wenn man (später) etwas stärker einwirken will, mag man auch von ihnen (nicht aber von stärkeren Lösungen) öfters einen Tropfen mittelst eines Pinsels einflössen. Zur Application auf die äussere Fläche der Lider dürfte Zinksalbe wegen der nervenberuhigenden Wirkung des Zinks sehr zu empfehlen seyn: Dr. **E. Meyer.**

Den gegen das Licht empfindlicheren Patienten werden stark gefärbte Brillen (schon von **Cazenave** vorgeschlagen) nützen — entweder rauchfarbige (*London-smokes*, — wie **Sichel, Stellwag v. Carion** u. A. sie zu empfehlen pflegen) oder blaue (als sehr erleichternd gerühmt von Pat. 9 — der in den letzten 2 Jahren durch die blaue Brille sich insbesondre auch gegen den heftigen Niesereiz geschützt hat, welchen er sonst im hellen Sonnenschein zu bekommen pflegte, s. Note 17 —, Pat. 11, der sich ähnlich äussert, und Patientin 44).

Man vgl. noch für die Augengruppe: S. 199 (Verfinsterung des Zimmers), S. 232 (**Macculloch, Bostock**), S. 234 Z. 3-5.

§ 119.

3. Schlundgruppe.

Gurgeln mit kaltem Wasser findet Patientin 45, bei welcher zwar die Schlundgruppe wenig entwickelt ist, erleichternd.

Hastings sagt, S. 140: „*The larynx and trachea, as well as the pharynx and posterior fauces, must be freely sponged with a solution of the nitrate of silver of the ordinary strength*", d. h. (wie er S. 80 angegeben hat) $1/2$ Dr. auf 1 Unze destill. Wassers, und diese Lösung etwa in den ersten 2 Tagen 2mal täglich, während fernerer 5 Tage 1mal täglich, später seltener, applicirt. Ich möchte glauben, dass es beim tFSK niemals eines, bei der Anwendung auf eine nicht ganz kleine Fläche so heftig wirkenden Mittels bedürfte. Vgl. § 121.

§ 120.

4. Kopfgruppe.

Pat. 14 fand durch kühle Waschungen von Stirn und Nase einige Linderung. Aehnliches rühmt von kalten Gesichtswaschungen Pat. 24 (s. Note 360), aber mit Worten, welche die oft ungünstige Nachwirkung bemerken lassen. Es wird also sonder Zweifel auch für das Gesicht rathsam seyn, sich an das mässig warme Wasser des Pat. 11. (S. 231) zu halten. Vgl. § 118 Abs. 1 (**Bostock**).

Der Patientin 44 brachten Umschläge von Essigäther auf die Stirn nur geringe Erleichterung; etwas mehr das (von Hrn. G. R. **Chelius** empfohlene) Einreiben von Oel auf Stirn und Nase.

Bei erheblicher Blut-Congestion nach dem Kopfe (gewiss selten) wäre sonder Zweifel nach allgemeinen therapeutischen Regeln zu verfahren; es wird aber wohl kaum je ein Mehreres als kalte Umschläge nöthig seyn.

§ 121.

5. Brustgruppe.

Es scheinen hier besonders Expectorantien zu nützen. Als solche sind versucht worden:

a. Ipecacuanha. Ihre Empfehlung durch **Mackenzie**, welche hauptsächlich hieher zu beziehen ist, s. S. 227 Abs. 6.

b. Brechweinstein [vgl. **Mackenzie**, ebend.] dürfte neben der Ipecacuanha meist entbehrlich und wegen seiner ernährungstörenden Wirkung ihr, zumal für längere Anwendung, nachzusetzen seyn.

c. Scilla wird von **Mackenzie** [s. ebend.] und von **Semple** empfohlen. Dem Pat. 10 scheint sie während des Accesses von 1860 — jeden Abend 4 Gran mit $^4/_{15}$ Gran Opium in Pillen genommen — den grossen Dienst geleistet zu haben, dass das sonst bei ihm solenne Symptom des Asthma kaum recht zum Vorschein kam. Doch sagt er selber: „Auch die feuchte Witterung wird wohlthätig gewirkt haben." (Ist bei diesem Kranken die vorzüglich gute Wirkung vielleicht durch Einwirkung auf seinen chronischen Nierenkatarrh zu erklären?)

d. **Gordon**'s Empfehlung von kohlensaurem Ammoniak mit Ipecacuanha s. Note 347. — In Deutschland würde man statt des kohlensauren A. eher an den Salmiak gedacht haben; die Engländer geben diesen im Allgemeinen seltener als er es verdient. Man vgl. jedoch für das kohlensaure A. auch S. 216 (Dr. **E. Meyer**).

e. **Semple** empfiehlt auch Ammoniakgummi, Tolu- und Peru-Balsam. Wo sie nicht zu sehr erhitzen, mögen sie wohl gut thun [„namentlich bei sehr reichlicher Schleimabsonderung der Perubalsam": Dr. **E. Meyer**] — und ein Versuch wird in der Regel gestattet seyn.

Süsse und schleimige Mittel als Expectorantien und Bechica werden, obwohl an sie zu denken so nahe liegt, nirgends erwähnt! Es steht hier eine Schaar von bekannten Hausmitteln, welche bei gemeineren Katarrhen so viel zu leisten pflegen und gewiss auch hier etwas leisten werden, Jedem zu Auswahl und Abwechselung zu Gebote.

Opium und Morphin werden hie und da lobend erwähnt. Etwas Erhebliches scheinen sie jedoch nicht geleistet zu haben. (Vielleicht wurden sie oft nicht zur rechten Zeit versucht: da sie hier nur mehr symptomatisch wirken, Empfindlichkeit und Krampf beseitigen oder lindern sollen, so ist nur in solchen Momenten etwas von ihnen zu erwarten, wo Empfindlichkeit oder Krampf merklich vorhanden ist; in solchen werden sie vermuthlich hier eben sowohl als in vielen anderen Krankheiten etwas oder selbst viel leisten; vertheilt man aber ihre Dosen willkürlich über den ganzen Tag, so können sie wenig oder nichts nützen.)

Hastings's Anwendung des Silbersalpeters auf Kehlkopf und Luftröhre (in § 119 schon mit erwähnt) ist — bei den heftigen und gefährlichen Wirkungen, welche das Aetzen in diesen beiden Organen hervorruft (vgl. **Hastings** selber i. a. W. 83) — für den tFSK wohl niemals hinlänglich motivirt.

Häufig hat man Einathmungen versucht. Wasserdämpfe lobt **Mackenzie** [366]; auch Pat. 10 fand sie nützlich, **Gordon**, Lit. 4., dagegen nutzlos. — Hr. Dr. **Bishop** lobt, nach Erfahrungen aus eigener und fremder Praxis, Ammoniak, besonders *Spir. Ammoniae foetidus*. — **Walshe** sah von Kreosot, 1-2mal täglich eingeathmet [367], in 2 Fällen bemerkenswerth gute Wirkung. — Pat. 9 versuchte einmal Salmiak-Einathmungen (so dass er täglich etwa 1 Stunde lang in einem Zimmer verweilte, wo Salmiak auf eine heisse Stelle gelegt war, und dies etwa eine Woche lang fortsetzte) ohne Nutzen. — Das bei gewöhnlichem Asthma so viel leistende Salpeter-Papier hat man hier noch nicht versucht.

Hr. Dr. **Maddock**, welcher das „Heu-Asthma" für eine rein örtliche Krankheit der Luftwege, durch eine nur örtlich wirkende Ursache hervorge-

---

366 Er räth, ein grosses Becken mit siedendem Wasser zu nehmen und durch Flanell um Kopf und Schultern den Dampf zusammen zu halten. Aber ein Töpfchen wird hinreichen und die (erhitzende, Schweiss machende) Umhüllung entbehrlich seyn. Der Pat. muss den Mund öffnen.

367 Hr. Dr. **Bishop** schlägt (nach bei Ozaena gemachten Erfahrungen) vor: 20-30 Tropfen in 8-16 Unzen siedenden Wassers.

rufen, demgemäss auch hauptsächlich nur örtlich zu behandeln, hält [worin der g. Leser ihm schwerlich beistimmen wird], schreibt mir, er habe gefunden, dass Einathmungen von Chlor, Aether, Campher, Stramonium, Ipecacuanha *„and other antispasmodics, sedatives, and expectorants, aided by counter irritants, always mitigate, and frequently wholly remove“ (?) „this curious affection“*. Und in einer späteren Zuschrift: *„Acting upon this principle, and perceiving how readily the „bane“ and the „antidote“ can be brought into immediate contact, I have for some twenty years past, employed inhalations of demulcent, sedative, astringent, or stimulating vapours (regulated according to varying constitutions and circumstances) which, by directly acting on the bronchial fibres and secerning functions, improve their powers in relation to the act of expiration and expectoration, and thus relieve and cure the distressing asthmatic symptoms, which characterize this painful complaint, more speedily and effectually than can be accomplished by sending remedies on a blind mission through the stomach.“* Er bezieht sich hierbei ferner auf sein wohlbekanntes (den tFSK nicht berührendes) Werk: *Pulmonary Consumption, Bronchitis, Asthma, chronic Cough, a. various other Diseases of the Chest, successfully treated by medicated Inhalations. 8. Edit. Lond. 1860.* Indess ich muss gestehen, dass ich aus der Lesung desselben kein besseres therapeutisches Resultat zu ziehen bisher im Stande gewesen bin, als: dass Wasserdämpfe als ein sehr werthvolles Palliativum (welches gleich anderen Palliativmitteln sich oft in ein Radicalmittel verwandelt) die von dem Verfasser selbst und anderen sehr ehrenwerthen Aerzten (die er citirt) gerühmten Heilungen vollbracht haben, während die zugesetzten bescheidenen Mengen von Arzneistoffen nur nicht schadeten — wenigstens in der Regel nicht (ausnahmsweise allerdings).

Patientin 58 lobt das Rauchen von Stramonium (*„will always check the asthmatic spasms“*). Dagegen sagt Hr. Dr. **Rowe**: *„Stramonium I have used as tobacco, but without any satisfactory results.“* — **Lawford** empfiehlt den Heu-Asthmatikern (ohne zu sagen, ob er selber schon einen so behandelt [368] und nicht vielleicht bloss bei gewöhnlichem krampfhaften Asthma Erfahrungen gesammelt habe) den Stechapfel-Rauch in einer besonders eindringlichen Weise angewandt [369].

---

[368] Man muss daran besonders deshalb zweifeln, weil er in dem vom 7. August datirten Artikel von Dyspnöe-Anfällen spricht, welche *„are met with, at this season of the year, in those who suffer from what is called hay-fever“*.

[369] *„Smoking the herb is the plan generally recommended, and in those who are easily brought under its influence this plan is, doubtless, occasionally of considerable service; but with the majority little or no effect is produced by this mode of procedure. True, smoking, if long continued, may produce nausea and slight narcotism; but the paroxysm is urgent, and immediate relief is required. Under these circumstances, I have been in the habit of directing the patient to introduce portions of the stem and*

Mittelst der „wasserpulvernden“ Apparate von **Sales-Girons** u. A. könnte man den Kreis der auf die Schleimhaut der Luftwege unmittelbar anzuwendenden Mittel noch erweitern, wenn es angezeigt schiene (und wenn das gepulverte Wasser wirklich so eindringt wie **Sales-Girons** es annimmt; — starke Zweifel deshalb s.: Balneol. Ztg. Bd. 11. 250).

Pat. 10 lobt ein ihm von Dr. **E. Meyer** verordnetes Belladonna-Pflaster (Belladonna-Extract 1 auf Pflastermasse 8), auf dem Kehlkopf getragen.

Pat. 6 lobt das Baden in lauem Salzwasser, vgl. S. 214 Abs. 1.

Die Diät anlangend empfiehlt **Gordon**, Lit. 4., den Heu-Asthmatikern Zwieback, leichter verdauliche thierische Kost, Meidung geistiger Getränke, so wie (der Blähungen wegen) frischer Vegetabilien und des Obstes; den Kaffee erlaubt er [370]. Auch Pat. 4 (Arzt) warnt vor Bier und Wein, findet aber für sich selber Wasser mit Branntwein, „sehr schwach“, passend [371]; er warnt auch vor spätem Essen: nach 5 Uhr Abends solle nichts Festes mehr genossen werden. — Pat. 22 konnte bisweilen leichtere Anfälle des Asthma durch mässige Bewegung in frischer Luft abschneiden.

Vgl. noch f. d. Brustgruppe: § 19 (**Gordon** u. Folgendes).

§ 122.

6. Allgemeinleiden.

Die in den §§ 100, 101 und 117-121 besprochenen Massregeln scheinen hier jede weitere entbehrlich zu machen — um so mehr, da das Allgemeinleiden wohl nur dann erheblich ist, wenn irgend eine örtliche Gruppe stark auftritt, da also

leaf of the plant into his pipe, as before, to smoke it, and inject the smoke thus obtained from the mouth into an inverted ale-glass; to continue this procedure until the glass is filled with the stramonium fumes, and then to place the glass (still inverted) over the mouth, and take one long and deep inspiration. The effect is instantaneous, a sense of suffocation for the moment, then copious expectoration of ropy mucus, and immediate relief.“ Nur so angewandt wirke es auch recht rasch und stark expectorirend.

370 Pat. 21, bei welchem ebenfalls die Brustgruppe asthmatisch entwickelt ist, sagt: „jede Erhitzung, auch geistige Getränke, selbst Kaffee und Thee, steigern das Uebel“.

371 „*Alcohol, free from the matters which are associated with it in beer and wine*“ [sollten aber die Nebenbestandtheile des Branntweins weniger nachtheilig seyn?], „*if properly diluted, does more good than harm in my case, even when the spasm is on me.*“

seine Stärke vermuthlich z. Th. bedingt ist durch ein starkes örtliches Leiden.

§ 123.

C. **Nachcur.**

Eine solche hat zu besorgen:

a. das Nachstadium. **Gordon**, Lit. 4., empfiehlt, wenn der Husten nach dem Verschwinden der übrigen Symptome noch fortdaure, Opiate, reizende Einreibungen auf die Brust und längs dem Rückgrat, und Luftwechsel. — Ich glaube aber, wir bedürfen hier gar keiner besonderen Vorschriften, sondern werden zweckmässig im Anfange des Nachstadiums noch wie im Hauptstadium, später aber, wenn die eigenthümlichen Dispositionen und Stimmungen der Krankheit mehr verschwunden sind, nach allgemeinen therapeutischen Regeln verfahren.

b. die Reconvalescenz. Hier bedarf es wohl vollends nur der allgemeinen therapeutischen Regeln. (Was während des Intervalls mit Rücksicht auf den nächsten Access zu besorgen, haben wir schon in § 93-96 besprochen.)

B. Behandlung, wie sie für die Folge sich als die zweckmässigste empfiehlt.

§ 124.

Unter den auf den vorhergehenden Seiten mitgetheilten Erfahrungen erscheinen viele als nur sehr individuell begründet, — andere als ungenügend, weil die nöthigen vergleichenden Versuche (s. § 127) fehlen, — noch andere wegen ungenügender Wiederholung, schwieriger Beurtheilung, unvollkommener Mittheilung od. dgl. unbefriedigend. Wir werden also sehr vielen nur geringen Werth beilegen und sie kaum als provisorisch leitend anerkennen dürfen. Ein anderer Theil der mitgetheilten Erfahrungen aber besitzt unleugbar bereits mehr oder weniger Gewicht und darf, wenigstens für die nächste Zukunft, als massgebend gelten. Ich habe schon im Vorhergehenden stellenweise eine kritische Beleuchtung versucht; wir können aber jetzt, nun wir das Ganze der bisher gewonnenen Erfahrungen vollständig überschauen, noch mit etwas mehr Hoffnung des Erfolgs zu sichten versuchen, und es scheint mir, als gelangten wir dabei — unter Mitbenutzung allgemein anerkannter therapeutischen Regeln, wobei wir jedoch den specieller für den tFSK gewonnenen Erfahrungen überall den Vorrang vor allgemeineren gebührend wahren — zu folgenden Ansichten, wie in der nächsten Zukunft die Behandlung zweckmässig anzugreifen sei: § 125-127.

§ 125.

I. Allgemeine Maximen.

1. Wie bei allen chronischen Krankheiten ist auch hier — für Vorbauung, Beseitigung und Linderung der ganzen Krankheit und ihrer verschiedenartigen Theile — das diätetische Wirken (im weitesten Sinne des Worts) weit wichtiger und unentbehrlicher als das arzneiliche, doch auch dieses letztere vielfach werthvoll.

2. Unter den Arzneimitteln leisten — wie in der Regel bei chronischen Krankheiten — die milden mehr als die heftigen. Die Milde kann aber ausser der Qualität der Mittel auch durch vorsichtig bemessene Gaben erreicht werden und es ist deshalb z. B. das Arsen nicht auszuschliessen.

3. Da manche milde Mittel bisher noch nicht oder kaum versucht sind, ungeachtet sie nicht minder indicirt erschienen als andere, versuchte, so sind jene jetzt vor allen zu versuchen. (So z. B. für die 2te Indication der Radicalbehandlung des Accesses, § 106, diaphoretischer Thee; für die Behandlung der Brustgruppe, § 121, Salmiak, süsse und schleimige Hausmittel.)

4. Alle allgemeinen Hebel leisten hier mehr als die besonderen; doch sind auch die letzteren vielfach werthvoll. Es gilt dies für das arzneiliche und das diätetische Einwirken. Es leisten demgemäss die allgemein wirkenden Mittel mehr als die nur örtlich wirkenden [372]. Diese für die Mehrzahl der Krankheiten geltende Regel ist hier besonders wichtig, weil die Krankheit ohne Zweifel mehr allgemein als örtlich, mehr durch einen Fehler des Nervensystems als durch einen Fehler der Schleimhäute, bedingt ist, also in einem Theile des Körpers

[372] Ich brauche wohl kaum zu wahren, dass der obige Satz nicht gleichbedeutend seyn würde mit dem Satze (welchen ich hier nicht vertheidigen könnte), dass innerliche Mittel mehr leisten als äusserliche; denn es haben ja z. B. Bäder oder Einathmungen eine bedeutende allgemeine Wirkung.

wurzelt, dem durch den Kreislauf, durch Allgemeinwirkung, meistens weit besser als durch örtlichen Angriff beizukommen ist.[373]

5. Das Individualisiren, dessen der Arzt sich überall befleissen soll, muss hier vorzugsweise – und in weit stärkerem Maasse als es bisher geschehen ist – geübt werden; nicht bloss, weil es gerade bei einer so zarten Saite wie das Nervensystem die Haupt-Bürgschaft für eine weise Schonung giebt, sondern auch, weil hier die einzelnen Patienten gegen gewisse äussere Einflüsse höchst auffallend verschieden reagiren. (§ 71, 72, 100, 101 u. v. a.)

6. Zu dem unentbehrlichen Individualisiren gehört hier insbesondre eine umfassende Würdigung der Anamnese im weitesten Sinne des Worts, in welchem sie das ganze bisherige körperliche Leben des Kranken — und z. Th. selbst das seiner Vorfahren (der Erblichkeit wegen) — umfasst und in Verbindung mit der allseitigen Untersuchung des gegenwärtigen Zustandes die „Krankheits-Constitution" des Individuums zeichnet. Wenn eine solche — für den tFSK ebenfalls bisher von den Aerzten oft verabsäumte — Untersuchung irgend etwas zu Verbesserndes ergiebt, z. B. in Athmungs-, Verdauungs-, Harn-Organen, Nerven- oder Gefäss-System, u. s. w., wird man durch die (nach allgemeinen therapeutischen Regeln zu besorgende) Verbesserung gewiss eben so sehr nützen als überall durch Beseitigung von Complicationen; bisweilen auch wohl noch mehr, wenn nämlich die Complication auf die Form des Falles (vgl. alsbald 7.) wesentlich influirte.

7. Zwischen dem Individualisiren des Kranken und dem, für den Therapeuten freilich ebenfalls unentbehrlichen, Generalisiren der Krankheit steht hier noch die Rücksicht auf die Form-Verschiedenheiten der einzelnen Fälle der Krankheit mitten inne, welche Verschiedenheiten durch die Existenz und Stärke der verschiedenen Symptomengruppen und das mehrere oder mindere Vorherschen des nervösen oder katarrhalischen Charakters innerhalb jeder derselben bedingt werden und stark auf die Gestaltung des Verfahrens, auf das Vorziehen, zumal

373 Schon **Mackenzie** sagt: *„seeing that the disease is seated rather in the nervous system than the mucous membrane, I should anticipate less benefit generally from local than from constitutional treatment."*

temporäre Vorziehen, gewisser Mittel, influiren müssen. (Nur von einem Theile der Autoren bisher beachtet.)

8. Des nöthigen Individualisirens wegen darf man hier sehr oft nur versuchsweise vorgehen. Der goldene Satz „Probiren geht über Studiren" ist hier vorzüglich wichtig und möge jeglichem Doctrinarismus Schranken setzen [374].

9. Da Arzneimittel zu „probiren" immer eine sehr schwierige Aufgabe ist, und da jedes Experiment durch Vereinfachung erleichtert wird, so ist grösste Einfachheit in den Arzneiverordnungen hier ganz besonders Pflicht. Auch fällt dasjenige Motiv, durch welches die Liebhaber zusammengesetzter Verordnungen mit dem meisten Schein ihre Combinationen zu vertheidigen pflegen, die „Gefahr im Verzuge" nämlich, hier — bei einer der chronischesten Krankheiten, welche es giebt — fast immer vollständig hinweg; und die intelligenten Kranken, welche wir hier fast immer vor uns haben, werden gewiss sehr oft die grösste Vereinfachung der Medication nicht bloss gestatten, sondern sogar begünstigen. Sollte ja einmal ein schweres Symptom ein ungewöhnlich rasches palliatives Eingreifen wünschenswerth machen, so ist das Abwechseln mit 2 Mitteln in kurzen Fristen gewiss ein besseres Verfahren als das Componiren. — Die gleichzeitige Anwendung mehrerer örtlichen Palliativa auf die verschiedenen betheiligten Schleimhäute u. s. w. verträgt sich mit dem Princip der Einfachheit.

10. Da das Individualisiren und das Probiren nur unter der geistigen Mitwirkung des Patienten recht gelingen kann, und da wir es hier fast immer mit intelligenten Kranken zu thun haben, die sich nicht gern eine Verfassung octroiren lassen, oder die doch gegen eine sich nicht bewährende Norm stark reagiren, so ist ein dictatorisches Vorgehen hier nicht so passend als ein constitutionelles (im politischen Sinne des Worts): man soll hier, wie bei anderen chronischen oder unheilbaren Uebeln, den Kranken anleiten, für gewöhnlich sein eigener Arzt

[374] Man möchte hier fast an die besseren Nachfolger **Rademacher**'s erinnern, die das Tentiren so fleissig und aufmerksam üben und in dieser Beziehung meist ein gutes Muster geben; aber freilich hat es auch schon lange vor **Rademacher** an Aerzten nicht gefehlt, denen weises Tentiren Regel war.

zu seyn.

11. Nach langjähriger Dauer leicht gewordene Fälle der Krankheit bedürfen gar keiner eigentlich ärztlichen Behandlung mehr. Die Patienten begnügen sich hier immer gern mit den von ihnen erprobten diätetischen Massregeln oder leichten Arzneimitteln. (So z. B. Dr. Simpson, Pat. 33, Patientin 53, u. A.)

§ 126.

II. Besondere Maximen.

Für die bei weitem meisten Puncte der Behandlung muss ich mich auf die §§ 90–123 beziehen. Nur Folgendes glaube ich als einen Vorschlag für die künftige Behandlung noch geben zu sollen.

1. Für Prophylaxe des einzelnen Jahresaccesses hat die umsichtige Abhärtung der Schleimhäute und der Haut durch Wasser und Luft (§ 94) bereits genügende Erfahrungen — theils speciell beim tFSK, theils doch anderweitig gewonnene — für sich, um sich auch ferner zu empfehlen. Desgleichen die Anwendung von solchen Arzneimitteln, welche die Thätigkeitsäusserungen des Nervensystems zu reguliren fähig sind (§ 95). Unter diesen scheinen sich am besten zu eignen: das Chinin in kleinen Gaben [etwa 2mal, später 3mal täglich ½, später 1 Gran (oder mehr) des schwefelsauren oder des etwas stärkeren (schon wegen seiner grösseren Löslichkeit in Wasser empfehlenswertheren) salzsauren], einige Wochen lang vor dem Accesse und ein mildes Eisen-Präparat Wochen oder besser Monate lang nach dem Accesse. Wird das Eisen nicht oder nicht lange genug vertragen, so werden kleine Gaben Arsen [etwa 2-3mal täglich 2–4 Tropfen der Fowlerschen Solution = *Sol. arsenicalis Ph. Bor.*] es wohl oft ersetzen. Sollte auch dieses nicht bekommen, so würde man sich wohl auf bittere Mittel zu beschränken haben.

2. Bei der radicalen Behandlung des Accesses haben wir für die 1te Indication (die Reizung der Schleimhäute und ihrer Nerven zu beschwichtigen) hauptsächlich nur demulcirende Nahrungsmittel — und auch diese nur mit einer ansehnlichen Beschränkung in Zeit und Maass — geeignet befunden. Für die 2te Indication (abzuleiten)

hauptsächlich nur die Bäder (allgemeine, auch Fuss-Bäder) und etwa noch diaphoretischen Thee; die übrigen ableitenden Mittel scheinen nur wenig zu versprechen. Die demulcirenden Nahrungsmittel, die Bäder und der Thee vertragen sich mit jedem für die 4te Indication zu wählenden Mittel zu gleichzeitiger Anwendung. — Von der Verfolgung der 3ten Indication (Anregung des Nervensystems) scheinen die bisherigen Resultate abzurathen. — Bei der Verfolgung der 4ten Indication (Umstimmung des Nervensystems) fallen die Säuren als ganz hoffnungslos hinweg. Auch von den Tonicis dürfte, wenn sie während der Intervalle gehörig gebraucht worden sind, jetzt (während des Accesses) weniger zu erwarten, z. Th. auch das *ne quid nimis* zu berücksichtigen seyn. Wo sie aber im Intervall nicht — oder nur im Nachjahr, nicht auch im Vorjahr — gebraucht wurden, dürfte es jetzt rathsam seyn, sie in stärkeren Dosen zu geben (da sie ja jetzt Stärkeres und möglichst rasch leisten sollen), dafür aber die schlimmsten Tage des Accesses zu vermeiden. Man wählt die Mittel wohl passend eben so, wie vorher unter 1. angegeben; nur würden die bitteren Mittel wenig versprechen und deshalb, so wie um den Kranken nicht mit mehrerlei Arzneimitteln gleichzeitig in Anspruch zu nehmen, Mitteln der folgenden Kategorien nachzusetzen seyn. Narkotica haben im Ganzen weniger geleistet, als man von vorn herein von ihnen erwarten konnte; dies gilt sogar von dem Heros Opium. Dennoch — zumal da vielleicht die Geringfügigkeit ihrer bisherigen Erfolge z. Th. nur an der Anwendungsweise lag — wird man sie in manchen Fällen nicht entbehren wollen. Für die Auswahl bieten die bisherigen sparsamen Erfahrungen nur den Anhalt, dass bei Vorherschen der Brustgruppe die Lobelia zuerst versucht zu werden verdient; sonst aber würde ich das Morphin als dasjenige Narkoticum, welches durch Zuverlässigkeit der Wirkung bei Freiheit von nachtheiligen Nebenwirkungen allen übrigen in der Regel vorangeht, auch hier zuerst versuchen. — Unter den, immer unangenehmen, Nauseosis ist ohne Frage Ipecacuanha dem (verstärkten) Tabackrauchen vorzuziehen, weil sie minder heftig, dafür nachhaltiger, und minder unangenehm (nicht so vielseitig unangenehm) wirkt, besser zu dosiren ist und zugleich als

Expectorans dient (§ 121), was hier um so mehr zu berücksichtigen seyn möchte, da wahrscheinlich nur schwerer Leidende mit stark und bis zum Asthma entwickelter Brustgruppe [375] sich Nauseantien überhaupt werden gefallen lassen. — Der Schwerpunct der 4. Indication fällt nach dem Vorhergehenden auf die Alterantien, und es ist zu hoffen, dass diese häufig alle vorhergehenden Mittel-Kategorien (für diese Indication) entbehrlich machen werden; namentlich das Arsen, welches auch schon günstige Resultate, zumal bei Vorherschen der Nasengruppe (die gewöhnlichste Form der Krankheit) für sich hat und auch noch anderweitig (s. oben unt. 1.) indicirt ist. —

Eine Kritik der gegen die einzelnen Symptomen-Gruppen versuchten, grossentheils mehr nur palliativen, Mittel zu liefern, behufs der Auswahl, scheint bei den bisherigen spärlichen Angaben noch zu früh; auch ist es weniger dringlich, da sich mehrere solcher Mittel gleichzeitig auf verschiedene Organe anwenden lassen, ohne die für die radicale Behandlung des Accesses bestimmten, wichtigeren Mittel zu stören. —

§ 127.

Indem ich obige Maximen der Prüfung des g. Lesers übergebe, fürchte ich nicht, von dem Vorwurfe getroffen zu werden, ich hätte der Individualität meiner Ansichten zu viel eingeräumt. Ich hatte, als Referent über die vorliegenden therapeutischen Erfahrungen, nicht bloss das Recht sondern auch die Pflicht, die Kritik, so gut ich es vermochte, mitsprechen zu lassen; um so mehr als — worüber der g. Leser gewiss mit mir einig seyn wird — die Summe der bisherigen Erfahrungen nur gering und gewissermassen nur als das Resultat eines ersten Versuchs-Anlaufes zu betrachten ist. — Wollen wir hier ansehnliche Fortschritte machen, so sind vor Allem noch mehr vergleichende Versuche nöthig, ein vielseitiges Vergleichen der verschiedenen Mittel und Massregeln unter einander und mit dem Zuwarten, bei einem und demselben Patienten und bei verschiedenen Patienten Einer Oertlichkeit. Zu

375 Dass auch Gordon (welcher die Ipecacuanha als Nauseosum empfiehlt) hauptsächlich solche Fälle vor sich gehabt habe, darf man annehmen; s. S. 223-24.

solchen vergleichenden Versuchen werden die intelligenteren Patienten in der Regel sehr gern die Hand bieten, um ihres eigenen Besten willen; und Zeit dazu ist in jedem einzelnen Falle überreichlich vorhanden. So lange die bisher zur Sprache gebrachten Mittel noch nicht in dieser Weise durchgearbeitet sind, möchte ich nicht dafür stimmen, den Kreis des in Vorschlag Gebrachten noch mehr zu erweitern. Es darf uns auch, wenn bisher ein Mittel in einzelnen, wenig zahlreichen Fällen nicht genützt hat, dies allein noch nicht von fernerem Tentiren desselben zurückschrecken: vielleicht war nur Ort, Zeit oder Art der Anwendung nicht die rechte. Noch ist — das darf und muss man wohl behaupten — mit Ausnahme mancher offenbar unpassenden kein Mittel so allseitig und gründlich geprüft worden, wie es zu wünschen wäre; — und hierin liegt noch eine grosse Hoffnung für künftige erfolgreichere Behandlung der Krankheit.

Allgemeinere Beziehungen.

§ 128.

Kommen ähnliche Krankheiten bei Thieren vor?

Ich habe vergebens bei mehreren hocherfahrenen Veterinärärzten und Landwirthen nach dergleichen gefragt. Nur von einem hannoverschen Veterinärarzte ist mir folgende Notiz mitgetheilt worden: „Das Tagebuch zeigt die meisten Drusen und Augenentzündungen im Mai und Juni; das causale Moment wird in der anstrengenden Bestellzeit, in dem öftern Nasswerden der Pferde gesucht; von Wiederkäuern und andern Hausthieren ist nichts Einschlagendes bekannt.“ — Zwei briefliche Aeusserungen aus England, welche für das Vorkommen von dem tFSK ähnlichen Krankheiten bei Thieren, namentlich Hunden, sprechen sollen 376, scheinen mir nur zu beweisen, dass, was auch schon anderweitig bekannt ist, Katarrhe der einzelnen beim tFSK betheiligten Schleimhäute — und Symptomengruppen wie die in § 80 besprochenen, auch bei den Haus-Säugethieren häufig durch ähnliche Gelegenheitsursachen wie beim Menschen, insbesondre auch durch Staub, hervorgerufen werden.

---

376 Die eine lautet: „*I have observed an analogous affection in two dogs which belonged to me and which had, at the time, been furnished with a litter of unusually new hay.*“ (Dr. Smith.) Die andre ist noch kürzer und unbestimmter.

Aber ein so ausgedehnter Symptomen-Complex wie beim tFSK, und insbesondre das Typische desselben, scheint bei den Thieren kein Analogon zu finden; und so lange dieser Satz nicht durch neue Beobachtungen erschüttert wird, spricht er mit für das Vorwalten des nervösen Elements bei unserer Krankheit (S. 108 unt. 7.).

Zur Geschichte der Kenntniss der Krankheit.

§ 129.

Heberden († 1801), den **Bostock** citirt [377], scheint der erste Autor zu seyn, der die Krankheit erwähnt. [378]

Dann folgt eine Pause in der Literatur bis 1819, wo **Bostock**, der damals die **Heberden**sche Notiz noch nicht kannte, seinen eigenen Fall als einen ganz individuellen, allein stehenden bekannt machte (s. S. 3). Obwohl dies durch Lesung vor der *Med. a. chir. Soc. of London* und durch Abdruck in Deren stark gelesenen *Transactions* geschah, so erfolgte doch nicht alsbald ein Echo, und **Bostock** konnte noch Jahre lang bei einigen der hervorragendsten Aerzte zu London, Edinburg und Liverpool keinen anderen Fall erfragen, bis endlich **Baillie** ihm 1822 3 Fälle mittheilte. [379]

---

377 **Heberden**'s Worte lauten nach **Bostock** (der nicht genauer angiebt, w o sie sich finden): „*I have known it (catarrh) return in four or five persons annually in the months of April, May, June, or July, and last a month, with great violence.*“ In dem „*April*“ könnte man eine Andeutung finden wollen, dass **Heberden** auch den typischen Frühlings-Katarrh bereits gekannt habe. Es kann aber das Wort auch füglich entweder auf einen etwas anomalen Fall des tFSK (vgl. S. 47) oder auf eine kleine Ungenauigkeit, einen Gedächtnissfehler, hinauslaufen, wie Letzteres mit dem „*July*“ noch wahrscheinlicher der Fall ist, indem der tFSK nie so spät „*returns*“. — In der **Friedländer**schen Ausgabe der **Heberden**schen *Opera med.*, *Lps. 1831*, finde ich S. 72 in dem Capitel *de destillatione* (d. h. über den Katarrh der Schleimhäute des Kopfs) die wesentlich abweichende Angabe: „*Quinque aegris contigit graviter laborare hoc morbo per mensem omni aestate: alium totam aestatem afflixit quotannis.*“

378 Vielleicht indess dass es Jemandem, der in der älteren medic. Literatur besser bewandert ist als ich, gelingt — was mir trotz vielen Suchens nicht gelungen ist — irgend eine frühere Stelle aufzufinden.

379 Es scheint mir durch nichts gerechtfertigt, wenn **Percy** glaubt, dass das *hay fever* „*était déjà connu depuis longtemps du public en Angleterre, avant qu'on eût songé à écrire sur cette maladie.*“ Er

Wie dann in England die Kenntniss der Krankheit sich erweiterte und verbreitete, geht schon aus unserer Literatur (§ 2) hervor. Gegenwärtig, nachdem die Krankheit in der englischen Literatur vielfachst besprochen worden, existirt gewiss kein Arzt in England (vielleicht selbst in Grossbrittannien und Irland), der sie nicht wenigstens dem Namen und einer oder der andern Beziehung nach kennte, — ja selbst einem sehr grossen Theile des gebildeten nichtärztlichen Publicums ist sie wenigstens vom Hörensagen bekannt (S. 154) —, während in allen übrigen civilisirten Ländern bis 1859-60, wo ich eine vielseitige Besprechung in Gesellschaften, Zeitschriften u. s. w. veranlasste (s. d. Vorwort), ihre Kenntniss sehr wenig verbreitet war.

In der französischen Literatur taucht die Krankheit zuerst 1837 durch **Cazenave, S.**, auf, der Einen Fall mittheilt, aber ohne zu wissen dass er es mit einer bereits beschriebenen Krankheit zu thun hat. Auch hier erfolgt kein Echo [380], und die kaum gewonnene Kenntniss der Krankheit geht so vollständig wieder verloren, wie dies z. B. aus Note 251 erhellt, — so vollständig, dass **Théry** 1859 in seiner von Fleiss und Umsicht zeugenden Schrift *de l'asthme*, S. 233 f., das *„asthma-hay des Anglais"* nur nach **Ramadge** und sehr unvollkommen beschreibt, — ein Paar Beobachtungen von **Laennec** und von **Ducamp** mit einem *peut-être* dazu bringt, welche wirklich nicht dazu gehören — und dagegen (S. 222 Z. 5-13) bei einem anderen Falle nicht an die Krankheit denkt, in welchem doch starker Anlass dazu vorhanden war. — Vom Spätjahr 1859 bis 1861 erscheinen alsdann in Folge meiner Rundfragen die in unserer Literatur aufgeführten Original-Beiträge Nr. 21.-24., 27., 30., so wie auch für die Schweiz Nr. 26. u. 29.

---

selbst giebt einige Zeilen später an, wie er 1820 u. 21 in Edinburg, welches doch gewiss in stärkstem wissenschaftlichem Austausch mit England steht, nichts davon hörte, nicht einmal *„dans les cours universitaires"*.

380 Es heisst zwar bei **Fleury**, 389: *„affection sur laquelle j'ai moi-même appelé l'attention des observateurs il y a déjà plusieurs années"*. Der Hr. Vfr. sagte mir aber im Juni d. J. mündlich, dass Das nur eine kurze, mehr beiläufige, Erwähnung gewesen, und dass er sich nicht mehr entsinne, wo sie gedruckt sei.

In Nord-Amerika brachten **Wood** und **Drake** in den 1840er und 50er Jahren sehr nahe verwandte Jahreskatarrhe zur Sprache (s. § 83).

In Deutschland hat **Alfter** (Lit. 19.; vgl. S. 97) 1855 des Pat. 10 gedacht. Auch hier erfolgt kein Echo.

Die Literaturen der übrigen Länder scheinen keine Original-Beiträge — nur von solchen durfte ich im Obigen sprechen — zur Kenntniss der Krankheit geliefert zu haben.

Wie die Kenntniss der Verbreitung der Krankheit bis vor 2 Jahren noch sehr unvollkommen war, s. S. 97.

§ 130.

Da der tFSK, wie es scheint, zuerst von **Heberden** und **Bostock** erwähnt worden, so liegt die Frage nahe, ob man annehmen dürfe, dass er erst in der Zeit dieser Autoren entstanden sei.

Ein sicheres Bejahen dieser Frage bleibt — da die Krankheit zu denjenigen gehört, bei welchen der einzelne Fall leicht übersehen werden, unbeachtet bleiben kann — für immer unmöglich. Ein sicheres Verneinen bleibt für immer möglich, da immer einmal jemand in älteren Werken eine Stelle entdecken kann, welche auf die Krankheit bezogen werden muss.

Gegen die Wahrscheinlichkeit einer Neu-Entstehung fast noch in unseren Tagen spricht, dass man die Bedingungen zur Entwickelung der Krankheit als auch früher vorhanden gewesen annehmen muss. Insbesondre dürfte es an der wahrscheinlich nothwendigen Nervosität (§ 39) auch in vielen früheren Zeiten nicht gefehlt haben. Anzunehmen, dass der mehr nervöse als entzündliche Charakter des gegenwärtig herschenden Krankheitsgenius etwas ganz Neues, nie früher so da Gewesenes sei, hätte wohl sehr wenig für sich, ja dürfte sich historisch widerlegen lassen.

Für die Wahrscheinlichkeit der Neu-Entstehung dagegen spricht, dass es nicht leicht zu erklären wäre, wie die älteren Aerzte — die auf die typische Wiederkehr von Krankheiten viel achteten und sehr häufig eine solche Wiederkehr annahmen, wo die Neueren nicht mehr daran glauben wollen [vgl. § 134 unt. 6. *a.*] — gerade hier diese Wiederkehr übersehen haben sollten, — und wie dies insbesondre auch der Legion von Aerzten, die über Katarrhe geschrieben, hätte begegnen können.

Die Frage bleibt also unentschieden.

Wenn die Krankheit wirklich neu ist, so reicht sie doch bis in das vorige Jahrhundert zurück. Denn **Bostock** erlitt den ersten Access 1781, Patientin 58 1798; und auch unter den übrigen mir einzeln bekannt gewordenen Patienten sind etwa 7 brittische (unter ihnen **Alison**) und 3 deutsche, von denen ich bei den ungenügenden Notizen, welche über sie vorliegen, vermuthen oder doch als möglich annehmen darf, dass sie ihren ersten Access bereits im vorigen Jahrhundert erlitten; einer und der andre derselben könnte dabei noch heute, hochbejahrt, leben.

Mag übrigens die Krankheit nur ungefähr so neu seyn, wie wir sie gegenwärtig kennen, oder auch viel älter, jedenfalls liefert sie einen gewichtigen Beitrag zur historischen Pathologie, da die Zahl so scharf begrenzter und so erscheinungsreicher Krankheiten, welche erst in unserem Jahrhundert zur Sprache gebracht worden, sehr gering ist.

Mehrere englische Aerzte, auch Nichtärzte, glauben daraus, dass die Krankheit seit ihrer Bekanntwerdung durch **Bostock** allmählich immer mehr besprochen worden, folgern zu dürfen, dass sie neuerdings häufiger geworden sei und noch werde; Einige leiten dies von der Einführung oder grösseren Verbreitung gewisser Gräser in England [381] her. Die Folgerung erscheint indess sehr gewagt, da das anscheinende Häufigerwerden sich schon psychologisch, aus der Art der Beachtung welche der Krankheit zu Theil geworden, genügend erklären lässt.

Da nicht bewiesen werden kann, dass die Krankheit neu, oder auch nur in den letzten Jahrzehenden oder Jahren häufiger geworden, sei, so darf sie auch nicht als ein Zug zur Schilderung des gegenwärtig herschenden Krankheitsgenius mit benutzt werden.

Zur Geschichte und Kritik der Benennungen.

§ 131.

Die Benennung *hay-fever* scheint die älteste und zwi-

381 Solche Einführung und Verbreitung hat allerdings z. B. mit *Lolium italicum* und wahrscheinlich noch mit mehreren andern Wiesen-Gräsern stattgefunden.

schen 1819 und 1828 aufgekommen zu seyn. Vor 1819 hat sie wohl schwerlich existirt, kann wenigstens nicht sehr verbreitet gewesen seyn; sonst würde sie dem kenntnissreichen **Bostock**, der seit 1781 an der Krankheit litt, wohl nicht entgangen seyn und er würde sie nicht bloss in seinem ersten Aufsatze angeführt, sondern auch aus ihr entnommen haben, dass sein Leiden nicht etwas so ganz Neues sei, wie er damals noch glaubte. Aus ähnlichen Gründen muss man nach der Darstellung **Bostock's** in **9.** annehmen, dass auch noch 1822, wo **Baillie** dem **Bostock** die ersten 3 weiteren Fälle mittheilte (s. S. 248), die Benennung schwerlich existirt hat, wenigstens noch nicht sehr verbreitet war. **Elliotson, 5.** 411, will sie zuerst 1823 oder 24 gehört haben; indess er giebt (1831) jenen Termin sonder Zweifel nur aus dem Gedächtnisse an und könnte sich dabei leicht um einige Jahre geirrt haben (wie auch andere kleine Irrungen bei ihm unterlaufen). — 1828 aber wird die Benennung von **Bostock** und von **Macculloch** als bereits populär geworden angeführt, von dem Letzteren mit den Worten: *„the term Hay fever, lately become fashionable“* und der Bemerkung, dass *„in the public estimation, it is particularly caused by hay-fields“*; auch von **Bostock** mit der Bemerkung: *„since the attention of the public has been turned to the subject, an idea has very generally prevailed, that it is produced by the effluvium from new hay“*. Wie und wodurch aber ist zwischen 1822 und 1828 die Krankheit ein Gegenstand der öffentlichen Aufmerksamkeit geworden, und wer hat zuerst das Heu angeklagt? Sollte irgend ein — vielleicht halbpopulärer — Aufsatz darüber erschienen seyn, der mir entgangen wäre? — Die Benennung *hay-fever* ist noch jetzt die gangbarste unter allen.

Die Benennung *summer-catarrh, catarrhus aestivus*, ist von **Bostock** 1828 eingeführt worden.

Nachdem die beiden ursprünglichen Benennungen, *hay fever* (populär und auf eine zu rasch als Hauptursache beschuldigte Schädlichkeit hinweisend) und *summer-catarrh* (wissenschaftlich und auf eine sicherer nachgewiesene Ursache sich beziehend), einmal eingeführt waren, fanden sich allmählich die Varianten: *hay-asthma* (von **Gordon** 1829 schon als bekannt gebraucht), *hay-catarrh*, *summer-asthma*, *summer-bronchitis*, *summer-*

cold u. s. w. ein.

Den Uebersetzungen, welche **Kraus** (s. Note 174) gebracht hat (*Chortopyretos, Febris foenaria, Chortasthma, Asthma foenariorum,* Heu-Engbrüstigkeit), scheint es nicht gelungen zu seyn, sich selber oder die Kenntniss der Krankheit erheblich unter den deutschen Aerzten zu verbreiten.

Hr. Dr. **Maddock** theilt mir mit, dass die Krankheit „*in some remote agricultural districts*" Englands *rose-cold* genannt wird. Dass in Nord-America die Benennungen *rose-catarrh* und *rose-fever* vorkommen, s. S. 103. Die Benennungen mit *rose* mögen wohl z. Th. von der Ansicht ausgegangen seyn, dass man eine besondere, andere Krankheit vor sich habe.

Die auf meine Rundfragen erschienenen französischen Arbeiten bringen, ausser Uebersetzungen englischer Benennungen, auch *coryza* oder *maladie de foin* (od. *des foins*) und *coryza d'été*.

Bei einigen norddeutschen Patienten sind mir die Benennungen: Heu-Schnupfen, Juni-Schnupfen, Roggen-Asthma und Niesefieber vorgekommen als von ihnen selber — der erste und der dritte jedoch vielleicht nicht ohne ärztliche Nachhülfe — erfunden.

Da es für Katarrh und Asthma wahrscheinlich in allen Sprachen mannigfache Volksbenennungen giebt, so werden wahrscheinlich von jetzt an noch allerlei solche Benennungen, mit Sommer-, Juni-, Mai-, Heu-, Roggen- u. s. w. verbunden, den Aerzten bekannt werden, und ihre Mittheilung auch in der Literatur wird nicht ganz ohne Interesse seyn, indem sie auf Einflüsse hinweisen, welche wahrscheinlich niemals ganz mit Unrecht als verschlimmernd, wenn auch vielleicht oft mit Unrecht als Ursachen der ganzen Accesse, beschuldigt werden.

§ 132.

Welche Benennung aber ist die zweckmässigste? Sonder Zweifel die am meisten bezeichnende, vorausgesetzt dass sie nicht übertrieben lang und dadurch unbequem sei. Prüfen wir nach diesem Princip die vorhandenen.

Von den 7 mit einander rivalisirenden Grundworten: Fieber, Katarrh, Asthma, Bronchitis, *cold*, Schnupfen und *maladie*, ist

Bronchitis verwerflich, weil es etwas Unrichtiges, nämlich (echt) entzündlichen Charakter der Erscheinungen, andeutet (vgl. S. 108, bes. Note 184), auch nur auf Eine der örtlichen Symptomengruppen hinweist.

Maladie ist zu vag.

Cold ist verwerflich wegen seiner verschiedenen Bedeutungen (Kälte — Empfindung von Kälte — Frostschauer — Erkältung — Erkältungskrankheit — Katarrh — Schnupfen), in Folge deren es nicht hinlänglich bezeichnend, auch in andre neuere Sprachen misslich zu übersetzen ist.

Schnupfen *(coryza)*, Asthma und Fieber sind verwerflich, weil sie nur auf je Eine der 6 Symptomengruppen hinweisen, und zwar Asthma und Fieber auf Gruppen, welche nicht selten fehlen (namentlich oft nur während eines kleineren Theils des Accesses vorhanden sind); Asthma auch deshalb, weil es die Brustgruppe zu eng bezeichnet, so dass es nicht auf alle Fälle, wo sie vorhanden ist, passt.

Bleibt also nur Katarrh. Dieses weist genügend auf alle 6 Symptomengruppen hin, giebt auch am besten den Gesammteindruck wieder, welchen die Krankheit in der Regel auf den Beobachter macht.

Katarrh aber ist ein sehr weiter Begriff, der eines näher bestimmenden Zusatzes hier dringend bedarf. Unter den bisher gewählten Zusätzen — Heu-, Roggen-, Rosen-, Sommer-, Juni-, Niese- — sind

Heu-, Roggen- und Rosen- verwerflich, weil sie je eine einzelne Schädlichkeit unter vielen herausgreifen und mit Unrecht als die ausschliessliche oder doch wichtigste bezeichnen, — weil sie also einer irrigen Ansicht Vorschub leisten und dadurch selbst für die Behandlung nachtheilig werden, — endlich weil sie zu Verwechselungen mit gewöhnlicheren Katarrhen oder Asthmen, welche durch Heu, Roggen oder Rosen hervorgerufen werden (vgl. § 80), starke Veranlassung geben.

Niese- ist verwerflich, weil es nur auf Eine Symptomengruppe — ja nur auf Ein Symptom, welches bei weitem nicht während des ganzen Accesses vorhanden ist — hinweist.

Juni- ist verwerflich, weil es die charakteristische Zeit zu eng bezeichnet.

Bleibt also nur Sommer-. Dieses Wort deutet wenigstens ungefähr die kritische Jahrszeit an und in dieser ein schädliches Moment, welches nicht bloss für alle Fälle der Krankheit gilt, sondern auch alle übrigen bekannten Schädlichkeiten gewissermassen umfasst [sogar die an sich von der Jahrszeit unabhängigen, wie z. B. die psychischen, insofern auch sie nur in der kritischen Jahrszeit die hier in Frage kommende schädliche Wirkung äussern — vgl. S. 68 Abs. 2]. Aber „Sommer-“ ist noch etwas zu weit, würde die Spätsommer-Katarrhe, welche wir für jetzt noch nicht mit unserer Krankheit identificiren dürfen (§ 85), nicht ausschliessen, passt auch minder gut auf diejenigen Fälle, in denen der Access schon im April beginnt. Ich habe es deshalb mit Frühsommer- vertauscht.

Man könnte auch diesem Worte noch entgegenhalten, dass der Kalender-Sommer erst mit dem letzten Drittel des Juni beginnt. Aber das Wort Sommer wird bekanntlich — nicht bloss im Deutschen, sondern wahrscheinlich in allen bedeutenderen Sprachen — in verschiedenen Bedeutungen gebraucht; nämlich:

1. für den Kalender-Sommer, vom 21. od. 22. Juni bis zum 22. od. 23. September. Hiernach würde „Frühsommer" nicht passen.

2. nach meteorologischem Usus für das wärmste Trimester, welches auf der nördlichen Hemisphäre die Monate Juni bis August umfasst. Hiernach würde „Frühsommer", auf die erste Hälfte dieser Zeit hinweisend, schon besser passen, da der Access nicht selten erst mit Anfang Juni beginnt, und da die meisten Patienten im Juni am stärksten leiden.

3. für die wärmere Jahres-Hälfte, so dass nur zwei Jahreszeiten, Sommer und Winter, einander entgegengesetzt werden. In diesem Sinne reicht der Sommer für die meisten Gegenden Europa's ungefähr von Mitte April bis Mitte October, und „Frühsommer" weist auf die erste Hälfte hiervon, also auf die Zeit von Mitte April bis Mitte Juli, hin. Hiernach erscheint (da wenigstens bisweilen der Eintritt des Accesses schon im April erfolgt) die kritische Jahrszeit des tFSK durch „Frühsommer" so treffend bezeichnet, als man es von der Bezeichnung durch Ein Wort, wie sie hier nöthig war, nur verlangen kann.

In einem vierten Sinne, nach den sehr beachtenswerthen Definitionen **Lachmann's**, passt „Frühsommer" ebenfalls gut 382.

---

382 **W. Lachmann**, d. Jahreszeiten etc. Braunschw. 1859 [vgl. auch d. Referat darüber v. **H. E. Richter** in Jahrbb. d. Med. 1861. Juli. 118], unterscheidet nämlich 8 „thermische" Jahreszeiten, indem er den üblichen 4 noch Vorwinter und Nachwinter, Vorsommer und Nachsommer hinzufügt. Er lässt für jeden Ort den Vorsommer beginnen und den Nachsommer schliessen — oder mit andern Worten: den Sommer im weitern Sinne, den Gesammt-Sommer, beginnen und schliessen — mit demjenigen Tage, dessen mittlere Wärme gleichkommt der mittleren Jahreswärme. Hiernach fällt (wie man mittelst einiger Rechnungen findet) bei 14 europäischen Orten, die er S. 31 f. ausführlich bespricht, und unter denen sogar [durch Rom einerseits, Archangel, Brocken-Kulm und St. Gotthards-Hospiz anderseits] klimatische Extreme mit vertreten sind, der Anfang des Gesammtsommers zwischen 12. April und 26. Mai (Mitte 4. Mai), die Mitte zwischen 15. und 29. Juli (Mitte hiervon 22. Juli). — Den Sommer im engeren Sinne lässt **Lachmann** mit demjenigen Tage beginnen und schliessen, dessen mittlere Wärme gleichkommt $1^1/_2$ der mittleren Jahreswärme. Der Anfang dieses engeren Zeitraums fällt bei jenen 14 Orten zwischen 1. Mai und 20. Juni (Mitte 26. Mai), die Mitte zwischen 17. Juli und 1. August (Mitte hiervon 25. Juli). — Nehmen wir „Frühsommer" im ersteren Sinne (4. Mai bis 22. Juli), so passt es sehr gut; nehmen wir es im letzteren (26. Mai bis 25. Juli), so passt es wenigstens noch leidlich gut; man darf, um beiderlei Behauptung gerechtfertigt

Ich hoffe sonach, dass man das von mir gewählte „Frühsommer-“ ganz untadelhaft finden werde. — Auch der Nachaccess (§ 26) begründet wohl kein erhebliches Bedenken dagegen, da, auch abgesehen von der Seltenheit, er nur als eine schwache Nachlieferung zum Haupt-Accesse erscheint.

Es scheint aber gefordert — da auch andere, minder charakteristische, Katarrhe zufällig im Frühsommer vorkommen, — da sogar bisweilen anders charakterisirte Katarrhe, und unter ihnen auch epidemische und dadurch wichtige, unzweideutig von der Witterung eines bestimmten, einzelnen Frühsommers abhangen, — noch ein charakterisirendes Eigenschaftswort hinzuzufügen. Und es möchte schwer eines aufzufinden seyn, welches, ohne unangenehm lang zu werden, so schlagend auf die vor allen charakteristische, praktisch und theoretisch wichtige, Eigenschaft unserer Krankheit, alljährlich einen neuen Access zu bilden, hinwiese und hierdurch so sicher jeglicher Verwechselung mit irgendwie verwandten Krankheiten vorbeugte, als das von mir gewählte „typisch“. Dieses deutet zugleich durch eine jedem Arzte geläufige Ideen-Association (indem es an andere typische Krankheiten, namentlich an Wechselfieber, erinnert) auf den vorwaltenden Antheil des Nervensystems hin, ohne doch so bestimmt diesen Antheil unserer Krankheit zuzusprechen und anderen Katarrhen abzusprechen, wie z. B. „nervös“ es thun würde, — ohne überhaupt sich in das Gebiet der Hypothese zu wagen, was ja für Kunstausdrücke nicht passt.

Man ist, wenn man für eine Krankheit, welche in Anfällen mit freien Zwischenräumen auftritt, ein Eigenschaftswort sucht, welches das Wiederkehren der Anfälle in gleichen Fristen — oder doch (ein weiterer Begriff) in regelmässigen, durch eine von uns erkennbare Regel bestimmten, Fristen — kurz bezeichnen soll, in einiger Verlegenheit, denn man hat meines Wissens nur zwischen den folgenden, die sämmtlich etwas zu wünschen lassen, die Wahl.

Aussetzend und intermittirend drücken dem Wortsinn nach diese Regelmässigkeit nicht aus, lassen sie vielmehr unberührt, und werden auch oft so gebraucht, dass man an die Regelmässigkeit nicht denkt. Nur wenn „intermittirend“ in der Verbindung mit „Fieber“ gebraucht wird, ist man gewöhnt, willkührlich die Regelmässigkeit des Intermittirens mit

---

zu finden, nur an die bedeutenden Verschiedenheiten denken, welche Anfang und Ende des Accesses des tFSK zeigen.

in den Begriff zu legen, weil unter allen intermittirenden Fiebern die regelmässig intermittirenden die wichtigsten und die am häufigsten besprochenen sind.

Periodisch sagt dem Wortsinn nach nicht mehr als intermittirend — die Geschichte z. B. lässt Perioden sehr verschiedener Länge auf einander folgen; ja es thut dies sogar, was uns hier näher liegt, die Pathologie (welche neben dem bestimmteren und engeren Begriff „Stadium" bisweilen auch des minder bestimmten und weiteren „Periode" bedarf) bei der Besprechung von Krankheiten im Allgemeinen und in einzelnen Fällen. Manche medicinischen Schriftsteller legen freilich in „periodisch" den Nebenbegriff der gleichen, oder doch erkennbar regelmässigen, Zwischenzeiten mit hinein, aber es ist dies keineswegs allgemein üblich. [Gewisse andre Definitionen von „periodisch" berühren uns hier nicht.]

Rhythmisch wäre vielleicht das schärfst-bezeichnende, an sich beste (und z. B. G. A. Spiess hat es für den in Rede stehenden Zweck gewählt). Es ist aber überhaupt noch wenig gebräuchlich; auch ist man zu sehr gewöhnt, dabei nur an weit kleinere Zeitabschnitte zu denken, so dass ich stark hätte befürchten müssen, bei den Lesern, zunächst beim Lesen des Titels, ein Missverständniss zu veranlassen.

Typisch ist gebräuchlicher und der so eben zur Sprache gebrachten Missdeutung nicht unterworfen. Es ist auch wohl hinlänglich verständlich, denn, soweit es überhaupt zur Bezeichnung eines eigentlichen Zeit-Verhältnisses bei öfterem Wiederkehren gebraucht wird, denkt wohl jedermann dabei an gleiche oder doch durch eine erkennbare Regel geordnete Fristen. (So auch bei „Typòsis" mancher Schriftsteller.)

Freilich werden typisch und Typus auch zur Bezeichnung ganz anderer Beziehungen von Krankheiten gebraucht. Typus bezeichnet oft nur den rücksichtlich der Intensität der Symptome gemessenen, geregelten, einer erkennbaren Regel gehorchenden, Gang einer Krankheit im Allgemeinen, wobei die Existenz symptomfreier Zwischenzeiten nur in einer Minderzahl von Fällen mit einbegriffen ist; so spricht man von einem anhaltenden, nachlassenden und — als Unterfall — auch aussetzenden Typus im Gegensatz zu atypischem Gange. Andremal wird es als ungefähr gleichbedeutend mit Vorbild gebraucht, um darüber zu verhandeln, ob eine Krankheit in ihren Erscheinungen irgendwie einer gewissen, von der Wissenschaft aufgestellten Kategorie (Klasse, Ordnung, Familie, Gattung) von Krankheiten, oder ein einzelner Krankheitsfall der Schilderung einer gewissen Krankheit, entspreche oder nicht. Das Eigenschaftswort typisch hat deshalb in der Verbindung mit Krankheit oder Krankheitsfall die drei verschiedenen Bedeutungen: 1. rücksichtlich der Intensität der Symptome einen erkennbar regelmässigen Gang beobachtend; 2. Anfälle bildend mit symptomfreien Zwischenzeiten, deren Dauer einer erkennbaren Regel gehorcht (in dieser Bedeutung nimmt es die vorliegende Arbeit); 3. einem gewissen Vorbilde entsprechend.

Für den unerwünschten Fall — welchen ich kaum befürchte — dass einer der g. Leser das Wort typisch in dieser Arbeit, und namentlich auf dem Titel derselben, vorübergehend in einer andern als der zweiten dieser 3 Be-

deutungen genommen hätte, würden sich auch die beiden anderen Bedeutungen als hier ebenfalls gerechtfertigt nachweisen lassen. (Für die erste Bedeutung ist dies ohne Weiteres klar; für die dritte geht es daraus hervor, dass es ganz untypische Einzelfälle von Katarrhen giebt, deren Symptome und deren Gang sich nicht unter ein so ausgeführtes, vielfach charakterisirtes Krankheitsbild bringen lassen, wie es beim tFSK der Fall ist.)

Aus allen diesen Gründen glaube ich, indem ich das Wort typisch wählte, am besten für die Verständlichkeit und für das Vermeiden eines logischen Fehlers zugleich gesorgt zu haben.

Der g. Leser wird, glaube ich, ferner einräumen:

1. dass von allen bisher gebrauchten Benennungen der Krankheit die von ihrem ersten [383] Beschreiber, **Bostock**, gewählte, „Sommerkatarrh", entschieden die beste war. Es war nicht gerechtfertigt, wenn spätere Autoren sich anderer Benennungen bedienten, und es hat dies sogar sehr positiv geschadet, indem die minder zweckmässigen Benennungen nicht bloss schiefe Ansichten und Erörterungen in die Literatur einführten, sondern sogar bisweilen eine schiefe Behandlung begünstigten — so z. B. eine antiphlogistische oder (Note 357) eine desinficirende — und noch häufiger ein Ausserachtlassen richtigerer Behandlungs-Massregeln.

2. dass aber gegenwärtig gewichtige, ja dringende Gründe vorliegen, die **Bostock**sche Benennung durch die beiden Zusätze „Früh-" und „typisch" zu verbessern, den Begriff der Krankheit dadurch zu verengern.

Die von mir eingeführte Benennung „typischer Frühsommer-Katarrh" wird vermuthlich so lange, bis vielleicht einmal neue Entdeckungen das Wesen der Krankheit noch mehr aufhellen oder neue, gegenwärtig noch nicht geahnte Beziehungen derselben zu anderen Krankheiten ergeben, — durch keine bezeichnendere ersetzt werden können. Sie ist freilich etwas lang. Sollte sie deshalb keinen Beifall finden, so würde ich „**Bostock**scher Katarrh" vorschlagen. **Bostock** hat sich im Allgemeinen und bei der fraglichen Krankheit insbesondre so verdient gemacht, dass es wohl nur passend erscheinen könnte, ihn, gleich einigen seiner Landsleute [384], auf diese

[383] **Heberden**, s. S. 248, kann hierbei nicht mitgezählt werden, denn er hat die Krankheit wohl gesehen, aber nicht beleuchtet.

[384] **Millar, Fothergill, Whytt, Pott, Bright, Th. Addison**

Weise in der Pathologie zu verewigen.

Bedeutung der Krankheit für verschiedene medicinische Disciplinen.

§ 133.

Wir haben in den früheren Abschnitten dieser Arbeit die Hauptzüge nachgewiesen, welche der tFSK mit verschiedenen anderen — z. Th. durch Häufigkeit, durch Schädlichkeit, oder durch die Schwierigkeit der noch zu lösenden Aufgaben, für die Gesammtmedicin wichtigen — Krankheiten und krankhaften Zuständen gemein hat. Er theilt nämlich, um nur das Ausgezeichnetste nochmals zur Sprache zu bringen,

mit den gemeineren Katarrhen (der der Luft zugewandten Schleimhäute) und Asthmen die örtlichen Erscheinungen,

mit dem Keuchhusten einen Theil der örtlichen Erscheinungen,

mit denselben dreierlei Krankheiten die deutliche Verbindung eines katarrhalischen und eines nervösen Elements in den Symptomen,

mit den Asthmen und dem Keuchhusten das gewichtigere Auftreten des nervösen Elements,

mit vielen Neurosen und manchen Hyperämien das Intermittiren,

mit dem Wechselfieber das typische Intermittiren,

mit den Idiosynkrasien den ungewöhnlich starken Einfluss der Individualität.

Indem wir so die Krankheit in verschiedenen Beziehungen unter mancherlei ätiologisch und therapeutisch bereits bekannte Kategorien stellten, vindicirten wir ihr nicht bloss den passenden Platz im nosologischen System, nämlich unter den Katarrhen mit vorherschender Theilnahme des Nervensystems, sondern gewannen auch zugleich Anhalte für ihre Theorie und ihre Behandlung. Zugleich aber bringen wir mit ihr den Gebieten jener Kategorien einen — kaum gehofften — gewichtigen Zuwachs, und hierdurch erhält sie für unsere allgemeine

---

u. a. Wenn man die scharf gezeichnete Eigenthümlichkeit der von **Bostock** geschilderten Krankheit und ihre Neuheit für die Literatur berücksichtigt, so verdient er die Bewahrung seines Namens wohl in höherem Grade als, **Millar** etwa ausgenommen, alle genannten, übrigens sehr respectabeln, Autoren.

Pathologie und Therapie eine grosse Bedeutung. Anderseits bringt sie durch die ihr ganz eigenthümlichen Eigenschaften verschiedenen medicinischen Disciplinen Bereicherung. Wir wollen aber für die einzelnen medicinischen Fächer die Erweiterungen des Wissens und Könnens etwas näher nachweisen (§ 134 f.).

§ 134.

Für die allgemeine Pathologie überhaupt.

1. Der tFSK lehrt — fast noch eindringlicher als das Wechselfieber und manche andre Krankheiten — dass man nicht nach einzelnen „pathognomonischen" Symptomen haschen, dass man nie halbwillkührlich einzelne Symptome als pathognomonisch hinstellen solle. Denn hier ist unter einer grossen Schaar von Symptomen kein einziges der Art zu finden; nicht einmal das auffallende Niesen ist ein solches, denn es ist nicht in allen Fällen constant, und noch weit weniger dauert es während des grössten Theils des Accesses fort. Man kann nicht einmal eine scharf bestimmte Combination von Symptomen als pathognomonisch bezeichnen. Vielmehr ergiebt nur eine complicirte Abstraction, wie wir sie in § 1 formulirt haben, und in ihr hauptsächlich der anamnestische Punct der alljährlichen Wiederkehr im Frühsommer, das Pathognomonische [wohl zu unterscheiden von der Diagnose, welche vielleicht auch auf anderem Wege, wenn gleich minder sicher, gewonnen werden kann, vgl. S. 159 Abs. 5].

2. Die Krankheit beweist die Zusammengehörigkeit der der Luft zugewandten Schleimhäute, die sich freilich auch in anderen Krankheiten nicht selten ausspricht und immer mehr beachtet werden wird. [385]

3. Unbeschadet der, im Allgemeinen erkennbaren, Zusammengehörigkeit der 6 Symptomengruppen (s. 2.) sehen wir zugleich in einzelnen Fällen eine saubere Scheidung derselben, sehen wenigstens einzelne der 6 Gruppen mehr isolirt, finden die Gruppen bis zu einem gewissen Grade unab-

---

[385] Sie ist allerdings schon beachtet worden, z. B. von **Spiess**, i. a. W. 581 u. s. w.; aber nicht von allen Autoren genügend. — Lehrreich ist beim tFSK (freilich nicht bei ihm allein), wie die Krankheit über dem Oesophagus abschneidet, diesen immer ganz unbetheiligt lässt.

hängig von einander (wenngleich diese Unabhängigkeit nicht so gross ist als sie beim ersten Anlauf — bei unvollkommener Beobachtung oder in unvollkommenen Schilderungen — erscheint). Es wird diese Scheidung nosologisch und semiologisch lehrreich, giebt insbesondre auch einen neuen und schlagenden Beweis für die freilich längst zur Geltung gelangte Lehre, dass bei gleichem, wenigstens in der Hauptsache gleichem, Wesen einer Krankheit recht verschiedene Krankheits-Formen auftreten können.

4. Die Krankheit liefert überhaupt — in grösserem Maasse als vielleicht irgend eine andre, und sehr anschaulich — ein Beispiel, wie bei einem und demselben complicirten Krankheitsprocess sehr zahlreiche Züge constant und wieder andre sehr zahlreiche variabel seyn können. Sie warnt auf diese Weise vor einem zu raschen Verallgemeinern aller Einzelnheiten. Sie warnt auch die Handbücher und die Kathederlehrer, Krankheitsschilderungen nicht etwa, in allzu peinlicher Berücksichtigung der Vollständigkeit, so breit zu geben, dass dem Lernenden das Charakteristische verloren geht oder er an unpassend Verallgemeinertem Unwahres aufnimmt.

Wenigstens darf neben der ganz ausführlichen Schilderung eine kurze Hervorhebung des Gewöhnlichen und des Charakteristischen nie fehlen. (Ich habe vor Jahrzehenden in Paris einen hochberühmten Lehrer die *dothiénentérie* in einem mehrwöchigen Vortrage so behandeln hören, dass als Hauptresultat sich endlich herausstellte: bei der *dothiénentérie* könne alles Mögliche vorkommen und — fehlen; und nicht einmal durch eine kleine Einleitung oder ein *résumé* wurde das Wesentlichere treffend hervorgehoben!) In der vorliegenden Arbeit habe ich durch § 1, durch die einleitenden Worte der §§ 6-8, 10, 11, durch den Abschnitt „Differentielle Diagnose", und durch zahlreiche andere Stellen für die Hervorhebung des Wesentlicheren zu sorgen mich bemüht.

5. Man hat bisher gewöhnlich angenommen, dass alle Krankheiten, welche noch keine „organischen" (d. h. sinnlich wahrnehmbaren und dauernden) Veränderungen im Körper hervorgebracht haben, heilbar seien, wenigstens unter günstigen Umständen und abgesehen davon, dass bei manchen (wie z. B. Rheumatismen) jedes Erscheinen die Neigung zu neuem Erscheinen vergrössert. Hier begegnen wir zum ersten Male einer Krankheit, welche sinnlich wahrnehmbare Veränderungen fast niemals [S. 29 Abs. 1; Note 68; § 27; Note 183] dauernd

herbeiführt und dennoch ganz unheilbar erscheint (falls sie nicht vielleicht, was erst noch festzustellen, durch beständigen, wenigstens während der kritischen Zeit jedes Jahres beständigen, Aufenthalt in weit südlicheren Gegenden oder auf der See geheilt werden kann).

6. Die Krankheit ist ein neues Beispiel einer typischen. Intermittirender (periodischer) Krankheiten giebt es eine ziemliche Zahl [386], während die typischen (regelmässig periodischen) sich fast beschränken auf die eigentlichen und die „larvirten" Wechselfieber. [387] — Und zwar hat der Typus des tFSK folgende bemerkenswerthe Eigenschaften:

a. Er ist ein Jahres-Typus und steht als solcher fast ganz ohne Analogon da, wenigstens ohne ein allgemein anerkanntes. Denn an die *febris intermittens annua* der alten und mittelalten Schriftsteller will kein heutiger Arzt mehr glauben [388]; und die von **Testa** [389] und **Rayer** [390] allzu

---

[386] Insbesondre scheinen auch den Schleimhäuten intermittirende Reizungen (Hyperämien, auch? Entzündungen) mehr als manchen andern Organen eigen. Man vgl. z. B. die zahlreichen Citate in **Baumgarten-Crusius**, Periodologie. Halle 1836. 36 f.

[387] Im Sinne der etwas älteren, mehr nach den Formen als nach dem Wesen der Krankheiten ordnenden Nosologie könnte man den tFSK zu den larvirten Wechselfiebern rechnen, wenn die grosse Verschiedenheit in der Länge der Intervalle nicht zurückstiesse [denn das längste beglaubigte und allgemein anerkannte Intervall eines Wechselfiebers geht ja nicht über einige Tage — vgl. jedoch Note 388] und — wenn damit etwas gewonnen wäre.

[388] Und dennoch: *multa fiunt fieri quae posse negares.*

Mongellaz, *Monogr. des irritations intermitt. Nouv. éd. I. Par. 1839. 408* f., erzählt nach **Burnier-Fontanel** (dessen Original-Mittheilung ich nicht auffinde) folgenden Fall. Ein Tertianfieber bei einem jungen Mediciner, hauptsächlich wohl durch gastrische Störungen erzeugt und auch durch fortdauernde gastrische Störungen unterhalten, kehrte folgendermassen wieder:

13. August 1811 — 4 Anfälle;
10. ——— 1812 — 4 ———;
9. ——— 1813 — 5 ———;
13. ——— 1814 — 8 ———;
12. ——— 1815 — 5 ———;
8. ——— 1816 Andeutungen des Fiebers, mehrere Tage lang, später einige Monate lang Gelbsucht; endlich Besserung des ganzen Gesundheitsstandes, worauf das Fieber nicht wiederkehrte. Es

kurz citirten jährlichen Epilepsien und Erysipele, die von Baumgarten-Crusius, i. a. W. 228 f., citirten Blutflüsse, Nervenkrankheiten verschiedener Art, u. s. w., so wie einige von verschiedenen Autoren beobachteten Einzelfälle anderer Jahres-Krankheiten [391], lassen theils dem Zweifel an hinlänglicher Beglaubigung, theils der Annahme stark Raum, dass es sich bei ihnen „nicht um einen intermittirenden Typus einer fortbestehenden Krankheit, sondern vielmehr um ganz neue Erkrankungen gehandelt hat, die nur zufällig in gleichen Zwischenräumen auf einander gefolgt sind, weil dieselben äusseren

---

scheinen also hier zweierlei Typen, Tertiantypus und Jahrestypus, zugleich obgewaltet zu haben; denn eine 5malige Wiederholung scheint doch auf etwas mehr als Zufälliges hinzuweisen, und dass nur etwa die gleichen äusseren Ursachen so jedesmal im August wiedergekehrt wären, lässt sich wenigstens aus der Mittheilung nicht nachweisen. — Es dürfte also doch vielleicht eine *febris intermitt. annua* als grosse Seltenheit existiren.

Und zwar noch ausser dem „Geburtstagsfieber". Unter den *febres intermittentes annuae* od. *anniversariae* der Schriftsteller nämlich kommt besonders oft eine Art vor, deren Existenz allerdings sehr glaubwürdig ist, — das Geburtstagsfieber *(febris natalicia)*, d. h. eine Ephemera, welche gewisse Personen alljährlich an ihrem Geburtstage befällt — durch Magenverderb und Gemüthserregung bei magen- und nerven-schwachen Personen sehr erklärlich, zumal wenn man von der unfehlbar- alljährlichen Wiederkehr, welche meistens angegeben wird, etwas auf Rechnung der Uebertreibung des Patienten und der Leichtgläubigkeit des Autors bringt.

389 T., Bemerkungen üb. d. period. Veränderungen u. s. w. Lpz. 1790. 244, 245.

390 S. **Meissner** u. **Schmidt**, Encycl. d. med. Ww. Bd. 7. 1831. (Art. „Intermittirend" v. **Rayer**) 29, 32. Die Verfolgung der bloss in Autoren-Namen bestehenden Citate ist schwierig; und soweit sie mir gelingt, finde ich keine hinlänglich genaue Beobachtung.

391 **Mongellaz**, i. a. W., spricht in vielen Fällen von einem *type annuel*, wo doch — abgesehen davon dass **M.** nicht selber beobachtete, sondern nur referirt — die Wiederkehr weder so häufig war noch als so regelmässig nachgewiesen ist, dass er zu einem solchen Ausdruck berechtigt wäre. Wenn z. B. eine dyskratische Augenentzündung jemanden einige Jahre hinter einander ungefähr zu derselben Jahreszeit heimsucht — Fälle, wie sie jedem Arzte vorkommen —, so berechtigt Das wahrlich noch nicht, von einem Jahrestypus zu sprechen. Mitunter beruht **Mongellaz**'s *type annuel* geradezu nur auf Versehen beim Wiedergeben fremder Beobachtungen; so z. B. I. 521, 522 bei Beobachtungen von **Albrecht**, von **Bartholin**.

Schädlichkeiten in solchen Zwischenräumen auf den Organismus einwirkten" (**Spiess**, i. a. W. 997). Dagegen lassen — sehr beachtenswerth — die in § 82 zusammengestellten Fälle ziemlich bestimmt, die Fälle in § 83, 84 aber ganz unzweideutig, einen Jahrestypus erkennen, welcher z. Th. von äusseren Einflüssen nachweisbar abhängig ist, z. Th. auch nicht [392].

b. Während wir beim Wechselfieber nicht wissen, was den Termin für das Wiedereintreten des Accesses (Paroxysmus) regelt (weshalb also z. B. in einem Falle eine Tertiana, in einem andern eine Quartana entsteht), wissen wir es hier: es ist die bestimmte Jahreszeit, welche nur eventuell künftig so ausgedehnt zu nehmen wäre, dass sie für die andern echteren Jahreskatarrhe (S. 180) mit gälte. Die Art zwar, wie diese Jahreszeit auf den Körper wirke, um den Access hervorzurufen, und ein specielleres, einfacheres, schädliches Moment in ihr sind noch nicht bestimmt nachgewiesen. Die Wirkung aber ist eine so ungemein sichere, wie die gesammte Aetiologie wohl kaum eine zweite aufzuweisen hat; sie scheint sogar — von den noch zweifelhaften Fällen einer Unterbrechung des Typus durch Aufenthalt in weit südlicheren Gegenden oder auf der See abgesehen — unfehlbar zu seyn, vielleicht nur den Fall ausgenommen dass eine früher bei dem Patienten eingetretene schwerere Krankheit ihm die kritische Jahreszeit ausfüllt (vgl. Pat. 21, S. 77).

c. Er ist immer im Wesentlichen derselbe, zeigt wenigstens keine so scharf geschiedenen Zahl-Verschiedenheiten wie der des Wechselfiebers.

d. Er erscheint sehr unveränderlich. Es ist wenigstens der Kunst bis jetzt nicht oder kaum (§ 31) gelungen, ihn zu zerstören oder auch nur wesentlicher abzuändern als durch Abkürzung einzelner Accesse und einzelner Phasen innerhalb des Accesses. Und dass die Natur ihn bisweilen verändere, kann man noch weniger sagen, da das mässige Schwanken rücksichtlich der Termine des Accesses (verhältnissmässig kaum grösser als bei den meisten Wechselfieber-

---

[392] Ob solche Abhängigkeit nachweisbar oder nicht, macht keinen sehr wesentlichen Unterschied, denn am Ende ist jeglicher Typus von wenigstens relativ äusseren Einflüssen abhängig, wie z. B. **Spiess**, i. a. W. 999 f., dies mit Recht geltend macht.

Fällen) wahrscheinlich nur davon abhängt, dass das eigentlich schädliche Moment innerhalb der kritischen Jahreszeit rücksichtlich seiner Termine einigermassen schwankt.

7. Der Gang des tFSK ist ausser der typischen Wiederkehr der Accesse auch durch eine Complication (§ 35 unt. 2.-4.) ausgezeichnet, grösser als wir sie bisher bei irgend einer Krankheit kennen gelernt haben. Die Regeln, denen er dabei gehorcht, sind befriedigend deutlich zu erkennen.

Fassen wir 6. und 7. zugleich ins Auge, so finden wir unseren Gesichtskreis für den Gang der Krankheiten (im Allgemeinen) durch den tFSK und durch die andern echteren Jahreskatarrhe ansehnlich erweitert; und es wird dies für die Folge veranlassen, auch bei andern Krankheiten und Symptomengruppen den Gang genauer zu beobachten. Man darf hoffen, hierbei (zumal wo noch mehr objective Symptome auftreten) noch manchen positiven Fund zu thun: ist doch beim tFSK sogar das Auffallendste an dem Gange, der typische Theil desselben nämlich, von zahlreichen Aerzten, und mitunter sogar von solchen die selber an der Krankheit litten, übersehen worden. Jeder solche Fund aber würde der Aetiologie und der Therapie, der theoretischen und der praktischen Medicin, nützen; eine Anzahl solcher Funde würde die Aerzte an eine schärfere Beobachtung des Ganges in den einzelnen Fällen acuter und subacuter Krankheiten gewöhnen; diese Gewöhnung aber würde genauere Prognosen, ein den Fristen nach richtigeres Anpassen der Indicationen an die verschiedenen Phasen der Krankheit, und eine Warnung vor Ueberschätzung der Leistungen der Arzneimittel gewähren.

§ 135.

Für die Aetiologie insbesondre.

Ausser dem 10 Zeilen höher besprochenen zu hoffenden Gewinn bieten sich hier auch noch folgende Beziehungen dar.

1. Die Krankheit lehrt, dass idiosynkratische Eigenthümlichkeiten — d. h. solche, welche sich nicht durch handgreifliche Eigenschaften der Körperbeschaffenheit des Individuum erklären lassen — einen krank machenden und Krankheit verschlimmernden Einfluss in weit grösserem Maasse und weit dauernder üben können, als man es bisher annahm.

2. Sie lehrt die Wirkung gewisser Schädlichkeiten nach Grad und Art richtiger würdigen. Sie beschränkt nämlich das Gebiet der Erkältung, welcher bisher zu häufig die Entstehung und die Verschlimmerungen der meisten Katarrhe zugeschrieben wurden, — und zeigt, dass gar manche andern Ursachen eben so leicht Katarrh — wenigstens doch einen katarrhalischen Anfall, den man bisher gewöhnlich als einen ganzen Katarrh angesprochen hat — hervorrufen und verschlimmern [393]. Sie erweitert dagegen das Wirkungsgebiet von Gerüchen und Staub; sie zeigt Uebereinstimmendes in der Wirkung aller dahin gehörenden Schädlichkeiten, zugleich aber auch wesentliche Verschiedenheit der Wirkung je nach der — theils dauernden, theils wechselnden — Disposition der Individuen. Sie thut dies Alles zunächst zwar nur für sich selbst, also nur für eine bestimmte Art der Katarrhe, wird es aber durch Anregung weiterer Forschungen wahrscheinlich bald für Katarrhe im Allgemeinen geleistet haben. Sie thut es zunächst auch nur für Individuen mit einer besonderen Krankheitsdisposition; indess da wir, ungeachtet aller Eigenthümlichkeit der Krankheit, nicht annehmen dürfen, dass die Disposition zu ihr einen absoluten Unterschied gewisser Individuen ausmache (S. 86), wird sie es muthmasslich bald für den menschlichen Körper überhaupt gethan haben.

3. Wir haben hier bei einer einzigen Krankheit Ursachen zu sehr verschiedenen — ungewöhnlich vielfachen — Kategorien von Erscheinungen (ganze Krankheit — Jahresaccess — Tages-Exacerbationen [394] — unregelmässig eintretende Verschlimmerungen — Symptomengruppen, relative Stärke derselben — u. s. w.) aufzusuchen und zu würdigen. Es erscheint für diese Aufgabe das bisherige Fachwerk der allgemeinen Aetiologie etwas zu eng (ein Blick auf unseren „Inhalt“ dürfte dies be-

---

393 Für den Katarrh der Bindehaut ist dies allerdings schon lange anerkannt (vgl. z. B. Sichel, i. a. W. 211, 212); für den der Schneiderschen Haut schon etwas weniger; kaum aber — und zumal in den einzelnen Fällen, am Krankenbette, selten — wird es anerkannt bei den Katarrhen des Schlundes und der Athemwege.

394 Den Ursachen der Tages-Exacerbationen habe ich keinen besonderen § gewidmet, weil das Wenige, was ich über sie zu sagen hatte, füglicher in den § 20 mit verflochten wurde.

stätigen), und man wird wohl, neben einer Erweiterung der alten Fächer, auch für einige neue zu sorgen haben. Zugleich wird man sich gewöhnen müssen, schärfer als bisher zu untersuchen, wie weit der schädliche Einfluss jeder Ursache auf die einzelnen Kategorien von Erscheinungen sich erstrecke (gerade in dieser Beziehung ist beim tFSK, sonder Zweifel aber auch bei vielen andern Krankheiten, noch viel verabsäumt, statt einer wirklichen Untersuchung oft nur eine willkührliche Behauptung gegeben worden).

Neben diesen Puncten erscheint von minderer Bedeutung, aber doch auch noch erwähnenswerth, Das was für die specielle Aetiologie des tFSK selber noch zu thun ist. Die Krankheit ist selten; sie muss deshalb, wenigstens zum Theil, von seltenen Ursachen oder von einer seltenen Ursachen-Combination abhangen. Die letztere Alternative ist die wahrscheinlichere, weil: 1) die Symptome, einzeln genommen, alle gemein bis zum Uncharakteristischen sind und nur ihre Verbindung sammt den Eigenschaften des Ganges die Krankheit charakterisirt; 2) die Krankheit so höchst chronisch, es also bei ihr besonders wahrscheinlich ist, dass ihre Entstehung und Fortdauer von mehreren Ursachen abhange [395], eine Combination von mehreren Ursachen aber seltener seyn muss als eine einfachere. Es erwächst sonach hier der Aetiologie die nützliche Uebungs-Aufgabe, nach einer seltenen Ursachen-Combination — zugleich auch nach der genauen Begrenzung des Antheils, den jedes Element der Combination habe — zu forschen, welche Forschung die nach etwanigen seltenen Ursachen einschliesst. Diese Aufgabe ist dadurch erleichtert — und um so mehr zur Uebung geeignet —, dass die lange Dauer, die wechselnden Phasen und die geringe Gefährlichkeit der Krankheit, so wie ihr Vorkommen besonders bei Gebildeten, ein ätiologisches Experimentiren begünstigen. Dennoch ist die Aufgabe, weil sie bisher in der Regel nicht in der rechten Weise angegriffen worden, bis jetzt nur zu einem kleinen Theil gelöst: es ist nämlich nachgewiesen worden, dass eine Prädisposition starken Antheil an der Erzeugung der Krankheit hat, und es sind einige Züge zur vorläufigen Charakterisirung dieser Prädisposition ge-

395 Vgl. Spiess, i. a. W. 975.

wonnen; es sind zahlreiche äussere, auch innere [psychische und somatische], Schädlichkeiten bezeichnet worden, welche Gelegenheitsursachen der Verschlimmerungen, vielleicht auch z. Th. der ganzen Accesse werden; es sind endlich die nächste Ursache und das Wesen der Krankheit wenigstens einigermassen bezeichnet worden. Aber es bleibt noch der schwierige Rest der Aufgabe: die Prädisposition schärfer und vielleicht selbst palpabel zu bezeichnen, die Gelegenheitsursachen der Accesse sicherer nachzuweisen, Gelegenheitsursachen der ganzen Krankheit zu entdecken, endlich die nächste Ursache und das Wesen schärfer zu bestimmen. Die Wege, auf welchen dieser Rest der Aufgabe zu lösen, lassen sich gegenwärtig noch nicht genau vorzeichnen; aber als Hülfsmittel, welche dabei benutzt werden müssen, glaube ich hier noch einmal zusammenstellen und hervorheben zu sollen (nachdem ich zahlreiche speciellere Winke an früheren Stellen gegeben): das fortgesetzte Studium der Verschiedenheiten, welche die Krankheit in den einzelnen Fällen darbietet (hierbei wird sich immer schärfer von dem minder Wesentlichen das Wesentlichere sondern, während Beides zugleich vollständiger bekannt wird, — und die scharf umschriebene Kenntniss des Wesentlicheren wird die nächste Ursache und das Wesen der Krankheit unserer Erkenntniss näher bringen); — die fortgesetzte Beobachtung der gegenseitigen Abhängigkeit der Symptome und Symptomengruppen (um primäre und secundäre Wirkungen der schädlichen Einflüsse sicherer zu unterscheiden); — die fortgesetzte und, wo irgend möglich, experimentirende Beobachtung aller der Einflüsse, welche man als schädlich oder nützlich vermuthen darf; — insbesondre die genaueste Beobachtung des Ganges der Krankheitserscheinungen bei einzelnen Patienten unter gleichzeitiger Beobachtung (an demselben Orte) der atmosphärischen Vorgänge; — die häufige chemische, z. Th. auch mikroskopische, Untersuchung der Ausleerungen [396]; — endlich die anatomische, auch mikroskopische, Untersuchung der betheiligten Schleimhäute und Nerven, wenn sie bei am tFSK

396 Mit Einschluss der Ausathmungsluft bei der Brustgruppe. — Für das gemeine Asthma ist ein geringer Anfang von chemischer Untersuchung der Ausathmungsluft durch Heurtaux gemacht, s. Jahrbb. d. Med. 1861. Febr. 229.

selber (gewiss sehr selten) oder zufällig an einer anderen Krankheit Gestorbenen möglich wird. [397]

So wird die Krankheit dazu beitragen, dass die Aufgaben der Aetiologie im Allgemeinen umfassender gestellt werden, und ich glaube auf diesen Nutzen deshalb besonderen Werth legen zu müssen, weil unter allen Theilen der Pathologie die Aetiologie gegenwärtig die umfassendste Cultur in Anspruch nimmt, dafür aber auch derMedicin die grössten Fortschritte verspricht [398]. Die Krankheit wird ferner, indem ihr jährliches Wiedererscheinen zu einer vielseitigen Untersuchung des Einflusses der umgebenden Welt auf die Patienten nöthigt, etwas dazu beitragen, die Medicin kosmischer zu machen; d. h. nicht kosmisch in dem Sinne einer früheren Zeit, welche vag speculirte und mit den Worten „Mikrokosmos“ und „Makrokosmos“ müssig um sich warf, sondern in dem Sinne, dass man von allen Momenten, durch welche der Kosmos auf den Menschen möglicherweise einwirken kann, keines vergesse, vielmehr jedes einzelne, soweit unsere Mittel reichen, geduldig — vergleichend und experimentirend — studire, wozu es an guten Vorbildern in der Literatur nicht fehlt.

§ 136.

Für die Therapie.

Der tFSK ist bestens angethan, dem Nervensystem zu mehrerer Beachtung in der Therapie zu verhelfen. Unsere Pathologie bekommt allmählich durch sehr werthvolle chemische

397 Grossen Gewinn möchte ich von den chemischen und mikroskopischen Untersuchungen hier nicht erwarten, aber auch der geringe, und wäre es auch nur ein negativer, soll erstrebt werden.

398 Ein Satz, den man, weil er ein *„ceterum censeo“* begründet, bei jeder Gelegenheit geltend machen darf und soll, wie dies auch von mehreren trefflichen Aerzten, z. B. **Saucerotte, Mühry, H. E. Richter,** bereits geschehen ist. Um ihn plausibel zu machen, genügt es darauf hinzuweisen, dass vielseitige Kenntniss der Ursachen eine der nothwendigsten Bedingungen zu der genetischen Betrachtung der Krankheiten ist, welche allein die allgemeine und specielle Pathologie zur möglichsten materiellen Vollkommenheit und zur besten philosophischen Durchbildung bringen kann, — und dass die neueren Fortschritte der Naturwissenschaften für keinen Theil der Pathologie so leicht, so umfassend und mit so sicherer Hoffnung grossen Gewinnes benutzt werden können als für die Aetiologie.

Untersuchungen einen stark chemischen Inhalt. In diesem zeichnet sich aber wieder der auf die Flüssigkeiten bezügliche Theil aus, weil aus nahe liegenden Gründen bei weitem mehr Flüssigkeiten untersucht werden als feste Theile, weil also die humoral-chemischen Untersuchungen sich am raschesten in belehrende Reihen und Kreise ordnen. So kommen wir unwillkührlich und nothwendig zu einer neuen Humoralpathologie, und zwar zu einer weit gediegneren als sie früher je da war. So berechtigt und fruchtbar diese Richtung ist, führt sie doch leicht, wenigstens viele einzelne Aerzte (wenn auch nicht die ganze, die objective, Medicin), in der Therapie zu einer Vernachlässigung derjenigen Krankheiten, bei welchen die Chemie minder direct und leicht unterstützen kann; und es sind vorzugsweise die Krankheiten des Nervensystems, welche hierunter leiden. Zur Verhütung solcher Einseitigkeit thun mancherlei Gegengewichte wohl bereits sehr noth. Der tFSK wird sonder Zweifel ein solches Gegengewicht (unter manchen anderen) werden.

§ 137.

Für die Arzneimittellehre.

Die Krankheit gewährt uns — durch lange Dauer, geringe Gefährlichkeit und häufige Wiederholung gleichartiger Phasen — ein sehr geeignetes Gebiet, um den Werth verschiedener Arzneimittel vergleichend, und sogar statistisch, zu prüfen, was wieder ihrer Anwendung in anderen Krankheiten zu Gute kommen wird. Dass die verschiedenartigsten Mittel beim tFSK bisweilen genützt und andremal wieder nicht genützt haben, weist darauf hin, dass eine genauere und mehr physiologische Unterscheidung und Charakterisirung der Fälle und der Phasen der Krankheit behufs des Vergleichens der Mittel nöthig ist. Diese Unterscheidung im Verein mit den zu beobachtenden Wirkungen wird die Pharmakodynamik mit wohl umschriebenen Indicationen zunächst nur für den tFSK selber bereichern; es kann aber nicht fehlen, dass das lehrreiche Beispiel auch die ganze Disciplin generell für diejenige Aufgabe fördere, welche ihre wichtigste in der nächsten Zukunft zu seyn scheint, nämlich: so weit als möglich absehend von Krankheits-Namen immer mehr physiologisch begründete und casuistisch scharf-begrenzte Indicationen für jegliche Arzneimittel-Benutzung aufzustellen.

Die Krankheit giebt ferner ein gutes Beispiel, wie unpassend es in der Regel ist, radicale und symptomatische Mittel in Einer Formel zu vereinigen, indem bei ihr in Beziehung auf die Dauer der beiderlei Fehler, welche zu verbessern sind (der Krankheit als Ganzes und einer einzelnen Erscheinung derselben) besonders grosse Unterschiede existiren, offenbar also für die zweierlei Mittel verschiedene Fristen der Anwendung gewählt werden müssen und oft selbst verschiedene Formen.

§ 138.

Für die klinische Methode.

Die intelligenten Kranken, mit denen man es hier meistens zu thun hat, werden manchen, namentlich jüngeren Arzt, der seine Untersuchungs-Methodik noch nicht abgeschlossen und stereotypirt hat, veranlassen, ja nöthigen, beim Examen mehr, als es in manchen Kliniken geschieht, auch auf feinere und subjective Züge des Krankheitsbildes einzugehen, die, wenn auch nicht für die Diagnose des Krankheitsfalles, doch für die Charakterisirung des kranken Individuums von Werth sind. Möchte hierdurch oft der Grund zu einer guten Gewöhnung gelegt werden.

Der tFSK lehrt eindringlich, dass das Krankenexamen bei jeder nicht ganz unwichtigen Krankheit die vollständige medicinische Biographie des Kranken als ein Continuum und ein Ganzes zu betrachten habe. Vgl. S. 242 unt. 6.

Er bietet ferner das ganz neue Beispiel einer Krankheit dar, welche der pathologischen Anatomie, der Mikroskopie, der physikalischen Exploration und der Chemie — also den Hauptstützen der neueren exacteren Medicin — bis jetzt so gut als nichts verdankt, auch für die Folge von ihnen allen mit Wahrscheinlichkeit nur geringe, grossentheils negative Resultate erwarten kann [399], und welche dennoch bereits mannigfache sehr interessante Seiten darbietet, auch oft gebie-

399 Ich habe wohl nicht nöthig, mich hier vor dem groben Missverständniss zu wahren, dass man mir zutraue, jene viererlei Studien gering zu achten. Meine früheren schriftstellerischen Arbeiten enthalten positive Beweise meines thätigen Antheils an allen jenen Studien wohl in mehr als hinreichender Zahl, um solchem Verdacht zu begegnen.

terisch Hülfe erheischt. Eine solche Krankheit, zumal da sie auch noch vorzugsweise den höheren Schichten der Gesellschaft angehört, muss nothwendig zu einem Gegengewichte werden

a) des Ultra-Skepticismus im Untersuchen, der nicht weiss, was ein historischer Beweis ist, und nur den demonstrativen kennt, — und

b) des Nihilismus im Heilverfahren, der die Kranken durch die gute Hospital-Diät heilt, mit der aber hier schon deshalb nichts auszurichten ist, weil die Kranken nicht in die Hospitäler kommen.

§ 139.

Für die medicinische Statistik.

Ich habe schon an verschiedenen Stellen darauf hingewiesen und darf es hier nur kurz resumiren, dass der tFSK durch folgende Eigenschaften zu einem grossen und besonders dankbaren Felde für die medicinische Statistik wird, auf welchem diese bestens zeigen kann wie viel sie leistet.

Die Krankheit ist ziemlich streng umgrenzt, zeigt nur wenig Uebergänge, auch fast nur leicht zu würdigende, zu verwandten, und ist leicht zu diagnosticiren, so dass über ihr Daseyn oder Nichtdaseyn im einzelnen Falle nur sehr selten ein Zweifel obwalten kann. Sie ist symptomenreich und neben grosser Constanz in zahlreichen Eigenthümlichkeiten wieder sehr variabel in anderen. Sie stellt rücksichtlich des Einflusses der äusseren Agentien, der schädlichen sowohl als der nützlichen (zu welch letzteren auch die Heilmittel gehören) ungewöhnlich vielfache Aufgaben. Die alljährliche Wiederkehr der Erscheinungen in ziemlich genau bestimmten Fristen erleichtert die rechtzeitige Anstellung und häufige Wiederholung der Beobachtungen. Die meistens gebildeten und intelligenten Kranken werden oft zum Experimentiren für ihren eigenen Fall die Hand bieten. — Ich hoffe, dass man in meiner Arbeit ein ansehnlich ausgedehntes Skelet, welches als Basis vielfältiger Untersuchungen dienen kann, finden werde.

Möge die Statistik an die Stelle zahlreicher relativen Ausdrücke, an denen gegenwärtig die Acten der Krankheit noch sehr leiden, bald Maass und Zahl setzen. Ueberall freilich ist dies nicht möglich, da es sich zum Theil um graduelle Unterschiede handelt, welche nur geschätzt werden können, und für welche die Ausdrücke von den verschiedenen Beobachtern allzu verschieden gewählt werden.

§ 140.

Für die Medicin im Ganzen.

Ueberblicken wir nochmals summarischer die in den §§ 134–139 nachgewiesenen Beziehungen des tFSK zu verschiedenen medicinischen Disciplinen, so finden wir,

dass er eben so geeignet ist, die Nothwendigkeit einer stärkeren Benutzung der rein-naturwissenschaftlichen Untersuchungsmethoden geltend zu machen, als anderseits vor der kurzsichtigen Einseitigkeit zu warnen, welche einzig und allein mittelst jener Methoden das ganze Gebäude der künftigen Medicin aufführen zu können hofft;

dass er die eigenthümliche Methodik verschiedener Disciplinen zu vervollkommnen geeignet ist;

dass er zahlreiche allgemeine Lehrsätze von theoretischer oder praktischer Bedeutung berichtigt oder erweitert und fernere Verbesserungen solcher Art in Aussicht stellt;

dass er sogar der Therapie im Grossen und Ganzen zu nützen verspricht;

kurz dass wir Ursache haben, seine Kenntniss als eine sehr werthvolle Erwerbung für die medicinische Theorie und Praxis im Allgemeinen zu betrachten.

So sei er künftigen Forschern empfohlen.

Schlusswort.

Ich habe an zahlreichen Stellen darauf hingewiesen, wie viel noch zu thun ist, um die Natur der Krankheit aufs Genaueste zu erforschen und recht scharfe Indicationen für ihre Behandlung zu gewinnen. Ich muss für mich auf eine Fortführung dieser Untersuchungen Verzicht leisten, weil mein Lehr-Beruf mir andre medicinische Arbeiten [400] näher legt und

400 Insbesondre die Beendigung einer Anzahl längst begonnener. Dies meinen Freunden gesagt.

mehr zur Pflicht macht, — weil jeder Einzelne einseitig und es deshalb hier wünschenswerth ist, dass einmal ein Anderer neue Gesichtspuncte eröffne, — ganz besonders aber, weil mein Wohnort, eine Stadt von nur 9000 Seelen, obwohl durch einen sehr regen wissenschaftlichen Verkehr mit der grösseren Welt ausgezeichnet, dennoch das Studium einer so seltenen Krankheit nicht begünstigt. Wohl könnte das — in naturhistorischen Arbeiten gegebene — Beispiel meiner theuren Freunde **Kützing** und **Ratzeburg** mich ermuthigen, der letztgedachten Schwierigkeit ins Auge zu sehen, indem sie aus eben so wenig begünstigten Wohnorten ferne Gegenstände mit dem glücklichsten Erfolge in den Kreis ihrer Forschungen zogen. Aber ich darf mir ihre Fähigkeiten nicht zutrauen und könnte mir auch nicht, gleich ihnen, die Gegenstände der Forschung zuschicken lassen. — Der tFSK wird, glaube ich, am besten von London aus studirt werden können, weil in England er schon so allgemein bekannt ist, dass es dort einem Monographen am leichtesten seyn muss, die thätige Unterstützung vieler andern Aerzte zu gewinnen, und weil in London zugleich die beste Gelegenheit ist, zahlreiche Patienten theils fortdauernd, theils doch vorübergehend, zu beobachten und die gegenwärtig noch vorhandenen Lücken in der Kenntniss der Krankheit auszufüllen. Es wäre zu wünschen, dass eine der ehrenwerthen grossen medicinischen Gesellschaften Londons die Sache in die Hand nähme und im Verein mit den übrigen medicinischen Gesellschaften der Riesenstadt einen Arzt, dem es an Geduld, freier Zeit und besonders an regem wissenschaftlichen Interesse an der **Sache** nicht fehlt, für ein monographisches Studium auf breitester Grundlage bestimmte und wissenschaftlich unterstützte. Doch dürften auch andere sehr grosse Städte Englands oder des Festlands sich zu Aehnlichem eignen.

Giessen, im December 1861.

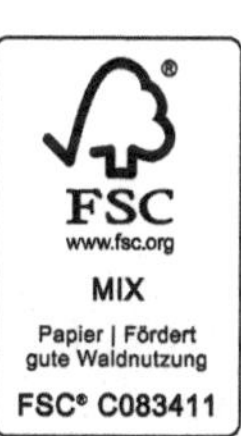

Zeitfracht Medien GmbH
Ferdinand-Jühlke-Straße 7
99095 Erfurt, Deutschland
produktsicherheit@kolibri360.de